卫生高等职业教育校院合作“双元”教材

供护理、助产专业用

护理管理与科研基础

主　编　庄永臻　王　萍

副主编　孙洪梅　黄　萍　曹允芳

编　委（按姓名汉语拼音排序）

曹允芳（阳光融和医院）
关　菡（贵州医科大学）
黄　萍（潍坊护理职业学院）
李　红（贵州医科大学）
刘　贤（深圳宝安区妇幼保健院）
綦连花（潍坊卫恩医院）
孙洪梅（潍坊护理职业学院）
王　琳（潍坊护理职业学院）
王　萍（潍坊卫恩医院）
文　静（汉中职业技术学院）
杨青慧（潍坊卫恩医院）
于圣娟（潍坊护理职业学院）
于艳霞（潍坊护理职业学院）
张崇芳（济宁医学院附属医院）
周玉玲（潍坊卫恩医院）
庄永臻（潍坊护理职业学院）

编写秘书　于艳霞　王　琳

北京大学医学出版社

HULI GUANLI YU KEYAN JICHU

图书在版编目（CIP）数据

护理管理与科研基础 / 庄永臻，王萍主编 . —北京：北京大学医学出版社，2020.5（2025.1 重印）

ISBN 978-7-5659-2180-3

Ⅰ. ①护… Ⅱ. ①庄… ②王… Ⅲ. ①护理学 – 管理学 – 高等职业教育 – 教材 Ⅳ. ① R47

中国版本图书馆 CIP 数据核字 (2020) 第 056643 号

护理管理与科研基础

主　　编：庄永臻　王　萍

出版发行：北京大学医学出版社

地　　址：（100191）北京市海淀区学院路 38 号　北京大学医学部院内

电　　话：发行部 010-82802230；图书邮购 010-82802495

网　　址：http：//www.pumpress.com.cn

E-mail：booksale@bjmu.edu.cn

印　　刷：北京瑞达方舟印务有限公司

经　　销：新华书店

责任编辑：韩忠刚　毛淑静　　**责任校对**：靳新强　　**责任印制**：李　啸

开　　本：850 mm × 1168 mm　1/16　　**印张**：14.25　　**字数**：400 千字

版　　次：2020 年 5 月第 1 版　2025 年 1 月第 4 次印刷

书　　号：ISBN 978-7-5659-2180-3

定　　价：45.00 元

卫生高等职业教育校院合作
“双元”教材评审委员会

前 言

护理管理与科研是一门科学性、实践性很强的学科。近年来，随着医疗卫生体制改革进程的不断深入，护理工作受到越来越多的重视，护理管理学的发展及护理科研能力也备受关注。

本教材是卫生高等职业教育校院合作“双元”教材，编写以党的二十大报告中的要求为根本任务，为适应卫生事业发展和护理岗位人才需要，在职业教育理论与教学观的指导下，坚持问题导向，围绕护理人才培养目标，确定了教学内容和能力培养目标，以更好地培养学生具备良好的职业素养和岗位胜任能力。

本教材本着创新是第一动力，人才是第一资源的原则，包括培养护理管理职能和提升护理科研能力两条主线。全书共七章，前六章为护理管理内容，包括绪论、计划、组织、人力资源管理、领导与控制，第七章是护理研究。本教材保留了《护理管理学》第5版（谢红，赵素梅主编）的大部分内容，去除了相关法律法规部分，增加了科研的内容，不仅培养学生具备护理管理能力，也为其进行护理科研奠定了理论基础。我们对教材精心编排，力求内容实用，结构严谨，观点明确，教师使用顺手，学生易于掌握。参加本教材编写的人员既有潍坊护理职业学院的专职教师，又有潍坊卫恩医院与阳光融和医院的护理同仁，她们长期从事护理管理与科研的教学研究，以及临床一线护理管理工作的实用调查、分析、研究，故而对护理管理和科研有着扎实的理论基础及深刻的领悟。本书经各位编者编写、交叉审稿，最后由主编修改、定稿。

在编写本教材过程中，我们吸收及借鉴了国内外有关专家和学者的一些研究成果，学院及出版社领导也给予了大力支持，各位编委老师付出了辛勤的汗水，在此我们表示衷心的感谢。由于编写水平有限，编写时间仓促，教材难免存在缺点和不足，我们恳请有关专家、同行及读者给予批评指正。

庄永臻

2019年8月20日

目 录

第一章 绪论……………………………1
第一节 管理概述 ……………………1
一、管理与管理学的概念 …………1
二、管理的职能 ……………………2
三、管理的基本特征 ………………3
第二节 管理的理论及其应用 ………4
一、管理的理论 ……………………4
二、管理的基本原理与原则 ………7
第三节 护理管理概述 ……………12
一、护理管理的概念 ……………12
二、护理管理的发展史 …………13
三、护理管理者的基本素质 ………14
第四节 护理管理的意义与发展趋势 ……………………15
一、护理管理的意义 ……………15
二、护理管理的发展趋势 ………15

第二章 计划……………………………18
第一节 计划工作的概述 …………18
一、计划的概念、种类、形式 ……18
二、计划工作的原则、步骤 ………21
三、计划在护理管理的应用 ………23
第二节 时间管理 …………………24
一、时间管理的概述 ……………24
二、时间管理的过程 ……………27
三、时间管理的应用 ……………28
第三节 目标管理 …………………29
一、目标管理的概述 ……………29
二、目标管理的应用 ……………31

第三章 组织……………………………35
第一节 组织与组织工作 …………35
一、组织的概念及基本要素 ………36
二、组织结构的基本概念和类型 …37
三、组织工作 ……………………40
第二节 组织设计 …………………40
一、组织设计的概念 ……………40
二、组织设计的原则 ……………41
三、组织设计的步骤 ……………42
第三节 医疗卫生组织 ……………43
一、我国卫生组织系统 …………43
二、医院组织系统 ………………44
三、护理组织系统 ………………49

第四章 护理人力资源管理………………53
第一节 护理人力资源管理概述 ……54
一、护理人力资源管理概念、基本特点 ……………………54
二、护理人力资源管理的目标、内容 …………………………55
第二节 护理人力资源规划 …………56
一、护理人力资源规划概述 ………56
二、护理人力资源规划的执行 ……57
第三节 护理岗位分析与评价 ………63
一、医院护理岗位界定与分类 ……64
二、护理岗位分析 ………………64
三、护理岗位评价 ………………66
四、护理岗位分析与评价的应用 …66
第四节 护理绩效管理 ……………68
一、护理绩效管理的概念 …………68
二、护理绩效管理的意义 …………68
三、护理绩效管理的误区 …………68
四、护理绩效管理的基本方法 ……69
第五节 护理人员职业发展 …………71
一、护理人员职业生涯规划与发展 71
二、护理人员专业晋升与发展 ……74
三、护理人员专业教育与培训 ……75

第五章 领导……………………………80
第一节 概述 ………………………80
一、领导与领导者的概念 …………80
二、领导者的影响力 ……………83
三、领导的作用 …………………85
第二节 领导理论 …………………87
一、特征领导理论 ………………87
二、行为领导理论 ………………88

三、权变领导理论 ……91
四、领导理论的新发展 ……93
第三节 护理管理者的领导艺术 ……95
一、授权艺术 ……96
二、激励艺术 ……97
三、创新艺术 ……103
第四节 压力管理 ……105
一、压力管理概述 ……106
二、护士面临的工作压力 ……106
三、护士工作压力管理 ……107
第五节 管理沟通与冲突 ……108
一、管理沟通的概念、目的 ……109
二、管理沟通的作用、原则、类型 ……110
三、管理沟通的方法与技巧 ……113
四、冲突的概述 ……115
五、处理冲突的策略与方法 ……117
六、护理管理中的冲突与处理 ……119

第六章 控制……124
第一节 概述 ……124
一、控制的概念与类型 ……125
二、控制的功能与原则 ……127
三、控制的方法 ……128
第二节 护理质量管理 ……129
一、质量管理概述 ……130
二、护理质量管理概念与基本原则 ……130
三、护理质量管理基本标准 ……131
四、护理质量管理过程 ……132
五、护理质量评价 ……140
第三节 护理安全管理 ……144
一、护理安全相关概念 ……144
二、患者安全管理 ……144
三、护士安全管理 ……146
第四节 护理信息管理 ……147
一、信息的概念、特征、种类 ……147
二、医院信息管理系统 ……148
三、护理信息管理系统 ……149

第七章 护理研究……154
第一节 护理研究概述 ……154
一、护理研究的概念、分类和功能 ……154
二、护理研究的发展史 ……155
三、护理研究的意义与发展趋势 ……157
四、护理研究的伦理原则 ……158
第二节 护理研究的基本过程 ……160
一、提出研究问题 ……161
二、开展文献检索 ……161
三、选择研究设计 ……161
四、确定研究对象 ……162
五、收集研究资料 ……163
六、分析研究资料 ……163
七、撰写论文 ……164
第三节 选题 ……164
一、选题的概念、重要性 ……164
二、选题的步骤 ……165
三、研究问题的来源 ……165
四、研究问题的形成 ……166
五、研究问题的陈述 ……168
第四节 文献检索 ……169
一、文献检索方法 ……169
二、常用的医学文献检索工具及数据库 ……171
第五节 研究设计 ……176
一、研究设计概述 ……176
二、实验设计 ……177
三、调查设计 ……180
四、常用样本量估算方法 ……182
第六节 收集和整理资料的方法 ……182
一、研究资料的收集 ……182
二、研究资料的整理 ……184
第七节 分析研究资料 ……189
一、医学统计学的若干概念 ……190
二、统计描述 ……190
三、统计推断 ……193
第八节 护理论文的写作 ……201
一、护理论文的分类及撰写原则 ……201
二、护理论文写作应遵守的伦理规范 ……202
三、护理论文的写作步骤 ……203
四、综述的写作 ……203
五、案例报告的写作 ……206
六、护理科研论文的写作 ……208

主要参考文献……214

中英文专业名词对照索引……216

第一章　绪　论

学习目标

识记：

1. 说出管理的概念。
2. 陈述护理管理的概念。

理解：

1. 说明管理的职能及特征。
2. 解释护理管理的意义。

案例 1-1

百年医院的现代管理启示

北京某医院是一所以眼科闻名中外的百年老“店”，医院管理存在以下问题：行政编制过大、员工队伍超编导致流动受限；医务人员的技术价值不能得到体现；管理人员缺乏专业培训，管理方式、手段滞后，经营管理机构力量薄弱。内忧外患迫使医院下定决心引进职业经理人并实施规模扩张，从清华大学、北京大学聘请了 11 位 MBA（工商管理硕士）毕业生，以课题组的形式，研究医院的经营模式和管理制度，希望建立一套行政与技术相分离的现代医院管理制度。

问题：

1. 结合案例说明你对管理及管理职能的理解。
2. 该医院为什么要引进如此多的 MBA？你认为 MBA 们能否胜任医院的管理工作？

管理学作为一门系统研究管理过程的科学，在社会进步和发展中发挥着举足轻重的作用。管理作为人类的一种社会实践活动，同人类社会一起产生，并伴随着人类社会的发展而发展。在现代社会中，管理成为普遍存在于各个领域的各项工作中的一种社会活动，管理不仅代表了人们在社会中所采取的有目的、有意义的活动，而且成为人类守正创新、踔厉奋发、勇毅前行的一种途径和手段。护理管理学是管理学在护理工作中的具体应用，学习管理学的基本知识、基本理论和基本方法，并探索其中的规律，对提高护理管理能力和水平，做好护理管理工作极为重要，同时也是建立完善的适合我国医院实际工作的护理管理理论和方法的基础。

第一节　管理概述

一、管理与管理学的概念

（一）管理的概念

管理（management）就是管辖和处理，即管人和理事。管辖指权限，处理则是在权限内行使职权。研究管理的学派众多，他们从不同的角度研究管理，因而对管理有不同的定义。“科学管理之父”弗雷德里克·泰勒（Frederick Winslow Taylor）认为“管理就是确切地知道你要别人干什么，并使他用最好的方法去干”；诺贝尔奖获得者赫伯特·西蒙（Herbert A. Simon）认为“管理就是制定决策”；彼得·德鲁克（Peter F. Drucker）认为“管理是一种工作，它有自己的技巧、工具和方法；管理是一种器官，是赋予组织以生命、能动、动态的器官；管理是一门科学，一种系统化的并到处适用的知识；同时管理也是一种文化”。古典管理理论创始人亨利·法约尔（Henri Fayol）最早在一般意义上概括管理的含义：“管理就是计划、组织、指挥、协调和控制”。现代著名管理学家哈罗德·孔茨（Harold Koontz）提出：“管理是设计和维持一种环境，使集体工作的人们能够有效地完成预定目标的过程。”分析这些定义可以发现，它们都从不同的侧面揭示了管理的实质。

综上所述，可以对管理作出如下定义：管理是管理者通过计划、组织、人力资源管理、领导和控制等各项职能工作，合理有效地利用和协调组织所拥有的各种资源要素，与被管理者共同实现组织目标的过程。要准确理解管理的概念，需要明确以下几点：①管理作为组织一种有目的的活动，必须为有效实现组织目标服务；②管理过程要通过计划、组织、人力资源管理、领导、控制等职能来实现；③管理的重点是对组织资源（包括人、财、物、时间、空间、信息等）的有效整合和利用；④管理活动在一定的环境中进行，环境给管理创造了一定的条件和机会，同时也形成了一定的挑战和威胁，有效的管理必须充分考虑组织内、外的特定条件。

（二）管理学的概念

管理学是一门系统地研究管理过程的普遍规律、基本原理和一般方法的科学，是自然科学和社会科学相互结合形成的一门交叉学科。管理必须坚持系统观念。万事万物是相互联系、相互依存的。只有用普遍联系的、全面系统的、发展变化的观点观察事物，才能把握事物发展规律。

管理学作为一门独立的学科，最早产生于西方发达资本主义国家，其形成标志是19世纪末至20世纪初泰勒的科学管理理论的产生。随着社会生产力的不断发展，管理活动的内容日益丰富，人们逐渐认识到在社会的各种组织中，管理活动都存在一定的规律性。其基本规律包括管理的一般原理、理论、方法和技术，它们构成了一般管理学，适用于各行业、各种不同的组织；同时，现代管理学已经发展为一个庞大的体系，几乎每个领域都已经形成专门的管理学，如企业管理学、教育管理学、行政管理学、医院管理学等。管理学与这些专门的管理学的关系是一般与特殊、普遍与专门的关系。管理学要阐释的是在各个专门的管理学中都适用、都存在的一般原理与原则，是管理体系中的基础科学。各专门的管理学则是在管理学所阐释的管理原理、原则和方法的基础上，结合相应领域的特殊情况，论述本领域管理活动的特殊原理和规律。

管理的普遍性决定了管理学的研究内容非常广泛，有各种不同的分类方法。如按照管理要素分类，研究内容包括管理手段的结构、方法和人三个要素，以及管理内容的人、财、物、信息和时间五个要素；根据管理活动过程的职能分类，研究内容包括计划工作、组织工作、人力资源管理工作、领导工作、控制工作五项职能。

二、管理的职能

管理职能（management functions）是管理者为实施有效的管理必须担负起的基本职责以及需要完成的任务。管理作用的发挥就是通过管理的职能来实现的。现代多数学者倾向于把管理过程划分为五大职能，即计划、组织、人力资源管理、领导和控制。

1. 计划职能　是全部管理职能中最基本的一个职能，与其他几个职能有密切联系。

计划职能是为了实现组织目标而对未来行动方案做出规划和安排的工作过程。管理者根据计划目标，进行组织、领导及控制等活动，以达到预定的目标。为使组织中的各种活动能够有效、协调地进行，必须有严密、统一的计划，包括为实现目标制订策略、政策、方案及程序。

2. 组织职能 是为实现预定目标，根据计划对组织拥有的各种资源进行制度化安排，设计和维持合理的组织结构。

组织职能是管理的重要职能之一。若计划职能是管理过程中的基础，组织职能则是完成计划的保障。

3. 人力资源管理职能 是为了保证组织目标的实现，对组织结构所规定的不同岗位所需要的人员进行恰当而有效的选择、培养、使用和考评。

4. 领导职能 是为了使各项管理职能有效地实施、运转并取得实效的统领职能。

领导职能为各种职能的进行提供保证，对组织中的全体人员辅以指导，沟通联络，用各种手段和方式，发挥领导者的影响力，赋予全体人员统一的意志，从而保证组织目标的实现。领导工作涉及的是主管人员和下属之间的相互关系，这与管理者的素质、领导行为与艺术、人际关系与沟通技巧、激励与处理冲突等方面密切相关。

5. 控制职能 是管理者为保证计划的任务和目标转化为现实而采取的全部活动。

控制职能是根据既定目标和标准对组织的活动进行监督、检查，发现偏差采取纠正措施，使工作能按原定的计划进行，或适当地调整计划以达到预期的目的。控制工作是一个延续不断、反复进行的过程，目的就在于保证组织实际的活动及其成果同预期的目标一致。

三、管理的基本特征

（一）管理的二重性

管理的二重性，即自然属性和社会属性。管理的自然属性是指对人、财、物、时间、信息等资源进行组合、协调和利用的过程，包含着许多客观的、不因社会制度和社会文化不同而变化的规律和特性。这种不因生产关系、社会文化的变化而变化，只与生产力发展水平相关的属性，就是管理的自然属性。管理的社会属性是指人们在一定的生产关系条件下和社会文化、政治、经济制度中必然要受到生产关系的制约和社会文化、政治、经济制度影响的特性。不同的生产关系和不同的社会文化、政治、经济制度都会使管理思想、管理目的及管理的方式、方法呈现出一定的差别，从而使管理具有特殊性和个性，这就是管理的社会属性。

（二）管理的科学性和艺术性

科学性用来解释和揭示事物内在规律，并运用这些规律来分析和解决问题。管理的科学性表现为管理在实践的推动下，形成一套由许多概念、原理、基本原则组成的系统的知识体系，反映管理过程的客观规律性，构成管理学的基本框架。管理的艺术性强调在管理原则基础上的灵活性，表明管理活动需要一系列根据实际情况行事的经验、诀窍、方式和方法，管理没有一成不变的模式，在不同的环境中，管理者处理同样的问题必须采取不同的方法，才能收到满意的效果。管理的科学性和艺术性是统一的，科学性是艺术性的基础，艺术性是科学性的发挥。

（三）管理的普遍性与目的性

在人类活动的领域内，管理是普遍存在的。管理的普遍性可以从两个方面来体现：①人类从为了生存而进行集体活动的分工和协作开始，管理就随之产生了。只要有人类社会存在，就会有管理存在；只要是多人共同活动，就需要管理。②管理的原理在各行各业、各级组织中普遍适用。无论是政府、企业、学校、军队还是医院，都需要管理。因此，管理是一种社会现象或称文化现象，在社会生活与工作中普遍存在。同时，管理又是人类一种有意识、有目的的活动，任何一项管理活动，都是为实现一定的管理目的而进行。管理的目的性一般表现为社会劳动和社会团体的共同目的，而不是某个成员或管理者的单方面的目的，否则就难以协作和进行有效的管理。在实际中，管理的目的性往往具体表现在管理目标上。

知识链接 1-1

裤子为什么剪短了？

美国国际商业机器公司创始人托马斯·沃森讲述过一个故事。一个男孩要求奶奶把一条稍长的裤子剪短，由于奶奶说没有时间他又依次求了妈妈和姐姐。结果，在没有管理的情况下，三个人干完了自己的事，分别把他的裤子剪去了一截，第二天早上一穿，后果就可想而知了。由此可见，凡是有人类群体活动的地方，都需要管理，它是人类正常社会生活的必要条件。

（四）管理的层次性和共同性

管理的层次性是管理存在的普遍形式，任何一个有效的管理系统都是按系统的并列和层次结构的规律，组成三角形或金字塔的结构，由此从上到下形成一个分等级的权力层次，管理岗位上下和左右的等级和协调的关系，使组织职权明确，有利于提高管理效能。管理的共同性主要体现在管理目标和管理任务的共同性。在组织活动中，不同层次的管理人员虽然所处的地位不同，被赋予不同的权力、责任和管理职务，但是管理的任务、基本职能和管理目标都是相同的，只是不同层次的管理者在执行职能时各有侧重。

第二节　管理的理论及其应用

一、管理的理论

西方管理理论的发展按时间可划分为三个阶段：古典管理理论阶段（19 世纪末—1930 年）、行为科学管理理论阶段（1940—1960 年）和现代管理理论阶段（1960 年之后）。

（一）古典管理理论

1．科学管理理论

（1）概述：科学管理理论的创始人泰勒（F. W. Taylor，1856—1915）出生于美国的一个中产阶级家庭，早年考入哈佛学院，后因病 18 岁弃学从工。他在工作中深入了解当时工业界存在的突出的劳动生产率低下问题，遂进行了著名的“搬运生铁块试验”和“铁锹试验”。他首次提出了科学管理的概念，并致力于研究科学管理的理论和方法，1911 年出版《科学管理原理》一书，这标志着科学管理理论的形成，因此被公认为“科学管理之父”。

（2）主要内容：科学管理理论的基本出发点是提高劳动生产效率。其主要内容是：①通过分析操作步骤，找出最节约时间的操作方法，使工作方法、劳动工具、工作环境标准化。②经过测定，确定合理的工作量。③挑选和培训工人，使之迅速掌握标准工作方法，以达到提高工作效率的目的。④实行差别工资制，刺激工人主动提高生产率。⑤实行职能工长制。工长即专业管理人员，主要从事计划管理工作，发挥监督、指导作用，工人主要从事执行工作。泰勒还强调劳资双方要密切协作，曾经是泰勒助手的甘特提出较级差计件工资制更优越的“计件奖励工作制”，以工作安全感激励工人工作，这些制度在美国实行并取得了极大成功。后来卡尔·乔治·巴斯（Carl George Barth）和吉尔布雷斯（Gilbreth）夫妇完善和发展了科学管理理论。

(3) 在护理管理中的应用：①在护理分工方式上，早期实行了功能制护理，护理人员按工作内容分工，流水作业，以节省时间，减少人力，提高工作效率。②在护理技术操作方面，进行动作和时间的研究，制定了护理技术的操作标准和时间要求，并以此来考核护理人员的技术水平，延续至今的典型活动是护理技术操作的比试。③在质量控制方面，全国推行标准化的管理等。可以说，科学管理理论对护理管理实践产生了深刻的影响。

2. 管理过程理论

(1) 概述：法国人法约尔（Henri Fayol，1841—1925）是与泰勒同时代的人物。与泰勒不同，法约尔一开始就参加了管理企业的最高决策层，而后担任了企业的最高领导人。法约尔对组织管理进行了系统、独创的研究，特别是关于管理组织和管理过程的职能划分理论，1925 年出版了《工业管理与一般管理》，该书阐述了他的管理过程理论。这对于后来管理理论的研究影响深远，后人把他称为“管理过程之父”。

(2) 主要内容：①管理职能——任何企业都有 6 种不同的基本活动，即管理活动、技术活动、商品活动、财务活动、安全活动、会计活动，管理活动是其中之一，它包含计划、组织、指挥、协调、控制 5 种职能。② 14 条一般管理原则——分工；职权与职责相适应；纪律严明；统一指挥；统一领导；个人利益服从集体利益；报酬要公平；权力集中；等级链明确；秩序；公正；人员任用期稳定；鼓励首创精神；倡导集体精神。他强调这 14 条原则适用于所有事业的管理，但是在管理中它不是绝对和死板的东西，它要求运用智慧、经验、判断能力和注意尺度。

(3) 在护理管理上的应用：①强调护理管理者必须承担各项工作的计划、组织、指挥、协调和控制等事宜。②医院设立正式的护理管理组织系统，明确职责，分别设主管人员，护理部主任是最高护理主管，中层为科护士长，基层为护士长。③权力与职责对等，并进行分工。④护理部及各个单位强调奖罚分明，注意留任措施，还注意培育护理人员的创造精神和团队精神。

3. 行政组织理论

(1) 概述：韦伯（Max Weber，1864—1920）是德国著名社会学家，是与泰勒和法约尔同时代的人物。他是一位近代史上对广泛社会领域（法学、经济学、政治历史学和宗教学）都有浓厚兴趣和建树的学者。他着重于组织理论的研究，提出了“理想的行政组织体系”理论。这集中体现在他的代表作《社会组织与经济组织理论》一书中。

(2) 主要内容：韦伯认为行政机构的组织是对人群进行控制的最理想手段。理想的行政体系具有以下特点：①明确的组织分工，即每一职位都有规定的权利和义务。②自上而下的等级体系，即职权应按照等级原则建立指挥系统。③合理地任用人员，即任用人员完全要通过职务的要求经过考核和教育训练来实行。④建立职业的管理人员制度，即管理人员应有固定的薪金和明文规定的升迁制度，并作为一种职业人员去对待。⑤建立严格的、不受各种因素影响的规则和纪律。⑥建立理性的行动准则，即人与人之间的关系只有职位的区别，不应受个人情感的影响，人与人之间应具有一种不偏不倚的态度。

(3) 在护理管理中的应用：①护理部采用层级结构的方式，每一层次分工明确，职责与权力对应。②奖罚处理有明文规定的程序。③晋升除了考虑学历、经历，还参考工作表现和奖罚记录。

（二）行为科学管理理论

行为科学产生于 20 世纪 20 年代，正式形成一门学科是在 20 世纪 40 年代末到 50 年代初。行为科学的发展可以分为前后两个阶段，前期为人际关系学说，后期为行为科学。本章主要介绍人际关系学说、人性理论和群体力学理论。

1．人际关系学说

（1）概述：梅奥（George Elton Mayo，1880—1949）原籍澳大利亚，后移居美国，成为哈佛大学的教授。30年代梅奥等人在芝加哥附近的西方电气公司进行了历时8年的“霍桑实验”。该实验分别研究照明、工作条件、访谈和计件奖金对生产效率的影响。研究中用3年时间对2万名职工进行访谈，以了解工人对工作环境、监工和公司当局的看法和意见，并研究这些看法和意见对生产效率的影响。结果显示，通过访谈，工人发泄了心中的闷气，对生产的感觉发生了变化，从而使产量提高了。而其他实验条件即照明度、工作条件变换、物质条件变换对生产效率的影响被推翻。梅奥等人发现决定工作效率最重要的不是工作条件和奖励性计件工资，而是人际关系和安全感，于是在1933年出版了《工业文明中的人的问题》，提出了人际关系学说。

（2）主要内容：①人是“社会人”，不仅仅是“经济人”，其工作态度受情绪、心理、社会等多种因素的影响。②劳动效率主要取决于职工的积极性，取决于人际关系。③除正式组织外，职工中还存在非正式小群体，这种无形的组织更能影响职工的情绪，有时甚至左右职工的行为。④科学的领导者应善于沟通与倾听，尽可能满足职工的需求，提高其满足感。

2．人性理论——X理论与Y理论

（1）概述：X理论与Y理论是关于人性问题的理论，由美国麻省理工学院教授麦格雷戈（Douglass McGregor，1906—1964）于1957年提出，1960年发表在《企业与人》一书中。

（2）主要内容：X理论基本上是一种关于人性消极的观点，该理论认为人是懒惰的，不喜欢工作，总想逃避责任，在严密监督下才能有效地工作。因此，管理人员需要对员工进行严格监督和管理。而Y理论是一种人性积极的观点，该理论认为人是喜欢工作的，是负责的，有潜力，能够自我控制，自我管理，可发挥出较强的领导力、想象力、创造力去解决问题。因此，管理人员不需要对员工进行严格监督和管理，应创造更多的机会让员工自我管理。但是，在实际管理工作中哪一种理论都不能很好地解决所有问题，而应当根据员工的特点，综合运用上述两种理论。

3．群体力学理论

（1）概述：这个理论最早由德国心理学家库尔特·卢因（Kurt Lewin，1890—1947）在1944年提出的，重点研究组织中的群体行为。

（2）主要内容：①群体是一种非正式组织，是处于平衡状态的一种“力场”。②群体行为就是各种相互影响力的结合，这种“力场”可修正个人的行为。③群体的内聚力，即群体对员工的吸引程度，可以用每个成员对群体的忠诚、责任感、对外攻击的防御、友谊等态度来说明。该理论还对群体的目标、群体的结构、群体的领导方式等问题进行了广泛的研究。

综上所述，行为组织科学理论认为生产效率不仅受物理、生理因素的影响，而且还受社会、心理因素的影响。要保证生产和工作的成效，单纯靠物质的、技术的、金钱的作用是片面的，还必须重视社会条件、动机、人性、人际关系和领导方式等多种因素的作用。

4．行为科学理论在护理管理中的应用

（1）在护理管理中全面贯彻以人为本的护理和管理。

（2）强调护理管理者要与护理人员和有关医务人员建立良好的人际关系，采取各种激励措施，注意保护和调动护理人员的积极性。

（3）护理管理者要丰富工作内容，使工作绩效与晋级和奖金挂钩，以提高工作的兴趣和责任感。

（三）现代管理理论

现代管理理论是20世纪50年代后发展起来的一个知识体系，美国管理学家孔茨（H. Koontz）1980年把现代管理理论描述为“丛林”。

1. 现代管理理论的主要学派

(1) 社会系统学派：这个学派的理论是以美国人巴纳德（Chester Barnard，1886—1961）为代表提出的，其主要思想是社会的各级组织均是一个协作系统。协作系统是由组织系统、物质系统、人的系统及社会系统构成的整体。管理人员是协作系统中互相联系的中心，通过他们的协调维持组织的正常运转。

(2) 决策理论学派：这个学派是以社会系统学派为基础，吸收行为科学、系统理论、运筹学和计算机程序等学派内容发展起来的。该学派的代表人物是西蒙（H. A. Simon，1916—1978），他1976年获诺贝尔经济学奖，代表作是《管理决策新科学》。其基本观点是："决策贯穿管理的整个过程，管理就是决策，管理人员的中心任务就是决策。决策的准则是以'令人满意'代替'最优化'的原则。"

(3) 系统管理学派：20世纪60年代，系统管理学派在西方盛行，其代表人物是卡斯特（F. E. Kast）和罗森茨韦克（J. E. Rosenzweig）等人。该理论学派的主要观点：①用系统的观点来指导管理实践，把一般系统论同管理结合起来，能产生有效的管理。②任何组织都是一个开放系统，同时又是另一个系统的子系统，是由许多相互联系、相互作用的要素构成。③组织作为一个系统，与环境相互作用、相互影响。④组织具有信息反馈网络，能够不断地进行自我调节，维持动态平衡状态。所以，管理者在实践中要注意从整体的角度来认识问题，防止片面性。

(4) 经验主义学派（或案例学派）：这个学派的理论是以美国的杜拉克（P. Drucker）和戴尔（E. Dale）为首提出来的。其基本思想是有关企业管理的理论应该从企业管理的实际出发，特别是以大企业管理经验为主要研究对象，加以概括和理论化，然后传授给管理人员。杜拉克说："管理学就是研究管理的经验。通过研究管理中的成功和失败，来理解管理中存在的问题，学会进行有效的管理。"

(5) 权变理论学派：20世纪70年代，西方管理界出现并形成了所谓的权变理论学派。其代表人物是伍德沃德（J. Woodward）、菲德勒（F. Fiedler）。其基本思想是没有一成不变的、普遍适用的、最好的管理理论和方法，管理必须随着组织所存在的内外环境的变化而随机应变。该理论强调很难找到适合所有情况的最佳管理方式，管理者要针对组织情形和不同的人和事，采取不同的管理方式。

(6) 科学管理学派：又称管理中的数量学派，是在近年发展起来的。这个学派把自然科学和技术科学的最新成果广泛地运用到管理上来，形成了一系列新的组织管理方法和组织管理技术，把管理纳入了科学的轨道，提高到一个前所未有的水平。该学派运用运筹学、系统过程和电子计算机等当代技术手段定量地研究管理问题，为管理决策求出最优的数学解，以实现管理的目标。

2. 现代管理理论在护理管理中的应用 现代管理理论对护理管理产生着巨大的影响。目前在护理管理的实践中，特别强调用系统的方法和权变的方法来指导护理工作；强调人性化的管理，尽量满足人员的需要，改善工作条件和待遇；强调护理人员参与管理和自我管理；强调护理决策的民主化与科学化；强调及时准确的信息反馈和电子计算机在管理上的应用。

二、管理的基本原理与原则

管理原理是从管理学中抽象出来的，作为管理理论的基础，着重研究管理学的基本理论、基本原理、基本原则。管理的基本原理是对客观事物的实质及其运动规律的基本表述。学习和掌握管理的基本原理，对做好管理工作有着普遍的指导意义。现代管理原理是一个涉及多领域、多层次的重大理论问题。真正做好工作还必须掌握与基本原理相应的管理原则。管理原则是反映客观事物的实质和运动规律，要求人们共同遵守的行动规范。管理原理、管理原则是进行管理活动的行动指南，是实施管理职能的理论依据。

（一）管理的基本原理

以下从对管理对象的分析和认识入手，来认识和表述管理的“系统原理”，从分析管理的核心和动力中，了解和掌握管理的“人本原理”，从对管理过程的运动规律中把握“动态原理”，从考察以往规律活动的根本目的中进一步认识“效益原理”。

1．系统原理 系统（system）是由若干个相互区别又相互联系、相互作用的要素组成的具有特定功能的有机整体。根据系统科学的基本观点，在整个宇宙中，即自然、社会和思维领域均存在着各种各样的系统。许多系统可以组成一个大系统，许多大系统又可组成一个更大的系统，所以系统只是相对概念，而没有绝对的界限。例如，医院是一个具有特定功能的完整系统，医院内护理系统是其中的一个子系统。护理系统与医疗、后勤等其他子系统之间有着密切的联系，维持着相互依存又相互制约的关系。而护理系统又可以划分为护理工作运行子系统、支持子系统、扩展子系统等。护理系统内的各子系统同样也相互联系、相互制约。而医院又是整个医疗卫生工作系统中一个完整的子系统。一般来讲，系统的特征包括它的目的性、整体性、层次性、动态平衡性和环境适应性。

（1）系统原理是指运用系统理论，强调管理的每一个基本要素都不是孤立的，它既在自己的系统之内，又与其他各系统发生各种各样的联系，是为达到现代化管理的优化目标必须遵循的一个原理。现代管理的每一个基本要素都不是孤立的，根据整体目标相互联系，按一定的结构组合在一起，既在自己的系统内，又与其他各系统发生各种形式的联系。系统原理认为，任何管理对象都是一个整体的动态系统，而不是一个孤立分割的部分，必须从整体看待部分，使部分服从整体；同时还应当明确，管理对象不仅是一个整体系统，而且该系统还是更大系统的一个构成部分，应该从全局考虑，摆好系统位置，使之为全局服务。系统原理是贯穿整体管理过程中的第一个基本原理，这个原理在实践中可具体化为若干管理原则。

（2）系统原理已广泛应用在管理中，在护理管理中，更要重视运用系统管理的原理指导护理管理的实践活动。如拟订全院护理工作计划时，要在医院大计划的前提下制订护理部工作计划，而各个科室的护理工作计划又必须服从医院护理部的计划要求，因它们既是医院的子部门，又是护理部管理的下级机构，需要满足更大系统的计划要求，只有摆好自己在系统中的位置，为更大系统的全局服务，才能提高护理管理系统的整体效能。

2．人本原理

（1）人本原理认为，一切管理均应以调动人的积极性，做好人的工作为根本。人本原理要求每个管理者必须明确，要做好整个管理工作，管好资金、技术、时间、信息等，就要做好人的工作这个根本，使全体人员明确整体目标、自己的职责、相互的关系，主动地、创造性地完成自己的任务。人本原理强调，要把人的因素放在首位，重视如何处理人与人的关系，创造条件尽量发挥人的能动性。要强调和重视人的作用，就要善于发现人才、培养人才和使用人才，树立新的人才观念、民主观念、行为观念和服务观念，搞好对人的管理。人本原理是强调以人为核心的管理，与之相应的是要研究人的行为原则、动力原则和能级原则。

（2）人本原理在护理管理中的根本是对人的管理，在管理活动中把人作为管理中心需要很高的技巧。只有做好人的工作，做好个人绩效，整个组织的绩效才有保障。在日常的护理管理中应注意：①精神鼓励。护理管理者应改变传统、严厉的工作方式，减少对护理人员的指责，应注意发现护理人员的长处，对其辛勤的劳动及时给予肯定，多加赞美，激励其发挥自身最大的工作热情与潜能，变被动工作为主动工作。②重视授权。授权的意义在于表明护理管理者对护理人员的鼓励与信任，知人善任，用人所长，不仅可使护理人员充分发挥其聪明才智，同时，让护理人员参与管理，可以大大提高其工作积极性和主动性，激发其工作热情。③物质奖励。

奖金的分配应当与工作绩效挂钩，使奖金分配相对合理，采用更多正向激励；对工作有疏忽、麻痹大意的护士，也应进行适当负向惩罚，但应结合说服教育等其他管理手段，使其改正错误。

3．动态原理 世界上的一切事物都在不断发展和变化，更何况任何管理都是一个复杂、多因素的系统，各因素之间及因素内部始终处于不断发展变化之中。所以，管理者不能一成不变地看问题。

（1）动态原理的主要内容：动态原理是指管理者在管理活动中，注意把握管理对象运动、变化的情况，不断调整各个环节以实现整体目标。管理对象是个系统，任何系统的正常运转不仅受系统本身条件的制约，还会受到环境的影响。因此，管理者必须明确管理对象、目标的发展变化，用变化的观点去研究。

（2）动态原理在护理管理中的应用：随着现代护理模式的发展，新的卫生政策、管理制度、管理方法的出现，护理人员的思想、观念、行为方式、知识结构等都在不断变化，对护理工作也提出了新的要求，护理管理者必须把握上述变化，收集信息，及时反馈，对管理目标及管理方式及时调整，因地制宜，保持充分弹性，有效地进行动态管理，以适应社会环境的变化对护理的要求。如每年年初都会制订详细的年度工作计划，对全年的日常工作和特殊工作进行计划和部署。但随着医疗环境不断变化，医院要不断调整自身发展方向，改变工作重心以应对不断变化的新形势，所以可能会不断有新的工作部署和安排，这需要护理管理者有敏锐的洞察力，及时对年度工作计划进行调整。一方面，在制订年度计划时，护理部就要对计划的执行留有“余地”；另一方面，要根据新的需要及时调整工作计划。

4．效益原理 管理工作的根本目的在于创造更多、更好的经济效益和社会效益，能为社会提供价值，充分发挥管理工作职能。管理者在任何系统的管理中，都应讲究实效，从社会和经济效益出发，为实现系统的总目标而管理好系统的各个部分。管理者的职责并不是自己付出辛劳就算尽到了责任，而应看其工作的成效。假若管理者每天从早到晚不停地工作，自认为“没有功劳也有苦劳”，甚至用“无愧于心”来自我安慰，实际上并没有做出有效益的贡献，则仍然是一个失职的管理者。

（1）效益原理的主要内容：效益原理是指组织的各项管理活动都要以实现有效性、追求高效益作为目标的一项管理原理。它表明现代社会中任何一种有目的的活动，都存在着效益问题，它是组织活动的一个综合体现。影响效益的因素是多方面的，如科技水平、管理水平、资源消耗和占用的合理性等。管理的目标就是追求高效益，有效地发挥管理功能，能够使资源得到充分利用。

（2）效益原理在护理管理中的应用：护理管理者在工作中往往对效益原理重视不够，如在质量管理中，国内大多数医院的护理部倾向于抽调专职的护理人员进行质量的监督和检查，检查重点往往是结果质量，而忽略对过程质量和要素质量的控制，同时，由于大量检查的结果质量数据缺乏有效的统计学处理，使得质量信息缺乏有效挖掘，因此影响了在此基础上质量问题原因的发现。这种质量检查使管理成本没有转化为管理的有效收益。

（二）管理的基本原则

管理的基本原则是管理原理在实际管理工作中的体现，即应该遵循的主要规范。要做好管理工作，必须进一步结合管理的工作实际，将原理展开并细化，具体化为管理工作中可以遵循的若干规范和原则。

1．整分合原则 这个原则可以表述为要提高工作效率，就必须对某一整体工作有一个充分细致的了解，在此基础上再将整体分解成一个个基本要素，根据各要素功能明确分工，然后再进行科学、有效的组织综合，实现系统目标。因此，整体把握、科学分解和组织综合就是整分合原则的主要含义。如护理的目标管理，就是把总目标按护理组织的层次、等级层层分解，形成各级分目标，最后形成一个目标系统，将各科室、各病区护理的分目标构成一个网络，即目标与目标之间互相关联，上下贯通，融汇成一个整体，形成一个目标连锁，在护理总目标指导下，明确下级及个人的分目标，分目标又保证总目标的实现。实现整分合原则应注意以下三个基本环节。

（1）把握整体观点是整分合原则的前提：在管理实践中，应从整体任务的要求出发，制订系统的奋斗目标，这是完成管理任务的首要条件。所谓把握整体，就是不仅要了解本部门、本系统的全面情况，还必须了解本部门、本系统在整个社会中所处的地位和作用。只有这样，才能制订出切合实际的系统目标，完成管理任务。

（2）科学分解是对系统的目标进行科学分解：将整体任务分解成一个个基本组成单位和具体任务，进而明确分工，同时规定分工单位的权限、责任，划定管理范围，明确它们之间的协同关系。

（3）组织综合分工的结果也可能带来许多新问题：如分工的各个环节容易在时间和空间、数量和质量等方面产生矛盾和脱节。因此，必须进行强有力的组织综合，使各个环节同步协调，综合平衡发展。这样的管理过程，就是有分有合、先分后合。只有这样的管理，才能创造真正的高效益。

由此可见，管理者的责任，在于从整体要求出发，制订系统的目标，根据科学分解，明确各子系统的目标。在整体规划下明确分工，规范每组工作，建立责任制，然后在分工的基础上有效综合，按照确定的规范检查执行情况，处理“例外”事件（“例外”即没有纳入规范管理范畴的特殊情况）。经过几次“例外”处理后，进行总结，制订新的规范。分解是关键所在，分解正确，分工合理，规范才可能科学、明确。协作是以分工为前提的，没有合理的分工，也就无所谓协作，其结果只能是“吃大锅饭”。在合理分工的基础上组织严密有效的协作，才是现代科学的管理。

2．能级原则 能级原则是指管理的组织结构、组织成员和规章制度必须具有不同的能级，按能级使用人和安排人，也就是把人放在相应的岗位和职位上去量才录用，同时建立各级不同的工作规范和标准，使管理的内容能动态地处于相应的能级之中，以利于进行有效的管理。现代管理的任务是形成一个合理的能级，使管理内容能动态地处于相应的能级中。实现能级原则主要有以下措施。

（1）必须按层次进行能级管理：现代管理中的“级”不可随便分设，各个级之间不可随意组合。管理工作中稳定的组织结构应当是正三角形，即上尖底宽，称为理想的管理三角。

（2）不同能级权责利要一致：权力、职责、物质利益和精神荣誉是能级的一种外在体现，只有与能级相对应，才符合在其位，谋其政，行其权，尽其责，取其酬，获其荣，失职者必惩其误。管理不是拉平或消灭这种权力、职责、物质利益和精神荣誉上的差别，而是必须对合理的能级给予相应的待遇。管理中的能级是着眼于工作效果，着眼于调动人们的工作积极性，每个人达到相应能级的权力和机会均等。

（3）各类能级必须动态对应人的各种不同的才能：各种管理岗位有不同的能级，现代科学管理必须让具备相应才能的人处在相应能级的岗位上，做到人尽其才、各尽所能。这样管理体制才能形成稳定的结构，持续而高效地运转。如护理人员技术职称分为正、副主任护师，主管护师，护师，护士，合理的结构应该是高级职称人员占少数，初级职称人员占多数，初级护理人员是护理队伍最具有生命力和战斗力的群体。能级不同，其权力、职责、物质利益等也不同，三者与能级相对应，护理人员不同职称层次有不同的职责、权力、待遇及相应能级的岗位。

3．行为原则 致力于人的心理和行为研究的科学家发现，人产生某种特定的行为是由其动机决定的。人的行为建立在需要和动机上，需要使人产生行为动机，而动机诱发人们采取行动去满足需要。人的行为具有可塑性，还可以受到目标高低和外界环境的影响。根据人们行为的共同特征，管理者要注意从以下三个方面激发人的行为。

（1）满足下属的需要：每个人都有自己的客观要求，对于那些正当、合理而又可能解决的物质和精神需要，管理者有义不容辞的责任去尽力解决，这是调动职工工作积极性的根本前提。一般正当、合理、普遍性的客观需求有：按劳分配，多劳多得；被别人尊重和保持自尊；享受组织温暖和有组织归属感；得到认可和鼓励等。所以，护理管理者要考虑并尽可能满足护理人员的需要，真正调动护理人员的积极性、主动性和创造性，从而更好地提高护理质量。

（2）合理设置目标：从人类行为的一般特征分析可以看出，任何人的行为都有一定目标，而且为了实现某个合理的目标，行动的积极性往往可以被调动起来。所以，当护理人员认为他们的行动将会达到某个目标（如发挥才能，自我实现，解决学历、职称等问题）时，就会被激励去努力争取实现该目标。护理管理者要能为护理人员设置各个层次的目标，并帮助护理人员正确选择目标，使护理人员认识到目标的价值。当然，管理者最好发动护理人员参与目标制订，因为他们会因参与制订与自己有关的目标而受到激励。

（3）严格奖惩制度，以奖为主：管理者要对每个人的工作效率、结果进行认真的考核、鉴定，然后根据规定给予奖惩。一般对行为正确、有成绩的个体或群体，应给予适当的奖励；对于有不良行为者，则应酌情给予惩处。奖励可以使受奖者看到自己工作成绩得到认可，从而会更加努力；还可以使周围的人得到激励。同样，惩罚的作用在于使人吸取教训，对少数人惩罚也可对多数人产生社会心理影响，从而达到帮助和教育人的作用。因此，管理工作中应体现奖惩结合的原则，这样能带来双重激励效果。但要注意以奖为主且奖人所需，因为惩罚会带来负效应，尤其在长时间采用或连续采用时，还有可能带来新的不良行为，这是科学管理中的一个重要原则。

4．反馈原则 所谓反馈，就是控制系统把信息输送出去，又把其作用结果返送回来，并对信息的再输出发生影响，起到控制作用，以达到预定的目的。原因产生结果，结果构成新的原因。在现代管理中，反馈在原因和结果之间架起了“反向”的桥梁，又在因果性和目的性之间建起了密切的联系。这种因果关系的相互作用，不是各有目的，而是为了完成一个共同的目标。如护理部下达任务以后，要定期检查各科室执行的效果，及时发现存在的问题，做出有益的反应，并提出相应决策，这就是反馈。有效的信息反馈，才能帮助管理者进行正确的管理控制。因此，要做到管理高度有效，就必须建立起一个灵敏、准确、有力的反馈系统。反馈的基本要求如下。

（1）要灵敏：加强信息的接收和处理工作，必须及时发现管理与客观实际之间的矛盾和变化，防止由于民主制度不健全，导致信息来源的减少甚至中断。

（2）要准确：必须有高效能的分析系统过滤和加工感受到的各种信息，达到“去粗取精、去伪存真、由此及彼、由表及里”的目的。但由于一般管理部门没有专门的信息资料收集分析系统，缺少参谋、智囊作用，有时可能对信息缺乏高效的综合分析能力。

（3）要有力：必须把分析过的信息转化为指挥中心强有力的行动，以修正原来的管理行动，使之更符合实际情况，获得更大效益。防止决断无力，权力过于集中，下层领导往往只起“中转”作用，一切反馈信息都要提交给较高层领导，只有较高层领导才能决断。

5．弹性原则 弹性原则是指为了有效地实现动态调整，各项管理工作必须保持充分的弹性，注意留有余地，以及时适应系统内部因素和外部因素的各种变化。管理工作必须保持适当的弹性，这是由管理科学本身的特点所决定的。

（1）管理遇到的问题不是单因素的，而是众多有着千丝万缕关系的因素有机地联系在一起的，这就决定了管理的决策是合力的结果。人们不可能完全掌握所有因素，也不可能百分之百了解管理的客观规律。因此，一个称职的管理者绝不能认为自己的决策“绝对正确”或“一贯正确”，必须承认每一个人对客观事物的认识都存在着一定程度的局限性和片面性。因此，科学的管理必须留有余地。

（2）管理工作受客观规律制约，随着客观规律的变化而变化，因而具有很大的不确定性。这不仅是因为管理涉及的因素众多，还因为管理本身是一种人的社会活动。管理者是人，被管理者也是人，这就增加了管理的不确定性。因此，管理一定要注意弹性，不可绝对化，必须随着时间、地点、人物、条件的变化而变化。

（3）管理是行为的科学，有后果问题。由于管理因素多、变化大、涉及面广，任何一个细节的疏忽，都有可能产生巨大的影响，“失之毫厘，谬以千里”。因此，为了避免不良后果的产生，只靠谨慎永远不够，而应该使管理从一开始就保持可调节的弹性，即使在执行过程中出现一些意外的事件，也可以及时采取对策，应付自如。

管理弹性分两类：①局部弹性，是在一系列管理环节上保持可调节的弹性，尤其在重要的关键环节要保留足够的余地。这样才能使管理体制整体可伸缩，具有选择的机会和能力。②整体弹性，是指整体管理系统的可塑性或适应能力。一个管理系统有没有很强的适应能力，关键在于是否建立了强有力的整体弹性，以适应各项工作的发展。整体弹性和管理者的素质水平、智力水平、知识结构、组织领导能力有关。如护理人员专业水平及知识结构必须不断提高，以适应现代护理工作的需要，因此应重视全体护理人员的在职学习和终身教育。智力水平高，知识渊博，基础知识扎实，适应性强，整体弹性就强。反之，整体弹性就弱。因此，现代护理管理要求提高医院护理质量及护理人员业务水平的整体弹性，以适应外环境的变化和社会的发展。

第三节　护理管理概述

近年来，我国在幼有所育、学有所教、劳有所得、病有所医、老有所养、住有所居、弱有所扶上持续用力，人民生活全方位改善。同时，随着医学科学的飞速发展，现代医学模式的转变和人类健康观念的更新，传统的护理学知识结构发生了很大变化，护理工作的内容和范围在逐步扩大，护理工作的目的已逐渐由疾病防治护理扩大到全面保健护理，护理工作的对象也由患者扩大到社会人群。护理管理作为护理学科的重要组成部分，在自然科学、社会科学理论的指导下发展成为综合性应用学科，是医学管理领域中的一门独立学科。

一、护理管理的概念

护理管理（nursing management）是管理科学在护理事业中的具体应用。它既属于专业领域管理学，是卫生事业管理中的分支学科，又是现代护理学科的一个分支。在大量的护理实践中，护理人员需要运用科学的管理方法，组织履行护理职责、完成护理任务。护理管理是护理中重要的基本工作内容。世界卫生组织（WHO）指出，护理管理是系统地发挥护理人员的潜在能力，利用其他有关人员或设备、环境及护理活动的各个环节，提高人类健康水平的过程。

知识链接 1-2

世界卫生组织

世界卫生组织（World Health Organization，WHO）是联合国下设的专门机构，是国际最大的公共卫生组织，1948 年 4 月 7 日宣告成立，总部设于瑞士日内瓦。世界卫生组织的宗旨是全世界人民尽可能获得高水平的健康，主要职能包括：促进流行病和地方病的防治；提供和改进公共卫生、疾病医疗和有关事项的教学与训练；推动确定生物制品的国际标准。

二、护理管理的发展史

（一）国外护理管理发展史

护理管理的发展与护理事业的发展是同步的，但早期的护理不系统、不规范，管理就更谈不上科学了。真正科学的护理管理是从南丁格尔时期开始的，她首先提出医院管理要采用系统化方式、创立护理行政制度、注重护士的训练等。她无论是在伦敦的看护所还是在克里米亚的战争中，都注重采光、给水、通风、清洁等环境对患者康复的影响，并且由于她的科学管理，奇迹般地降低了战地医院的感染率及死亡率，使南丁格尔时代成为护理管理的典范。第二次世界大战后，各国护理管理者相继学习南丁格尔的护理管理模式，使护理管理事业有了较快发展。近代，随着先进的管理思想和管理方法的渗透及引入，护理管理逐渐由经验管理走向了科学管理的轨道。

在护理管理实践过程中，护理管理者逐渐建立了护理管理体制和确立了管理者的地位，管理体制包括护理组织管理体系和护理学术机构，两者均具有较强的独立性和管理者的权威性。

护理学术机构在学科建设、人员培训、临床服务、临床护理专家认证、护士资格考试、护士立法等方面行使着较大的、独立的职能，体现了较高的权威性。

护理管理研究不断深入或开展理论创新，国外护理管理者不断将新的管理理论、理念、原则、方法运用到护理实践中。近年来开展的临床路径研究与应用、护士执业防护研究与干预、护理质量管理、护理经济管理等课题的研究成果对全球护理事业的发展起到很大的促进与推动作用。尤其是护理质量管理等课题的研究成果使护理目标更加清晰，质量标准更趋统一，管理手段更趋先进，并且使护理服务在满足人的生理、心理、社会文化及精神健康等需求方面取得可喜的进展，从而使患者得到更好的尊重，患者的合法权益得到更好的保护。同时，护理质量标准化及质量保证体系的进步和完善使护理质量得到更好的保证。医院普遍使用标准化软件对护理质量信息进行分析和处理，广泛应用了以数字化为基础的信息管理系统。

1979 年以来，美国从卫生保健经济学的研究开始，渐进而深入地对护理经济进行了研究与实践，1983 年创刊了《护理经济学》，2000 年出版了《护理经济学》专著。护理经济研究与管理实践的内容包括：多元化的护理需求；多层次的护理市场开发；系统化的护理成本核算；制度化的护理保险形式；综合化的护理价值评价；企业化的护理经营模式。上述护理经济的概念给护理管理带来了注重成本效益，追求优质、低耗、高效的服务品质。

（二）我国护理管理发展史

我国护理管理的诞生和发展是跟随着国际护理管理的发展而发展的。20 世纪 70 年代以来，在管理学理论的引导下，我国护理管理者开始探索创立适应我国国情的护理管理体系，经过护理管理者的不断努力，现已经出版了多种版本的护理管理类教材和专著，为不同层次的在校护生和在职护士提供了适用的、急需的教材，成为护理管理实践与发展的指南，也形成了我国护理管理的学科体系。

20 世纪 90 年代，通过高等护理教育、国内外联合培训、访问交流、继续护理教育等方式，使护理人员的知识结构发生了明显变化，形成了专科、本科、硕士、博士的人才梯队。同时，有的护理管理人员还具有外语、卫生管理学、心理学、社会学等相关专业的大专以上学历或双学士学位，促进了护理学科的发展，带来了学术研究的繁荣。在某些医院，护士长中的大专以上学历者已达 80% 左右，本科学历者占护士长总数的 1/3。

20 世纪 80 年代，护理模式从功能制护理转向责任制护理。90 年代在实践总结责任制护理的基础上，引入新型的整体护理观念。这一护理模式的转变导致了护理管理模式的变革。护理管理从人员配置到护理质量标准、指标、评价方式、结果测量均发生了重大变化。护理服务的内容在原有基础上得到扩展，护理水平得到了进一步提高。

在广大护理管理人员的共同努力下，护理质量管理进入了规范化、标准化的轨道，建立了三级医院的护理质量标准，引进了ISO 9000国际质量保证体系，实行了全面质量管理，使护理质量得到稳步提高。

以计算机为基础的医院信息管理虽然起步较晚，但发展迅速。1987年国内研制出第一个微型计算机辅助实施责任制护理软件系统，现又推出了信息管理系统等软件。目前计算机在大、中型医院管理和院校教学中已普遍应用。护理管理的应用软件包括：护理质量管理标准系统、护理部信息管理系统、病区护理信息管理系统、护理差错事故分析系统等，这些系统的开发与应用在提供客观数据、支持决策、计划、评价等方面提高了信息统计、应用能力，促进了护理管理手段的现代化。

三、护理管理者的基本素质

随着公立医院改革以及医疗护理服务模式的转变，护理专业职能被赋予新的内涵，对护理管理者有了更高的要求。护理管理者必须与时俱进，重新进行角色定位。目前临床护理管理者的角色包括行政管理角色和专业管理角色两个方面。这些角色要求护理管理者应从单纯的经验管理转变为科学的多元化管理，不断学习和探索，更新知识和观念，总结经验，开阔视野，以提高自身素质，与时俱进，以新的思维面对不断变化的医疗保健需求。

（一）具有良好的人格魅力，做好精神领路人

良好的人格魅力可激发他人钦佩、敬慕而产生模仿的意识，一个人完美的形象，外在表现是语言、行为符合职业道德的要求，内在表现是靠心理作用有意识地控制自己的表情、动作，调整情绪，以适应管理者不同的角色转换。在日常工作中，管理者要表现出强烈的事业心和责任感，树立以患者为中心的服务理念，处处起模范带头作用，要求护士做到的工作，自己首先要做到，要以热情、诚恳、宽容、积极的态度和端庄的仪表影响护士，使护士产生模仿意识，使患者感到亲切、信任，产生沟通意愿，主动配合治疗和护理。

（二）具有科学的管理艺术，做好护患代言人

管理艺术是管理者在运用管理理论进行管理实践时，所表现出的个人行为态度与行为方式。一位富有管理艺术的护理管理者，善于用简练的语言表达自己的意图；善于做思想工作，抓住护士的心理，即使批评对方也能接受，达到预期的效果；善于交往，能够与各种不同意见的人沟通思想；善于明察秋毫，辨明是非，具有敏捷的思维和准确的判断能力，能及时发现问题，做出正确的决策。面对为广大患者服务的护士，护理管理者不但要站在为广大患者提供优质服务的主导位置，更应该尊重、关心和帮助护士，加强护士素质、专业理论、业务技术的培训，努力为护士营造一个宽松、温馨的工作环境，使护士每天都带着愉悦的心情为患者服务。当护士工作中出现差错时，首先要分析差错发生的原因，并积极主动与护士沟通，引导、帮助护士解决问题，将差错造成的不良后果降至最低，切忌训斥和埋怨；即使批评也要注意场合和地点，避免打击挫伤护士的积极性，给护士带来心理压力。因此，护理管理者应该学会充分运用管理艺术，包括决策艺术、指挥艺术、交谈艺术、激励艺术、协调艺术等，激发护士的工作热情和创造力。

（三）具有开拓创新的精神，做好学科带头人

随着医学科学的进步和发展，新的诊疗技术和现代化仪器广泛应用于临床，护理领域也随之产生了许多新技术和新业务，这就迫使护理人员探索和寻求相应的护理技术和临床经验，来指导临床实践，改进护理工作，提高工作效率。护理管理者大部分是从临床一线优秀护士中选拔出来的，具有扎实的专业理论知识、娴熟的操作技能和较广泛的医学、预防保健、心理学等相关知识，积累了丰富的临床经验。因此，护理管理者要善于捕捉工作中的点滴科研信息，运

用科学创新的思维发现问题、提出问题、解决问题，使临床经验上升为具有科学依据和实用价值的新技术，推动护理事业的发展。

（四）具有健康的心理和身体素质，做好身心管理人

在医院，护理管理者承担着病区护理质量的管理、患者的管理、物品的管理，以及科室经济收支管理等工作，同时，还扮演着领导者、联络者、调配者、计划者等诸多角色。这就要求护理管理者要具备健康的身体、旺盛的精力和良好的心态，积极支持和鼓励大家参加院方组织的各类活动，这样既可以协调人际关系，又可以增加医护人员的凝聚力，使护理工作井然有序地开展。对取得优异成绩、做出突出贡献、工作学习走在自己前面的护士要心悦诚服，虚心学习，决不能嫉妒排挤，要敢于培养超越自己的管理者。护理管理者还要经常和护士沟通，与护士建立起相互信任、激励、鼓舞和支持的人际关系，使护士愿意接受管理，使护理管理者和护士都能从工作中获得最佳的心理效应。

第四节　护理管理的意义与发展趋势

一、护理管理的意义

管理中坚持以问题为导向，回答并指导解决问题是管理理论的根本任务。现在管理面临问题复杂、解决问题难度加大，给理论创新提出了全新要求。应增强问题意识，聚焦实践遇到的新问题，不断提出真正解决问题的新理念新思路新办法。

（一）护理管理是现代医院管理的重要组成部分

护理人员占卫生技术人员的50%，分布在医院3/4的部门，在医疗、护理、教学、科研、预防保健等各项工作中，担负着重要的任务。护理工作的质量直接影响到整个医院的医疗质量和工作效率，护理管理的水平是医院管理水平的重要体现。

（二）科学的护理管理是提高护理质量的保证

在提高护理质量方面，管理与技术是相辅相成的，两者缺一不可。仅有良好的技术，若没有科学的管理，整个病区或医院的工作秩序就会出现混乱，各项措施就不能落实到位，提高护理质量就只是一句空话。精湛的护理技术加上科学的护理管理才能真正为患者提供高水平的护理服务。

（三）科学的护理管理是促进护理学科发展的重要保证

有效的管理，可以为学科发展指明方向，加快学科发展的进程。因此，为了学科的发展，也要加快推进护理管理科学化的进程。

二、护理管理的发展趋势

（一）管理科学化

护理管理科学化是一个持续加强管理的过程，即使护理技术先进的国家也从未停止科学管理的步伐。护理管理科学化的主要举措包括：标准化管理、定额管理、差别计件工资制、能力与工作相适应、护士专业化培训等。

（二）引入ISO 9000质量管理体系

从1987年开始，发达国家护理管理的潮流是导入ISO系列质量管理体系，我国一些医院也相继通过了ISO系列认证。建立和实行ISO系列质量认证，能切实体现以患者为中心的护理理念，提高护理质量，能帮助护理者量化管理内容，掌握医院的经营状况，增强医院的竞争力。

（三）管理人性化

护理管理的人性化有着双重标准，对外，以患者为中心，为患者提供最好的服务；对内，则要坚持以护士为中心，努力实现让护士满意。从一些国家成功的实践来看，只有两方面目标并重，才能真正构建和谐的护患关系。护理管理的人性化基于以人为本的护理工作模式，符合以人为本的科学发展要求。

（四）实行整体化护理管理

整体护理是20世纪70年代在美国兴起的一种工作模式。以现代护理观为指导，以护理程序为核心，将临床护理业务和护理管理的各个环节系统化，与整体护理模式相应的护理管理，就被称为“整体化护理管理”或“系统化护理管理”。整体化护理管理是以护士为中心的，因为实施整体护理的关键在于有合理的组织结构、明确的护理岗位职责、先进的护理理念、严格的护理评价体系、标准的护理计划和患者教育计划、良好的护理质量控制、规范的各种护理表格等，这些均是通过对护士的管理，特别是严格而系统的教育培训来实现的。未来整体化护理管理既是一种把临床护理、护理教学、护理研究等各方面有机结合的系统管理，又是一种统筹当前工作与长远发展的战略管理，随着人们对临床护理规律的深入探索，整体化护理管理必将得到更广泛的应用。

（五）柔性化管理

柔性化管理，或称柔性管理，是20世纪80年代兴起的现代管理趋势，其本质是自主管理，即通过激发护士的事业心、责任感、成就感、进取精神、爱心等思想情感因素来实现个体价值观与医疗机构群体价值观相一致，从而发挥护士的主观能动性和工作潜力的一种现代管理模式。柔性化管理主要是针对临床护理实际需要，采取护士自由组合排班、弹性工时制、协商绩效标准、岗位轮换、工作设计和再设计等措施，来调配、使用、考核和激励护士。临床护理柔性化管理的前提是科学管理和良好的护理文化建设，特别是建设高质量的护理队伍，这样才能做到“软管理”和“硬管理”有机结合，相得益彰。

（六）护理专业化管理

国际上护理专业化管理主要体现在两个方面：一是护理管理人员的专业化，即对临床出身的护理管理人员进行管理专业教育，使之成为既通晓临床护理业务又精通护理管理的专家；二是对护士的工作进行专业化细分，将专业特点、工作内容和性质、技能要求相同的护理工作和辅助工作安排给受过培训的护士和相应人员承担，可以明显提高护理工作效率和质量。高级护理技术人才和护理管理人才的培养，是专业化护理管理的根本保证。近年来，美国等一些国家把博士研究生层次的护理教育作为专业化的重要体现，其中护理管理被作为护理博士教育的一项重要内容。同时对未来的护理领导者进行经济金融教育，在实践中培养护理管理人才，均受到关注。新加坡医院非常注重高级临床护理人才、高级病房管理人才、高级教育人才的培养。国内有的医院建立由工勤人员负责的临床护理支持系统、静脉输液配药中心，使护士从各种杂事中解脱出来，有更多精力用于临床护理工作和接触患者，就是护理专业化管理的有益尝试。

（七）护理管理国际化

护理管理国际化是指不同国家之间护理管理理念和方法相互借鉴、护士互相交流、护理科研相互合作等。随着经济全球化，人口资源跨国流动引起病源和医疗服务国际化，使得护理管理的国际化日益引起发达国家护理界的重视。我国护理管理的国际化表现在：首先，积极借鉴发达国家的护理管理新思想、新观念，不断转变和创新管理思想与理念；其次，临床护理工作和护理管理改革创新，努力与医疗和护理发达国家达到同样甚至更高的质量标准；再次，加强护士的国际化培养（如双语教育），使之能够具备承担护理国外患者的素质和能力；最后，善于进行跨文化管理，特别是引导护士尊重和理解世界各地不同的文明。

本章小结

管理既是一门科学，又是一门艺术。通过护理管理课程的学习，掌握管理的基本内涵和特征，熟悉管理学和护理管理学所研究的对象及内容，并了解管理发展的趋势及面临的挑战，通过学习，能充分地将理论与实践相结合，提高自己的管理能力和水平。

自测题

单选题（在每小题列出的备选项中，选出最佳的答案）

1．管理的职能包括（　　）

A．计划职能、组织职能、人力资源职能、领导职能、控制职能

B．计划职能、组织职能、指挥职能、领导职能、控制职能

C．计划职能、安排职能、人力资源职能、领导职能、控制职能

D．计划职能、组织职能、人力资源职能、指挥职能、控制职能

E．安排职能、组织职能、人力资源职能、指挥职能、控制职能

2．管理的基本特征不包括（　　）

A．管理的二重性，即自然属性和社会属性

B．管理的科学性和艺术性

C．管理的普遍性与目的性

D．管理的复杂性

E．管理的层次性和共同性

3．管理的基本原则包括（　　）

A．整分合原则、能级原则、行为原则、反馈原则、弹性原则

B．整分合原则、能级原则、行为原则、计划原则、反馈原则

C．能级原则、行为原则、反馈原则、弹性原则、组织原则

D．能级原则、行为原则、整分合原则、弹性原则、评价原则

E．反馈原则、行为原则、整分合原则、弹性原则、评价原则

（王　萍　庄永臻）

第二章 计 划

学习目标

识记：

1. 说出计划的概念、种类及形式。
2. 陈述时间管理的概念、作用、类型及过程。
3. 陈述目标管理的概念、特点及过程。

理解：

比较时间管理和目标管理在护理管理中应用的异同。

应用：

1. 运用计划的基本步骤，制订合理的护理工作计划。
2. 运用时间管理的方法，提升护理管理的有效性。
3. 在护理工作中形成可行的目标管理方案。

案例 2-1

“马壮车好不如方向对”，这句话的典故来源于春秋战国时期，讲述了有位夫子备了很多物品，欲前往南方楚国，便向路人问路，路人答：“此路不去往楚国。”夫子说：“我的马很壮，没关系。”路人又再强调这不是去楚国的方向，夫子依然固执地说：“我的车很坚固。”路人只好叹息。结果可想而知，夫子的马匹越快，他离目的地越远，甚至于都到不了目的地，这就是家喻户晓的“南辕北辙”的故事。

问题：

1. 本案例中的夫子为什么可能会到达不了目的地？
2. 如果你是夫子，去楚国前你会怎么做？

管理应从实际情况出发想问题、作决策、办事情，既不好高骛远，也不因循守旧，保持耐心，坚持循序渐进、持续进行。管理的过程从计划开始，计划是护理管理中最基本的职能，是其他管理职能的基础，与组织中几乎所有管理活动都有着密切的联系。计划工作既包括组织目标的确定，又包括确定实现目标的途径。计划是通过将组织在一定时期内的活动任务分解到组织的每个部门、环节和个人，为工作提供具体的依据，为目标的实现提供保证。

第一节 计划工作的概述

一、计划的概念、种类、形式

（一）计划的概念

计划（plan）是指组织（个体或群体）根据需要解决的问题，经过科学的预测，在工作或行动之前预先拟订的方案，包括工作要实现的具体目标、工作内容、方法和步骤等。例如，护理部的年度工作计划、护理人员为患者制订的护理计划、护士的个人职业规划等。计划是管理过程的首要职能，是为实现组织目标而对未来的行动进行设计的活动过程。

计划的内容通常可用“5W1H”表示，即用“做什么、为什么做、由谁去做、在什么地方做、在什么时候做、怎样去做”来进行清晰的描述。What：做什么？指设立目标和内容，明确计划工作的具体任务和要求。Why：为什么做？弄清楚做的原因和理由，明确计划的宗旨、目标和战略。Who：由谁去做？落实执行的人员，规定计划的每个阶段由哪些部门和人员来负责、协助、监督执行等。Where：在什么地方做？明确实施计划的地点或场所，掌握和控制环境条件和空间布局。When：在什么时候做？明确计划的开始及进度，以便进行有效的控制和对能力及资源的平衡。How：怎样去做？即明确用什么方式或方法来完成，确定实施的措施，合理分配和使用已有资源。

（二）计划的种类

1．按计划的作用时间分类 根据计划的时间长短可分为长期计划、中期计划和短期计划三种类型。

（1）长期计划（long-term plan）：一般指5年以上的计划。长期计划多由高层管理者制订，对组织具有战略性、纲领性的指导意义，多为重大的方针、策略。长期计划要建立在对未来发展趋势充分预测、论证和研究的基础上，它规定了组织的各部门在较长时期内从事某种活动应达到的目标和要求，确定了组织长期发展方向、方针和蓝图。例如，某三甲医院的“十三五发展规划”。

（2）中期计划（medium-term plan）：介于长期与短期计划之间，一般指2～4年的计划，是根据组织的总体目标的完成要求进行制订，衔接短期计划和长期计划。

（3）短期计划（short-term plan）：一般指1年或1年以内的计划，是具体的工作部署、活动安排和应达到的要求，为各组织成员在近期内的行动提供了依据。例如，肝胆外科护理人员新知识、新技术的季度学习计划。

2．按计划的层次或规模分类 根据计划的层次或规模可以分为战略性计划、战术性计划和作业计划三种类型。

（1）战略性计划（strategic plan）：指决定整个组织的目标和发展方向的计划。战略性计划由高层管理者制订，时间跨度较大，应体现组织在未来较长一段时间里的基本目标和发展构想，以及实施的政策。它具有长期性、全局性和指导性的特点，在较长的时间内决定组织资源的运动方向，影响组织的各个方面。例如，中国护理事业发展规划、学校师资队伍建设规划等。

（2）战术性计划（tactical plan）：指针对具体工作问题，在较小范围或较短时间内实施的计划，较战略性计划更加具体。战术性计划多由中层管理者制订。例如，护士排班计划就属于战术性计划。

（3）作业计划（work plan）：指战术性计划的具体执行计划，是对各种作业活动的详细具体的说明和规定，是实际执行和现场控制的依据，多由基层管理者制订。例如，病房护理组长制订某患者的康复护理计划。

3．按计划的约束程度分类 根据计划的约束程度可以分为指令性计划和指导性计划。

（1）指令性计划（mandatory plans）：由主管部门制订，以指令的形式下达给执行单位或部门，要求严格按照计划的方法和步骤执行，具有强制性的特点。指令性计划易于执行、考核及控制，但缺少灵活性。例如，国家的各项政策、法规。

（2）指导性计划（guidance plans）：由上级管理层下达到下级单位，照计划完成任务、目标和指标，但不强制规定完成计划的方法。例如，医院护理部要求各科室定期开展护士的业务学习活动，具体每个科室什么时候开展、多久开展一次、主要学习哪些内容、以哪些形式进行并未做具体安排，因此，各科室在制订护士业务学习活动计划时可以根据科室的特点来选择学习的时间、形式和内容等，这就属于指导性计划。

4．按计划的范围分类 根据计划的范围可以分为整体计划和局部计划。

（1）整体计划（overall plan）：指关联组织整体、涉及多目标多方面的全面计划，又称总计划。

（2）局部计划（local plan）：指限于指定范围的计划，一般是整体计划的子计划。局部计划是为达到组织的分目标而制订的，内容具有专一性强的特点。例如，某医院的财务计划和人事计划。

5．按计划的重复性分类 根据计划使用的次数可以分为持续性计划和一次性计划。

（1）持续性计划（ongoing plan）：指为了完成或重复完成某些目标而进行重复行动的计划。例如，护士执行的长期医嘱。

（2）一次性计划（one-time plan）：为了完成某一特定目标而制订的计划，目标完成后即作废。例如，护士执行的临时医嘱。

知识链接 2-1

高、中、基层护理管理者制订护理计划的范围

计划的范围就是计划职能的宽度，在医院的护理管理者中，根据级别不同，分为护理部主任（副主任）、大科护士长和临床科室护士长，不同级别的管理者制订的护理计划的范围是不同的，侧重点也有所不同。护理部主任（副主任）是高层护理管理者，主要任务是制订长期的具有战略意义的计划，例如，确定医院护理人员的数量、进阶培训、护理质量改进方案及专科发展规划等。大科护士长是中层管理者，计划范围主要根据护理部要求，制订大科护理管理要求，以确保护理部总体计划的实施。临床科室护士长是基层护理管理者，计划范围是制订具体计划实施的方案，以指导临床各项工作的开展。

（资料整理自：刘华平，李红．护理管理案例精粹[M]. 北京：人民卫生出版社，2015，71.）

（三）计划的形式

计划的内容非常广泛，形式也多种多样。哈罗德·韦里克从抽象到具体把计划的表现形式分为目的或任务（使命）、目标、策略（或战略）、政策、程序、规则、规划（或方案）和预算等八种形式。

1．目的或任务（使命，purpose/mission） 它指明一定的组织机构在社会上应起的作用、所处的地位，即社会赋予一个组织机构的基本职能。任何有组织的集体活动都应该具有一个以上的目的或任务。这种目的或任务称为宗旨或使命。宗旨即回答组织是干什么的，应该干什么，不同的组织宗旨不同。例如，世界卫生组织护理专家委员会提出护士的职责任务应是“保持健康、预防疾病、减轻痛苦、促进健康”，作为各国各级护理组织应遵循以上任务，并根据以上任务分别制订目标计划。

2．目标（objectives） 目标是整个组织在目的或使命的指导下要达到的具体成果。目标应是具体、可测量和可评价的。确定目标本身也是计划工作，目标是计划工作的起点也是终点。例如，某医院护理部本年度目标是提高护理质量，使全院护士护理技术操作合格率≥95%，护理文件书写合格率≥95%，急救用品完好率达到100%，一级护理合格率≥95%等。

3．策略（或战略，strategy） 对一个组织来讲，策略是为全面实现目标而对资源（人力、物力、财力）及时间、信息等进行合理部署和分配的一个总纲或总计划。策略是为实现组织目标而采用的对策，为计划提供了基本原则，为决策问题采取的行动指明了方向。策略的重要意义在于可以避免资源浪费，指出统一的方向。例如，某些综合医院在发展中采用了有效的策略，将资源配置的重点放在本医院的特色或优势学科建设上（如骨科、中医科、呼吸科），取得了显著的社会效益和经济效益。

4．政策（policy） 是组织为达到目标而制订的一种限定活动范围的计划，一般由组织高层管理者进行确定，它具体地规定了组织成员行动的方向和界限。政策把所要制订的决策限定在一定的范围内，以保证决策和目标相一致，并使之有助于目标的实现。对政策的理解应是：①政策不只限于国家制订，各级组织均可根据决策执行应遵循的原则和方针来制订指导组织的政策；②政策是做决策的统一指南；③政策允许在某些范围内有自由处理问题的决策权，为调动下级积极性，促进目标实现，鼓励在职权范围内有意义的决策。例如，医院的绩效考核政策、职称晋升政策、医护人员休假政策等。因此，总的来说组织制订政策具有以下三个基本作用：①为组织成员指出了行动方向；②使组织成员活动能够协调一致；③树立和维护组织的威严。所以，为充分发挥政策的作用，就需要以一定的形式和方法让人们了解政策的确切含义，同时根据不同情形限制使用政策的自由处置权力。

5．程序（procedures） 它规定了处理问题的例行方法、步骤。确切地说，程序就是执行政策的具体实施方法或办事手续，即对所要进行的行动规定时间顺序，它详细地说明必须完成的某种活动的准确方式。组织中每个部门都有程序，越是在基层，程序更加具体化、数量更多。例如，护理程序就规定了处理护理问题的方法、具体步骤等。政策与程序都含有规定，但程序所规定的是办事细则，是执行政策的具体方法。例如，规定每人都有假期是政策，而谁在什么时候休假是程序，故程序是为确保政策的落实而制订的，具有严格的指定性。

6．规则（rule） 规则是最简单形式的计划，它详细、明确地阐明行动要求，约束和管理执行者的行为，起到行动的指导作用，成为员工实现目标而遵守的行为规范。例如，疾病护理常规、各类规章制度、护理技能操作规则等。规则是一种管理手段，制订相应的规程和规则非常必要，但就其本质而言，过多的规则容易抑制思考、照章办事，因此，应减少到最低限度。

7．规划（或方案，plan） 规划是一个综合的计划，是为实施既定方针所必需的目标、政策、程序、规则、任务分配、执行步骤、使用资源及其他要素的复合体。规划有大有小。例如，我国的“十三五”计划为长远规划，属于大规划；小到班组、病区等小单位的规划，以及为了改进服务质量而进行技术培训的规划，则属于小规划。大的规划往往派生有小规划，而每个小的派生规划都会给总规划带来影响，它们相互依赖，相互影响，缺一不可。不完善或考虑不周的规划工作带来的后果会影响其他的一些新规划。

8．预算（budgets） 预算是使用数字表示预期结果的计划。它也被称为数字化的规划。例如，护理部关于护士继续教育的经费预算等。一个预算计划可以促使上级机关对预算的现金流动、开支、收入、资金支出等因素进行数据上的调整。预算是控制组织经营活动不可缺少的内容。如果预算不能切实反映计划的要求，就不能把它作为控制的切实标准。所以，预算是使一个组织或系统各项计划统一的重要手段。

二、计划工作的原则、步骤

（一）计划的原则

计划的根本目的在于保证组织管理目标的实现。为使计划有效地发挥作用，就必须把握以下的计划原则。

1．计划的目的性原则 任何计划都是围绕某个目标进行的，以实现特定的功能、作用和任务。在制订计划时，首先要认真分析既定目标需要达到的结果，弄清楚任务的内容和方向，明确计划制订的目的性。

2．计划的领先性原则 计划是管理职能的首位，也是所有管理人员的基本职能。从管理过程的角度看，计划先行于其他管理职能。因此，做任何工作都必须首先在上级规定的政策许可范围内做好自己的计划工作。管理者需克服各种思想障碍，使计划职能先于其他职能。常见的思想障碍有：①制订计划是为了达到上级组织要求；②担心做了计划，完不成；③怕调查研究，制订计划较费时间；④缺乏制订科学合理的计划的能力，缺乏创造性思维及完成决策性工作的紧迫感；⑤没有足够热情为计划提出挑战性目标等。以上障碍均影响把计划工作放在首位和计划作用的发挥。

3．计划的科学性和有效性原则 计划工作必须要有严谨求实的科学态度，遵循客观要求，符合事物发展的规律，一切从实际出发，切忌主观臆断，要求提出的目标具体、可测量、可考核，只有整个计划建立在科学的基础之上，有可靠的科学依据，计划才具备可行性。另外，计划要追求效率和效益的最大化，应从众多方案中进行优化分析而选择最优或最佳的方案，以最大限度合理利用资源和提高效率，争取最大效益，激励组织和工作人员，确保计划的有效性。

4．计划的动态性原则 由于未来的不确定性，计划执行中常常会出现变化和不协调的情况，在计划工作中，尽管人们可以用各种科学方法对未来的发展做出预测，以指导计划的制订，但事物的发展变化，特别是有些偶然事件仍难以精确预测。因此，计划要随着环境和条件的变化进行动态调整和修正，这种动态性作为适应内部、外部环境和状况的不断变化做出的改变，起到确保目标完成的作用。

5．计划的相关性和系统性原则 计划是一个系统的整体，某一部分计划的任何变化都会影响到其他部分计划的制订和执行，最终影响到整个计划的正常实施。因此，在制订各级各类计划时需充分考虑组织各部门的关联性和协同性，以把握计划之间的相关性。同时，计划又是一个系统工程，是由一系列子计划组成。在制订计划时，要确保各个子计划间相对独立又相互关联，使整个计划成为一个具有目的性、整体性、层次性和相关性的有机整体。

（二）计划的步骤

任何完整的计划职能都需要遵循一定的步骤，在护理工作中计划步骤包括：分析形势、确定目标、考虑计划工作的前提、拟订备选方案、评价备选方案、选定方案、制订辅助计划、编制预算等。

1．分析形势 分析形势是计划工作的起点，是对未来可能出现的机会加以估计、做出探讨。护理管理者应对其部门及所属下级部门的外部条件和内部条件进行全面评估，以便扬长避短、发挥优势；尽可能了解服务对象的需要，明确不肯定因素，并展望预期成果。能否确定切实可行的目标取决于对形势的分析，以及对内、外部条件的评估。

分析形势可采用SWOT分析法。S（strength）指组织内部的优势；W（weakness）指组织内部的劣势；O（opportunity）指来源于组织外部可能存在的机遇；T（threats）指来源于组织外部可能存在的威胁或不利的影响。例如，某三甲医院关怀护理组织环境现状分析，经评估，S——优势：病房物理环境体现关怀、护士学历层次提高、护士人文关怀品质优良、护士科研能力强、护士感知组织气氛好、护士长领导风格好；W——劣势：病房物理环境存在缺陷、护士心理环境不佳、组织资源不足、组织制度不规范；O——机会：关怀护理是护理行业发展的必然趋势、国家政策支持、借鉴国外优秀经验；T——威胁：护理关怀教育薄弱、医护患关系紧张。

2．确定目标 计划工作的第二步是在分析形势的基础上为组织或个人确定目标，即组织在限定时间内所要取得的效果。目标是组织活动的出发点和归宿，组织使命在具体阶段和条件下决定组织目标。明确的目标应包括时间、数量、质量三方面。根据计划的范围和任务，需确定一项或一组目标。组织目标指明主要计划的方向，同时又为控制提供依据。

3．考虑计划工作的前提 计划工作的前提是指计划工作的假定条件，即执行计划时的预期环境。对预期环境的认识需要依靠预测。按照组织的内外环境，可以将计划工作的前提分为外部前提条件和内部前提条件。例如：医院组织的外部环境包括社会环境、经济、技术、人口、风俗、伦理道德、卫生需求、政策、法令，以及药品、器械、设备等；内部环境即医院的现行政策、制度、人力、科研及技术能力、物资、经费等。按照其可控性可将计划工作的前提分为不可控的、可控的和部分可控的三种。当环境与预期完全不同时或不可控时会导致计划无效。计划前提应该选择对计划工作具有关键作用的、有战略意义的、对计划执行情况最有影响的因素。

4．拟订备选方案 实现某一目标的方案或途径绝非一个，在探索和调查可供选择方案的行为过程中，必须挖掘多种方案，提出的备选行动方案不能雷同。一个计划往往同时可提出几个备选方案，应在分析的基础上，把选择方案的数目逐步减少，选择最有成功希望的一个或几个方案进行进一步考察。

5．评价备选方案 在确定可选择的方案中，根据前提条件和目标来权衡各种因素，分析各方案的优缺点，进行评价和比较。例如，方案A可能效益好，但操作难度大或员工不满意；方案B可能获益少，但风险少；而方案C可能更有利于组织的长远目标等。因此，在评估可供选择的方案时应充分考虑到：①每一个计划的制约因素和隐患；②要用总体的效益观点来衡量计划；③既要考虑有形的可量化因素，也要考虑无形的不可量化因素；④要动态地考察计划的效果，特别注意潜在的、间接的损失。

6．选定方案 这是做出决策的关键步骤，意味着进行决策或决断。在对各种备选方案进行分析和评价后，结合组织、部门或成员的实际情况和具备的已有条件选择明确、经济、可行的最佳方案，并明确实施的具体时间和步骤。在对备选方案进行分析和评价的过程中，有时可能会发现两个或两个以上的方案是可取的，这时可采用几个方案的优势，而不只是一个最优方案。实际上这一步需要管理人员依据自己的经验，通过对备选方案进行预试验，或者对方案进行分析研究来做出选择。

7．制订辅助计划 选定了基本方案后一般要有派生计划或主要辅助计划来扶持该计划的实施。完成派生计划是实施基本计划的基础，即要制订总计划下的分计划，例如，配备及培训人员计划，购买或安置仪器设备计划，筹措资金计划等。

8．编制预算 做出决策和确定计划后，计划的最后一步就是将其转化为预算的形式，通常是预算出各种费用的开支情况及预期成果的数量、质量。预算是用数字形式表示的组织在未来某一确定期间内的计划，是计划的数量说明，是用数字形式对预期结果的表示。换句话说，预算是数字化的计划，其结果可能是财务方面的，例如，收入、支出和资本预算等；也可以是非财务方面的，例如，材料、工时、产量等方面的预算。预算是使计划的指标体系更加明确，同时也是衡量计划执行情况的重要标准。因此，预算又常常被看作是一种重要的控制手段。

三、计划在护理管理的应用

护理管理工作中的计划涉及护理业务的多个方面，特别应该注意以下几个方面。

（一）护理安全质量及服务计划

护理安全质量及服务计划主要围绕保障患者安全，提高护理专业服务水平，提升护理质量方面的计划。例如，优质护理服务计划，患者及陪护管理计划，质量控制计划，以及突发事件及风险应对计划等。

（二）护理人员管理计划

护士管理计划主要是为了实现目标所必需的关于护理人员数量和类型，以及促进专业发展、学科建设等方面的计划。例如，护理人员的选用、培养、分工与晋升、考评、奖惩计划等。

（三）预算计划

护理管理的预算计划包括人力预算、物资预算、日常护理运转预算、教育和科研经费预算等。

第二节　时间管理

案例 2－2

一个危重患者迎来了生命最后1分钟，死神如期来到他身边。他对死神说：“再给我1分钟好么？我想再看看天，想想亲人，如果运气好我还可以看到……”

死神说：“我不能答应你，我留了足够时间让你去欣赏，你却未珍惜。你看下这份账单：在过去60年生命中，你有20年时间在睡觉；剩下40多年里拖延时间耗去了36 500个小时，折合1 520天；你有10 000次感叹时间太慢，做事有头无尾浪费了近300多天，还有……”

说到这里，危重患者就断了气。死神叹了口气说：“如果你活着的时候能节约1分钟的话，你就能听完我给你记下的账单了。哎，真可惜，世人怎么都是这样，还等不到我动手就后悔死了。”

问题：

1．怎样才能判断自己是否虚度了光阴？

2．人们应该如何进行时间管理？

在历史的长河中，时间是取之不尽、用之不竭的资源，但对于个人而言，时间却是有限的，也是每个人最稀有、最珍贵的特殊资源。在当今信息化飞速发展的时期，如何抓住转瞬即逝的时间，不虚度光阴，最大限度地提高时间的利用价值，是每个人都要认真思考的问题。

一、时间管理的概述

（一）相关概念

1．时间（time）　古往今来，人们从不同角度概括了对时间的认识，有人说时间是构成生命的要素，也有人说时间是金钱，是力量，是生命，是速度，是知识，是财富等。马克思主义时空观认为“时间是运动着的物质存在形式”，科学地概括了时间的本质。标准时间以秒针运动60次为1 min。因此，时间以物质在空间中的运动来测定，时间和空间都是客观存在，人们都在其中不断运动，人们有意无意都在花费时间。

时间的特征有以下三点。①客观性：时间是物质运动过程的持续性和顺序性，同物质一样客观存在，是永恒的。人们可以认识和利用它的客观规律，从而较快地实现预定目标。②方向性：时间流逝是有一定顺序性和无法改变的方向性。时间不能失而复得，一旦丧失则永远丧失。时间的方向性在哲学上也称“一维性”。③无储存性：时间资源与其他资源的重要区别就是无储存性。无论是否使用，时间都照常消耗，租不到、买不到，也无法储存。

2．时间管理（time management）　是指在同样的时间消耗情况下，为提高时间的利用率和有效性而进行的一系列的控制工作。对时间的管理，就是为克服时间浪费和时间消耗而设计的一种系统程序，并选择一切可能利用的科学方法及手段，加以灵活运用，以达到趋近于预期目标的目的。时间管理的真正含义应该是指面对有限时间而进行的自我管理，实际上是一种个人的作业计划。研究时间管理的专家证实，时间管理中有许多规律和有效的科学方法。

（二）时间管理的作用

1．提高时间价值　时间虽然无形，但有价值。“价值”是“有用的程度”。时间的价值以一个人（或社会群体）在一定时间里取得的成果及对社会的贡献与作用来衡量。有贡献的科学家与普通人拥有相同的时间，但价值却不同。对社会的贡献越大，时间的价值也就越大。每一个人都应该学会科学管理时间，合理地利用和分配时间，创造更多的成就和业绩，发挥时间的最大价值。

2．有效利用时间　根据时间由自己可以控制的程度，可以将个人时间分为可控和不可控两部分。不可控的部分往往是不能由自己自由支配的，属于被动的时间，例如，完成领导安排的工作任务所需的时间；而可控部分个人可以自由支配。时间管理的重点就是要充分利用好个人可控部分的时间。中下层的护理管理者，在护理工作中可支配时间所占比重相对较小。因此，护理管理者要学会灵活管理时间，对时间进行合理利用和分配。

3．提高工作效率和时效观念　时间管理的本质就是“自我”管理，是一种个人的作业计划。每个人都不能控制时间的流逝，只能管理好自己，抛弃陋习，采用新的工作方式和生活习惯，尽可能地提高工作效率，达到事半功倍。而作为护士，在运用自己的时间时也会直接或间接地影响着其他人的时间。例如，在给患者进行抢救或处理突发事件等护理工作中，时机的选择是否正确或及时将会产生不同的影响。因此，提高时间运用的时效性非常重要。

4．提升个人生命价值、促进社会发展　把握好“时间管理”，对于个人而言，如果能够在有限的时间里创造更多的成果或业绩，就能够更好地实现自身的价值，而对于社会而言，能够提高生产力，促进社会发展。时间管理的作用不只在于如何合理利用时间，更重要的是有助于人们寻求更好的策略或方法来提高自身各方面能力。

（三）时间管理的类型

1．ABC 时间管理分类法　美国企业管理顾问艾伦·莱金提倡每天编制工作时间表。他认为管理者每天面对的事务很多，可将事务分成 ABC 三类。根据事务的重要性来规定优先顺序，对每一项工作做如下考虑：“这件事是不是有助于达到我的长期目标或短期目标？”做出判断之后，再根据判断确定事物的级别：A 类事情最重要，优先执行，B 类次之，C 类可以放一放，所有 A 和 B 完成后才做 C 类事务。或者还可以采用编号方式、标色法，例如，把最重要的事情划上红色，中等优先的划上蓝色，依此类推。

明确事务级别后，首先要全力以赴投入 A 类事务，直到完成或取得预期的效果后，再转入 B 类事务。如果不能完成 B 类事务，可以考虑授权。尽量少在 C 类事务上花费时间，但 C 类事务并不是可有可无的。除 A 类和 B 类事务外，工作中还有许多不太重要但又不得不做的事情，例如，准备工作、善后工作和日常工作等。更要注意的是，A 类事务虽然重要，但未必就要第一时间去做，而把其他事务全抛开，这是由时间的效益性决定。例如，某护士长一天的 A 类事务是组织危重患者的护理查房，需要花半天时间；同时还有 B 类事务和 C 类事务，而 C 类事务是一些委派别人去做的小事。那么，在护士长组织护理查房前，用几分钟时间把这些小事分配下去，被分配到任务的人相对就会有更多的时间去做了。也就是说，有些时候紧急的事务虽然不重要，但也要优先处理。如果把 A、B 两类事情办好，就完成了工作的 80%，这就是意大利著名经济学家巴瑞多的 80/20 原则的运用，该规则说明一组事务中，80% 的价值通常集中在该组事务的 20% 的工作任务上，也就是说完成目标中的 20% 的工作任务就可能获得 80% 的效果。因此，护理工作者应注意并优先处理每天工作时间上最重要的事务，要有勇气并机智地拒绝不必要的事。运用 ABC 时间管理分类法主要是要抓住关键因素，以解决主要矛盾，保证重点，兼顾一般。ABC 时间管理分类法特征及管理要求见表 2-1。

表2-1 ABC时间管理分类法

分类	特征	管理要求
A类	非常有助于达到目标，不处理对于完成组织目标影响大；必须做的，最紧急、重要、迫切	必须在短期内完成的任务；亲自、主动、花时间去做好
B类	对达到目标有一定意义，不处理对于完成组织目标有一定的影响；应该做的，较重要、较紧急	尽量亲自去做，也可授权去做
C类	对达到目标起的作用不大，不处理对完成组织目标影响不大；可做可不做，不重要或不紧急	有时间去做，没有时间拒绝或延迟去做，或授权去做

2．四象限时间管理法 美国著名管理学家史蒂芬·科维提出了时间管理四象限理论，即每项活动按照重要性与急迫性两个不同程度划分为四个“象限”：既紧迫又重要、重要但不紧急、紧急但不重要、既不重要也不紧急（图2-1）。第一象限：没什么好说的，立即去做！人们工作中的主要压力来自于第一象限，其实第一象限80%的事务来自于第二象限（重要但不紧急）没有被处理好的事情，也就是说这个压力和危机是自己给自己的。所以关键是尽可能多地解决来自于第二象限的事情才能减缓压力。该象限的本质是缺乏有效的工作计划，导致本处于“重要但不紧急”的第二象限的事情转变到第一象限。第二象限：有计划地去做！不能因为不紧急就不去解决它。应该第一时间将任务进行分解，然后一个一个解决，并编制时间表，在规定的时间内完成，就不会让第二象限的事情偷溜到第一象限中去，使自己陷入更大的压力，在危机中疲于应付；多投入一些时间在这个领域有利于提高实践能力，缩小第一象限的范围。这个领域的事情既是发挥个人领导力的领域，也是区别传统低效管理者与高效卓越管理者的重要标志，建议管理者把80%的精力投入到该象限的工作中，以使第一象限“急”事无限变少，不再“瞎忙”。第三象限：表面看似第一象限，因为迫切的呼声会让人产生“这件事很重要”的错觉，实际上其重要性主要是相对别人而言，是在满足别人的期望与标准。第四象限：对于此象限的事情，最好的方法是授权给别人去做，或者通过委婉的拒绝以减少此类事务的发生。

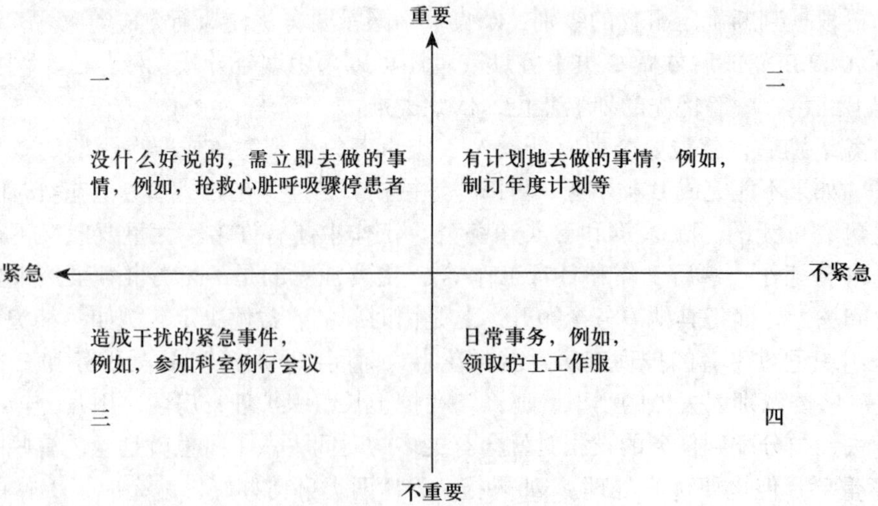

图2-1 四象限时间管理法

3．拟订时间进度表法 护理工作者每天面对千头万绪的工作，既有常规工作，也有突发事件，因此，事先拟订工作活动进度表，以最大程度减少时间浪费。时间进度表要详细、富有弹性，确保在处理突发事件的同时，又不影响正常工作进度。

二、时间管理的过程

时间管理要求管理者明确自己要实现的目标和为实现目标要进行的活动，以及每种活动的重要性与紧急性。有效的时间管理过程包括以下基本步骤。

（一）评估

1．评估时间使用情况　评估自己工作时间的具体使用情况是有效管理时间的第一步。评估时应该按照时间顺序罗列和记录规定时间内的活动，包括活动的原因、计划用时、实际用时，是否有突发或不可控时间的消耗等，判断时间分配的合理性，进行及时的时间管理修正和调整，以提高工作效率。

2．了解时间浪费的原因　浪费时间是指所花费的时间对实现个人或组织目标没有起到作用。对时间管理进行反馈就包括评价浪费的时间。造成时间浪费的原因包括主观和客观两个方面的因素（表2-2）。

表2-2　常见的浪费时间的原因

主观原因	客观原因
1．没有明确的目标	1．耗时低效的会议或学习培训太多
2．工作懒散、拖拉、拖延	2．文书档案要求复杂、手续繁多
3．缺乏优先顺序，抓不到重点	3．各类社交活动太多
4．接待计划外的来访	4．团队成员协作能力欠缺
5．缺乏条理、决策能力差	5．政策、要求、程序含糊不清
6．优柔寡断、果断性差	6．突发事件干扰
7．不懂授权（主要针对领导）	7．信息不足或闭塞
8．不会拒绝别人的请求	8．沟通不到位，引起误解、推诿、澄清
9．盲目行动	9．计划外的电话、来访、会议、培训等打扰
10．简单的事情复杂化	10．上级布置的超过职责范围的工作

3．明确自己的最佳工作时间　充分掌握自己的最佳工作时间是提高工作成效的关键。每个人都要充分了解自己的精力最旺盛和最低潮的时间段，并且尽量在精力最佳的时间段内完成最重要的工作，而精力低潮时间段可以完成一些日常事务或次要工作。

（二）时间管理的基本程序

护理工作琐碎繁杂，不管采用何种类型的时间管理，遵循其基本程序，可以提高护理工作的效率，确保护理工作的顺利开展。时间管理的基本程序包括以下几个方面。

1．列出目标　为自己和所管理的部门设定目标，拟定计划，目标应具体、明确、可行、科学，也可富有弹性，并规定目标达到的时间期限。

2．决定优先顺序　按照重要性排出目标的次序，并不是所有目标都同等重要，在有限的时间内，要确保对最重要的目标给予最高的优先权。

3．列出为目标实现所必须进行的具体活动　包括：具体活动的先后顺序；工作清单；确定哪些活动是必须做和优先做的，哪些是有空时将要做的，哪些是可授权别人去做的；准备工作等。

4．按照事件的优先顺序合理规划时间　排出活动日程、制订每日工作计划，在每天工作开始前或前一天下班前，列出最重要的、必须做的工作，按重要性与紧急性程度列出各项活动的次序。

5．记录　可用效率手册、台历、记事本等做好时间管理记录，找出节约时间的措施，总结分析浪费时间的因素，促进时间管理。

（三）时间管理评价

时间管理评价是时间管理过程中不可缺少的程序，是通过定量或定性的鉴别和测定，对人们的时间具体使用情况及效果进行综合分析、系统评价，进而提高工作效率。通过时间管理评价有利于护理管理者提升自身的时间掌控能力。

知识链接 2-2

不同年级护理本科生时间管理倾向的差异

众多研究认为护理本科生时间管理倾向存在年级差异。年庆婷认为一、四年级学生时间管理倾向得分较二、三年级学生得分高；杜丽的研究显示时间管理倾向总均分从一至三年级逐步升高，到四年级相对稳定；王继平则认为大二护生时间管理倾向得分最高，大三最低，而李蔓却认为大二护生的得分最低。不尽相同的研究结果提醒护理教育者应针对各年级学生不同的心理特征和学习情况开展教学，重视大一、大二年级的心理辅导和时间管理课程的开展，循序渐进增强临床操作训练，使护生尽快适应护理专业学习，提高对自我时间的掌控能力。

（来源：孟翔菲，刘小芳，赵凤君. 护理本科生时间管理倾向研究进展 [J]. 中国护理管理，2017，17（7）：919-922.）

三、时间管理的应用

（一）合理分配时间

合理分配时间的帕金森定律指出，管理者如果给一项工作任务分配过多的时间，将会导致工作进展缓慢，直到用完所安排的所有时间。因此，应合理分配时间，并进行时间预分配，按标准有效控制自己实际时间的支出。此外，为了充分利用时间，应把一天中工作效率最高的时间段作为整块可支配时间来安排，以确保时间利用的相对连续性；另外在计划时间时要留有余地，以应对意外情况。因此，在合理安排时间的同时，保持时间利用的相对连续性和弹性，劳逸结合，能促进工作的持续性。

（二）学会拒绝和授权

为了保证时间的有效利用，避免不必要或不相干的事务干扰或中断正常的工作，护理工作者要学会如何巧妙而果断地说“不”，例如，要求完成与个人职务不符合的、非个人工作能力所能及的、工作职责范围以外的或会影响正常工作的其他工作时应果断拒绝。此外，护理管理者应明白正确授权不仅是基本的领导艺术，而且能节约自己的时间，同时还能为下属提供学习锻炼的机会。

（三）养成良好的工作习惯

护理管理者应培养自身的时间成本观念和时效意识，养成良好的工作习惯，提高掌控时间的能力。护理管理者的时间管理技巧包括：保持高效的工作作风；制订工作计划、仔细分析工作目标，并设定合理的完成期限；最重要最紧急的事情尽量放在个人精力最旺盛的时间段来完成；简化并规范工作流程、明确分工、注重工作的常态化；控制会议时间，开短会、少开会，能够微信或 QQ 解决的尽量不要面谈面议；具备弹性工作的理念和应对突发事件的能力等。

第三节　目标管理

案例 2-3

护士长王某在学习目标管理时说："在企业单位中，可以用利润、效益、成本、销售量等来衡量目标，但我们不能用这些来检查我们的护理工作，因为我们的职责是救死扶伤、全心全意为人民服务，这是我们每个人都会为之努力的奋斗目标，所以我们早已实行了目标管理。"

问题：

1. 护士长的说法正确吗？
2. 科室实施的是真正的目标管理吗？为什么？

"目标管理"是现代管理中一种先进的管理制度和管理方法。实行和运用这一方法，对于充分调动组织内每个成员的积极性、创造性，加强组织的全面计划管理，提高组织经济效益和社会效益，均有重大意义。

一、目标管理的概述

（一）目标管理的基本概念

目标管理（management by objectives，MBO）又称"成果管理"，是以科学管理和行为科学理论为基础形成的一套管理制度，由美国管理专家彼得·德鲁克（Peter F. Drucker）于1954年在《管理实践》中最先提出。目标管理是以相信人的积极性和能力为基础，组织各级领导者对下属人员的领导，不是简单地依靠行政命令强迫他们去干，而是运用激励理论，引导组织成员自己制订工作目标，自主进行自我控制，自觉采取措施完成目标，自动进行自我评价。目标管理是通过诱导启发员工自觉去干，其最大特征是通过激发组织成员的生产潜能、提高组织成员的效率来促进组织总体目标的实现。

知识链接 2-3

目标管理的产生背景

目标管理的产生基于两个背景：一是管理理论的发展，由于当时占主导地位的科学管理思想，强调理性管理而忽视了人性，其与梅约的"霍桑实验"共同冲击泰罗的科学管理思想，提出要实现有效管理，不仅要重视理性管理，也要重视人性管理的思想结合，使管理理论逐渐成熟；二是20世纪40年代后期，随着科学技术和经济的迅速发展，组织内部的分工越来越细，使各部门的本位主义得以滋长，组织的整体协调性被忽视，导致管理工作出现了盲目性。因此，如何在分工日益专业化的情况下，保持各项工作之间的协调性成为比较突出的问题。

（来源：都国雄，金榜．管理学基础 [M]. 南京：东南大学出版社，2012，112.）

（二）目标管理的过程

目标管理过程可划分为三个阶段：第一阶段为目标设置（设定目标）；第二阶段为目标实施的执行过程（实施目标）；第三阶段为检查与评价（考核目标）。三个阶段形成循环周期，下一周期可提出更高的目标，三者互相制约，周而复始。

1．目标设置 此阶段主要是建立一套完整的目标体系，是目标管理过程中的最重要的阶段，主要包括以下步骤。

（1）高层管理者设定总目标：上级组织设定总目标需要与下属充分讨论研究，以利于目标的设定，并能增强下属责任感，及时发现问题，有利于计划实施。例如，在医院护理管理中，护理部主任作为高层护理管理者，根据医院的总体计划，估计客观环境对医院带来的机遇与挑战，结合自身的情况，初步确定一个总目标，再经过集体的讨论、修改、调整后确定一个明确的总体目标，即“加强护理质量控制，提高护理安全”。

（2）下属及个人设定分目标：下属及个人应在总目标指导下设定分目标，分目标的设定要保证总目标的实现，使目标形成体系。一般目标不宜过多，尽量使目标具体化、定量化，并应根据各部门、各级人员的权限及可提供的人力、物力、财力条件全面考虑。下级及个人设定分目标应群策群力，且确定分目标之后需要重新审查现有的组织机构，明确目标责任主体。例如，大科护士长以护理部的总体目标为依据，就总目标与科室的护理目标达成一致的意见，并设定新的分目标：“降低非计划性拔管率”等；然后再根据医院的结构和个人职责分工，由病区护士长和护士确定各自的分目标：“非计划性拔管发生率为0”等，并确定每级目标的责任主体。

（3）对每个具体目标进行审核：要考虑目标内容是否清晰、明确；目标设定的高低要适当。目标设定过高会使下属完成困难，使其失去信心或产生挫折感；目标设定过低则不具有挑战性。目标的分解要客观，内容要具体、实际，有时限、有主次，最好能量化体现。当就目标实现所需的条件及目标实现后的绩效考核达成共识后，应签署协议，并授予下级或个人相应的资源配置权力，实现职责与权利的统一。

2．目标实施的执行过程 目标的实施主要由执行者自我管理，自行解决完成目标的方法和手段，根据目标规范及权限范围组织实施。上级管理主要是指导、协助、提出问题、提供情报及创造良好的工作环境。此阶段强调自主、自觉、自治，管理者不要设定目标实现的方法，应在目标实现的途径和方法上给予充分的自由，管理者不要过多干预，防止控制过强和过度的做法。但这也并不等同于管理者可以放任不管，因为目标实施的每一个环节均对总体目标的实现起着重要作用，如果其中一个环节出现问题，必定会给全局带来不利影响。因此，管理者必须时时查控各层级目标值的完成情况，必要时进行协调。

3．检查与评价 目标预定期限达到后，应及时检查和评价目标完成结果。可采取以下程序。①自检：对于实施者完成的目标与结果，先由实施者本人进行自检。②商谈：对于本人的自检，上级在检查后采取商讨形式，对自检结果提出看法，为下一步设定更高目标提供参考依据。③评价：通过评价将目标最终结果与成绩评价（人事考核）结合起来，给予相应的奖惩。凡按期完成目标任务，成果显著的予以表彰和奖励，以便进一步改进工作、鼓舞士气，为搞好下一步的目标管理做准备。对没有完成目标任务的单位和个人，给予必要的处罚，甚至在职务上给予降级。在成果评价时，根据目标完成的程度、目标复杂的程度，以及工作的努力程度，将结果分为四个等级：超过预期目标为A级，完成预期目标为B级，没有达到预期目标为C级，结果与预期目标相反为D级。评价方法可通过执行者自评后进行评议，最后由上级核定。④新的循环：再次设定新的目标，开始新的循环。

（三）目标管理的特点

1．优点 与任务管理方法相比，目标管理法的优点包括以下几方面。

（1）提升组织工作效能：目标管理促使管理者为实现组织目标而制订工作计划，引导组织成员由上而下或自下而上、层层定目标，在组织内部建立起完整的目标体系，从而使组织成员看清个人工作目标和组织目标的关系，了解自己的工作价值，激发大家关心组织目标的热情，注重自我控制，努力完成目标，可以更有效地把全体组织成员的力量和才能集中起来，提升组织工作效能。

（2）调动各级人员的积极性：目标管理运用激励理论，强调职工参与，非常重视上下级之间的协商、共同讨论和意见交流，有利于调动下级的积极性和责任心，通过协商加深对目标的了解，消除上下级之间的意见分歧，取得上下级目标的统一。由于目标管理吸收了组织全体成员参与目标管理实施的全过程，尊重成员的个人意志和愿望，充分发挥成员的自主性，实行自我控制，因此，改变了由上而下摊派工作任务的传统做法，调动了组织成员的主动性、积极性和创造性。

（3）激发员工自觉性：通过目标管理让每个员工都能够有效地控制自己的绩效，以更加严格、确定有效的内部控制取代外部控制，激发员工自觉性，并充分发挥个人的才智和主观能动性。

（4）有利于进行更有效的控制：目标管理所追求的目标，就是组织和每个成员在一定时期应该达到的工作成果，目标管理不以行动表现为满足，而以实际成果为目的。工作成果对目标管理来说，既是评定目标完成程度的根据，又是奖评和人事考核的主要依据。

2．局限性

（1）对目标管理的原理和方法阐明不够：目标管理看起来很简单，但要能有效地付诸实施，各级管理者必须对它有深刻的领会和理解。首先对其概念、目的、方法、特点需进行深入解释和宣传，使管理者及下级成员充分理解才能有效实施，否则目标管理易于失败。

（2）目标确定有难度：部分考核的目标较难确定，尤其是定性目标难于量化。因此，为了测量方便，常选择短期目标或易于达到的目标，而这样往往又容易造成与长期目标脱节。例如，确定安全目标比较简单、显而易见，易于实施和考核，而评价责任心的适当目标则较难确定。目标管理所设置的目标必须正确、合理。所谓正确是指目标的设定应符合组织的长远利益，和组织的目的相一致，而不能是短期的。合理是指设置目标的数量和标准应当科学，因为过于强调工作成果会给人的行为带来压力，导致不择手段的行为产生。为了减少选择不道德手段去达到这些效果的可能性，管理者必须设定合理的目标，明确标识行为的期限。

（3）目标管理缺乏灵活性：非目标管理在制订计划后，可随情况变化不断调整，目标也可随之改变。而目标管理则使确定了的各级目标不宜更改，如果目标改变，则导致各级及个人目标要求前后不一致，目标管理基本过程需全部重新修订，给目标管理带来困难。

（4）限制管理者水平的发挥：目标管理过于注重短期可见问题的解决，在运用过程中，各层管理者容易注重自身管理的目标，阻碍各组织间的协作。由于目标管理较重视工作结果，因而易忽视常规工作的管理，致使工作秩序混乱。

二、目标管理的应用

（一）目标科学合理

科学合理的目标是目标管理的基础和前提，脱离实际的工作目标，会影响工作进程和成效，甚至影响医院或科室的发展大局。医院护理部的目标管理要求护理部总目标、科室目标和护士个人目标紧密结合，以增强护士在工作中的成就感、调动护士工作积极性和护理团队凝聚力。例如，护士长要充分理解和认识护理部的总目标，并对其提出不同见解和修改，以确保目标的科学性和合理性，根据总目标的要求结合科室或病区的实际，确定科室或病区的分目标、护士的个人工作目标。通过总目标指导分目标的实施，通过分目标保证总目标的实现。

（二）完善和控制管理体系

建立完善的指导管理体系，落实实现目标的人、财、物、技术及信息等各类资源；落实目标管理的内容、方法、任务、进度；明确各层级及个人的职责，尊重员工的个人意愿；掌握管理的方向，及时督促检查和考核；定期召开会议，及时发现和解决问题；适当鼓励下属，确保目标顺利完成。

（三）提高各级管理人员的自我控制能力

自我控制能力主要是指个人根据目标要求自觉完成本职工作的能力。如果护理人员缺乏自我控制能力，即使已经规定了其努力的方向和目标，也难以完成，最后会影响到本部门目标和组织总目标的实现。例如，某科室的部分护士工作主动性差、自我控制能力缺乏，不能够按时间按质量完成自己的工作，首先会影响科室护理目标的实现，最终甚至影响护理部总体目标的实现。

（四）加强对结果的绩效考核

目标考核是结果导向型的考核方法，考核的重点是员工工作的成效和劳动结果。建立一套完善的绩效考核体系，有利于目标管理的实施。对于目标的完成情况，护理管理者可以从目标完成的情况、目标的难易程度及个人在实现目标过程中的努力程度三方面进行检查评价。完成目标管理成效显著、成绩突出的病区或个人应进行相应的奖励；反之，可以进行适当的处罚，做到表彰先进、鞭策落后、奖罚分明。

（五）实施前应宣传教育

护理高层管理者要重视目标管理，在实施目标管理前护理管理者应加强宣传教育工作，清晰地说明目标管理的目的，让各级各类护理人员充分了解目标管理的方法、作用及意义，明确任务、标准、资源及限制条件。

本章小结

1．计划是护理管理中最基本的职能，护理工作者不仅要明确计划的种类、形式，而且要能运用计划的基本步骤，制订合理的护理工作计划，指导自己的临床护理实践。

2．护理工作者通过时间管理可以提高时间价值、有效利用时间、提高工作效率和时效观念、提升个人生命价值、促进社会发展。时间管理的方法包括ABC时间管理分类法、四象限时间管理法、拟订时间进度表法等，护理工作者应该学会运用时间管理的方法，提升护理管理的有效性。

3．目标管理过程包括目标设置、目标实施的执行过程、检查与评价三个阶段。目标管理与任务管理相比有其特有的特点，护理工作者通过对目标管理的学习，应该在护理工作中形成可行的目标管理方案。

自测题

一、单选题（在每小题列出的备选项中，选出最佳的答案）

1．在宗旨、任务的指导下，组织活动要达到的最终可测量的成果是（　　）

A．宗旨　　B．目的　　C．目标　　D．策略　　E．方案

2．管理者在做计划时需要回答的问题是（　　）
A．5W1H　B．4W1H　C．3W1H　D．2W1H　E．1W1H
3．目标管理的创始者是（　　）
A．泰勒　B．法约尔　C．阿兰·拉金
D．韦伯　E．彼得·德鲁克
4．某医院心内科护士长习惯根据ABC时间管理分类法来管理自己每天的工作，护士长的理解正确的是（　　）
A．A类事务一定要第一时间去做
B．善后工作和日常工作属于A类事务
C．B类事务完全不能委派别人去做
D．应全力以赴投入A类事务，直到完成或取得预期的效果后，再转入B类事务
E．C类事务是可有可无的

二、多选题（在每小题列出的备选项中，选择2～5个符合题目要求的答案）

1．在计划的步骤、评估资源中内部条件包括（　　）
A．人力　B．物质　C．经费　D．法令　E．设备
2．目标管理的局限性包括（　　）
A．目标确定有困难　B．限制管理者能力发挥　C．费时、费力
D．缺乏灵活性　E．实现自主管理
3．管理者对下列哪些事项可以说“不”（　　）
A．不符合个人专业的事项
B．非自己力所能及的事项
C．自己感兴趣的事项
D．费时间的事项
E．有益于自己工作的事项
4．某医院护理部的目标是提高护理人员的专业业务素质，关于可能的备选方案描述正确的是（　　）
A．聘请护理专家进行专题讲课
B．招聘一定数量的大学毕业护生
C．加强护士在职培训
D．加强护士学历教育
E．选拔护士外出进修
5．运用SWOT分析法分析某医院护理部计划开设的家庭护理服务项目，下列描述正确的是（　　）
A．S——人力资源可得到保证，有一批有志于此业务的经验丰富的护理人员
B．W——建立家庭护理中心的场所难以落实
C．O——可向上级部门申请一定的经费支持
D．T——医院所处社区已有开展家庭护理的机构
E．SWOT分析法主要是分析组织内部的优势、外部的劣势，以及组织外部可能存在的机遇和可能的威胁或不利影响

三、简答题

1．护理管理者在做护理计划时应该遵循哪些原则？

2．护理管理者该如何最有效地运用时间？

3．简述目标管理的特点。

（李　红）

第三章　组　织

学习目标

识记：

1. 说出组织的概念、类型及组织结构的基本类型。
2. 陈述组织设计的概念及步骤。

理解：

1. 比较正式组织和非正式组织的特点。
2. 解释医院护理管理组织系统。
3. 说明组织设计的原则和要求。
4. 解释我国卫生组织系统的分类和功能。
5. 区分医院的功能和特点。

应用：

应用组织设计的概念，以及遵循组织设计的原则对组织结构进行调整及完善。

案例 3-1

某地方生产传统工艺品的企业，伴随着我国对外开放政策，逐渐发展壮大起来。销售额和出口额近 10 年来平均增长 15% 以上。员工也由原来的不足 200 人增加到了 2 000 多人。企业还是沿用过去的组织结构，企业一把手王厂长既管销售，又管生产，是一个多面全能型的管理者。最近企业发生了一些事情，让王厂长应接不暇。其一：生产基本是按订单生产，基本由厂长传达生产指令。碰到交货紧，往往是厂长带头，和员工一起挑灯夜战。虽然按时交货，但质量不过关，产品被退回，并被要求索赔。其二：以前企业招聘人员人数少，所以王厂长一人就可以决定了。现在每年要招收大中专学生近 50 人，还要牵涉人员的培训等，以前的做法就不行了。其三：过去总是王厂长临时抓人去做后勤等工作，现在这方面工作太多，临时抓人去做，已经做不了或做不好了。凡此种种，以前有效的管理方法已经失去作用了。

问题：请从组织管理的角度说明，企业存在的问题及应采取的措施有哪些？

第一节　组织与组织工作

组织管理是运用现代管理科学的组织理论，为了实现既定的工作目标，通过组织设计，建立合适的工作模式，把人员的相互关系、分工和协作、时间和空间的连接等各个环节都合理地组织起来，形成一个有机整体，充分发挥每个成员的智慧和能力，为达到组织的总体目标而高效率工作。作为管理者要善于透过现象看本质，把握好全局和局部、当前和长远、宏观和微观、主要矛盾和次要矛盾、特殊和一般的关系，不断提高辩证思维、系统思维、创新思维、法治思维、底线思维能力，为前瞻性思考、全局性谋划、整体性推进各项工作提供科学思想方法。同时管理者只有做好组织工作，才能使决策顺利实施，保证计划目标的实现。

一、组织的概念及基本要素

（一）组织的概念

组织（organization）是指为了实现共同目标而协作，并按一定的规则和程序所形成的结构严密的制度化人群集合体。它是职、责、权、利四位一体的机构，如医院、学校、工厂、政府机关、军队等。组织有以下特征。

1．组织是一个有机的整体　组织是由两个或两个以上的人组成的集合体，同时组织作为一个系统，与外界也有着紧密的联系，是社会大系统中的一个子系统。

2．组织必须有共同目标　组织作为一个整体，首先要有共同的目标，有了共同目标，才能有统一指挥、统一意志、统一行动。这个共同目标应该既为宏观所要求，又能被组织中各个成员所接受。目标是组织存在的前提和基础。

3．组织必须要有不同层次的分工与协作　分工与协作是由组织目标限定的。因为组织目标是个体单独活动无法达到的，组织的效率也是个人效率无法比拟的，因此，组织要达到理想的目标和效率，就必须依靠团体的力量，既有分工和合作，同时又有不同层次及相应的权责制度来保证。

4．组织是实现目标的工具　组织的形成是在组织目标已经确定的情况下，为了实现既定的目标而进行分工合作，建立起权力与责任的关系。组织是人为形成的结果，是为了完成共同的目标而存在的，所以说它是实现目标的工具。

（二）组织分类

从不同的角度，可将组织进行多种分类。根据组织形成方式分类，可将组织分为正式组织和非正式组织。

1．正式组织　正式组织（formal organization）是指为了实现某一共同目标，有目的、有意识地设计和建立的权责分配体系。正式组织一般有组织系统图、组织章程、职位及工作标准说明文件。正式组织的组织结构、成员的权力和义务均由上一级管理部门规定。正式组织成员的活动要服从所属机构的规章制度和组织纪律。

正式组织一般具有以下特点：①有共同的目标；②有正式的权力分配和上下隶属关系；③有稳定的工作程序和内容；④有明确分工和密切合作关系；⑤讲究效率；⑥有明确的信息沟通系统；⑦不强调工作人员工作的独特性，组织成员的工作及职位可以相互替换。

2．非正式组织　非正式组织（informal organization）是指不是由管理部门规定，而是根据个人的需要自发形成的非正式关系的体系。可以说是部分人因共同的兴趣或利益等，在一起所形成的一种默契关系。

非正式组织具有以下特点：①没有法定的职位和结构；②组织内的人员是以共同的兴趣、思想、观点互相吸引而自发形成的，不一定有明确的规章制度；③有较强的凝聚力和行为一致性，成员间自觉进行互相帮助；④其感情倾向左右着成员的行为；⑤组织的领袖不一定具有较高的地位和权力，但一定具有较强的实际影响力。

一般情况下，组织管理都是针对正式组织而言，着重研究组织的结构、章程、规范等。但非正式组织对管理工作起着不可忽视的作用，它是正式组织中占据各种职位的组织成员在较长时期的相互接触、相互作用过程中，逐步形成的超出组织正式关系体系的、稳定的非正式关系模式。在组织目标实现过程中，非正式组织可发挥积极作用，有利于正式组织目标的实现；也可能对组织管理产生消极作用，妨碍正常目标的实现。因此，管理者应认识到非正式组织存在的客观性、必要性，不应忽视非正式组织的作用，应避免与非正式组织对立，要善于正确引导，发挥其积极作用。

（三）组织的基本要素

组织的基本要素有目标与任务、职权与责任、物质与精神、技术与质量、适应与发展五大要素。

1．目标与任务　目标是组织自我设计和自我维持的依据。组织的目标必须与社会需求相适应，这样的组织才具有生命力。组织目标也是组织成员的行动指南和工作努力的方向。例如，护理部的设立，主要是配合医院的总目标，提供患者诊治和康复过程中护理方面的服务。

在明确医院的总体目标后，组织工作根据任务不同分为两大类：一类工作是以诊疗和护理两大业务为主体，由满足患者和大众健康需求的服务部门组成，如门诊部、急诊科、住院部等，这是医院的主要工作；另一类工作是由所有支持、扩展工作部门组成，如后勤部门、财务部门、辅助检查部门等，这类部门工作的主要任务是保证服务部门工作正常有效运转。

2．职权与责任　职权是指被组织正式承认的权力，是履行岗位责任的重要手段之一。组织根据各成员所承担责任的大小，赋予相应的职权，使各级管理人员能够完成本部门的工作任务，最终实现组织目标。

3．物质与精神　物质要素是指组织内所需要的人、财、物等，是保证组织实现目标的必要资源。例如在医院护理过程中有预算经费支出的各项工作所需；办公室、护理站及各个病室的基本设备，便于护理工作的正常执行等。精神要素是指组织内成员的权力、职责、工作规范、生活准则、服务精神、认同感及归属感等。例如医院的院训、护理部的团队文化和护理人员的奉献精神等。

4．技术与质量　是组织实现目标、满足社会需要的根本保证。一个组织必须有基本的技术队伍，才能保证其生存和发展。拥有一支具有现代化技术力量的医疗护理人员队伍，是满足社会需要，实现医院总体目标和自身发展的关键。

5．适应与发展　组织的内、外环境总是处于不断变化中，组织必须不断地获取信息，调整自己的业务范围，才能在市场竞争中求得生存与发展。如医学模式已由生物医学模式转向了生物－心理－社会医学模式，医院的医疗护理模式也应随之调整，才能与医疗相配合，满足社会人群的需要，实现医院总体目标。

二、组织结构的基本概念和类型

（一）组织结构的基本概念

组织结构（organizational structure）是一种安排组织内工作关系的基本模式，它是表现组织各个部分排列顺序、空间位置、聚集状态、联系方式，以及各要素之间相互关系的一种模式，是整个管理系统中的框架。有了这个框架，才能使组织中的人、物、信息正常流通与利用。组织能否顺利达到目标和能否促进个人在实现目标过程中获得成功，在很大程度上取决于组织结构的完善程度。

（二）组织结构的基本类型

组织结构的基本类型有直线型、职能型、直线职能参谋型、矩阵型、委员会及团队六种。

1．直线型　直线型组织结构（linear structure）又称单线型组织结构，是最简单的一种组织类型（图 3-1）。它有一个纵向的权力线，从最高领导逐步到基层一线管理者，从而构成直线结构。设立这种直线权力的主要目的是维持组织的正常运转，实现组织目标。这种结构的特点是组织的各层次管理者负责该层次的全部管理工作；下属只接受一个上级的命令；管理人员在其管辖范围内有完全的职权。

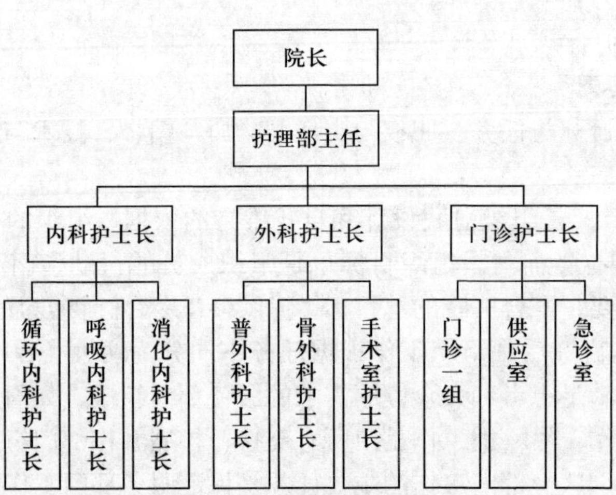

图 3-1　直线型组织结构

直线型组织结构的优点在于组织关系简明，各部门目标清晰，个人责任和权限明确，联系简捷，做决定较容易和迅速。直线型组织结构的局限性在于不适合规模较大、业务较复杂组织，所有的管理工作由一人承担比较困难；另外，由于权力高度集中，易造成掌权者主观专断、滥用权力等倾向。例如，规模较大的医院中，临床护理、教学、科研等多项复杂的管理活动都由一人负责管理就较困难。

2．职能型　职能型组织结构（functional structure）又称多线型组织结构（图 3-2）。职能部门或岗位是为分管某项业务而设立的单位，有一定职权。各职能部门在分管业务范围内直接指挥下属。这种组织结构的优点是管理分工较细，能充分发挥职能机构专业管理作用，有利于提高专业管理的水平；因吸纳了专家参与管理，减轻了上层管理者负担。不足之处是多头领导，妨碍了组织的统一指挥；过分强调专业化，使管理人员忽视了本专业以外的知识，不利于培养高层管理者；各职能机构横向联系比较少，配合也较差，当环境发生变化时适应性差，不够灵活。实际工作中，纯粹的此类结构较少。

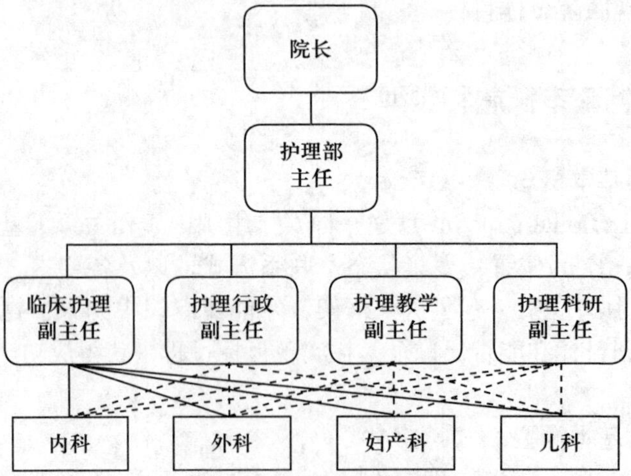

图 3-2　职能型组织结构

3．直线职能参谋型　直线职能参谋型组织结构（line and staff structure）结合了直线型和职能参谋型组织结构的优点。这种组织结构的特点是把组织管理机构和人员分为两类：一类是直线指挥部门和人员，在自己的职责范围内有一定的决定权，对其下属实行指挥和命令，并对自己部门的工作负全部责任；另一类是参谋部门和人员，它是直线的参谋，对下属直线部门可提供建议和业务指导，在特殊情况时可指挥下属，并对直线主管负责，以保证各项组织任务的完成。这种组织结构的优点是既可统一指挥、严格责任制，又可根据分工和授权程度，发挥职能人员的作用。这种结构是实际工作中应用最多的一种类型（图 3-3）。

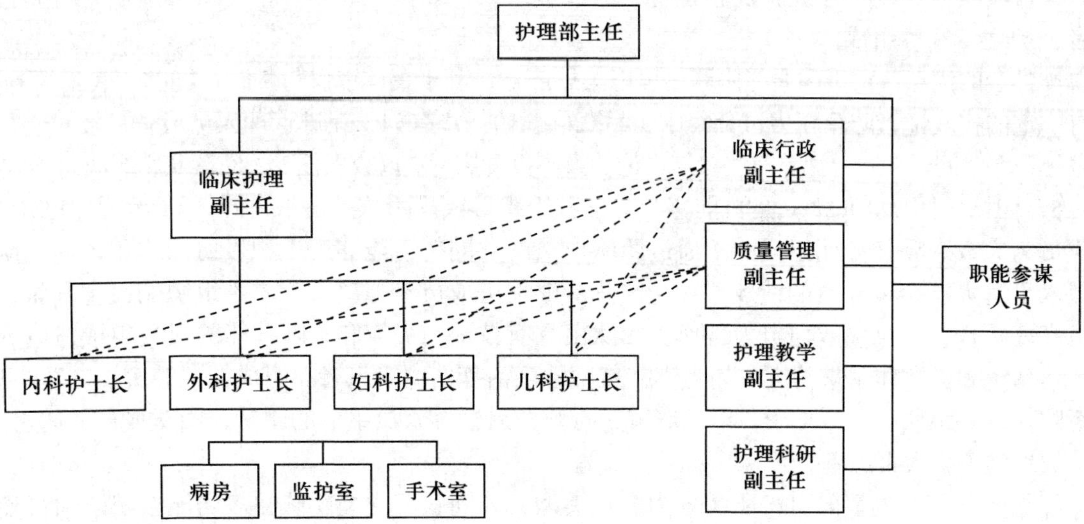

图 3-3　直线职能参谋型组织结构

4．矩阵型　矩阵型组织结构（matrix structure）是一种按组织目标管理与专业分工管理相结合的组织结构（图 3-4）。在此种结构中，命令路线有纵、横两方面。直线部门管理者有纵向指挥权，按职能分工的管理者有横向指挥权。矩阵组织结构中的各小组人员既接受职能部门领导，又接受横向机构领导。例如，在一个矩阵式护理组织中，按目标负责的护理部副主任与护理行政、质量、科学、教研等职能的副主任共同负责各护理单位工作。部门管理者对工作任务的完成担负全面职责，职能部门的管理者拥有分管工作职能的重要领导作用。护理部主任居于矩阵之外，基本职能是全面管理、协调、平衡权力和处理各种关系等。医院定期的中心任务，都要求多个职能部门通力协作才能完成，这时就需要设立临时性和常设性的机构。这些机构由各职能部门派出有关人员参加，由此形成矩阵组织结构。这种组织结构的优点是加强了纵向与横向部门的联系，灵活性较强，便于沟通，发挥了专业人员的作用，具有较大的机动性和适应性。不足之处是稳定性较差。

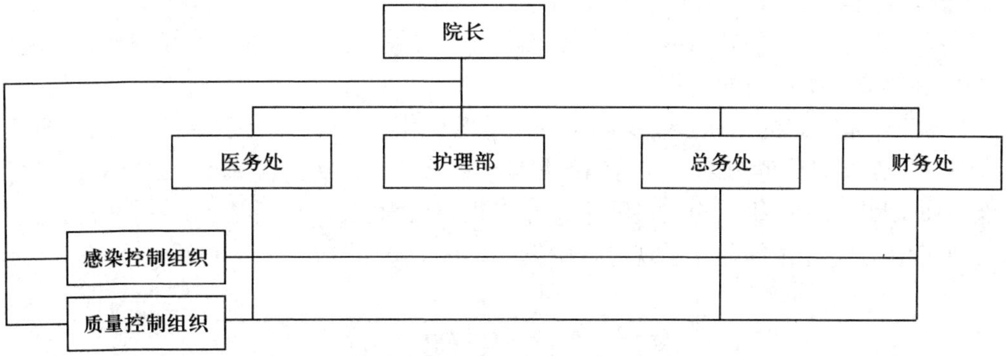

图 3-4　矩阵型组织结构

5．委员会　委员会（committee）常与上述组织机构相结合发挥功能，主要起咨询、合作、协调作用。尤其是发展中机构，有许多重要的专业计划，很难指派组织中的任何单位负责，此时多以委员会的形式处理，而委员会成员是由来自不同部门的专业人员和相关人员组成，共同研究各种管理问题。例如医院感染管理委员会、医院药事委员会、护理教育委员会、质量管理委员会、职称评审委员会等。

委员会组成应考虑的因素有：①成员应具有高度的个人意愿，即有使命感、时间及精力等；②应由具有不同工作经验及教育背景的成员组成，如护理职称评审委员会应由护理行政领导者、护理专家等组成。

委员会的优点：利于沟通与协调；可以集思广益，利于集体审议与判断；能够代表集体利益，具有一定的权威性，防止权力过分集中，易获群众信任；有利于促进管理人员成长。委员会的不足之处：费时间；职责分离；有些参与讨论的人不负责执行决议或责任少，对落实组织决定不利。

6．团队 团队（team）是目前盛行的一种组织形式。团队是由来自同一等级不同工作领域的成员为完成一项任务而组成的。通过团队成员的共同努力能够产生积极协同作用，使团队的绩效水平远大于个体成员的绩效总和。团队能够促进成员参与决策，增添组织的民主气氛，使成员高度信任，为高绩效而努力工作。团队由具有技术、决策和人际技能的成员组成，以完善的评估系统和奖酬体系来约束。如为支持贫困地区治疗白内障患者而组成的“健康快车”，是由各医院抽调的眼科医生、护士，以及麻醉、行政、后勤等人员组成的团队，团队成员共同努力，高绩效地治愈了大批患者。

根据团队存在的目的可将团队分为多种类型，如问题解决型团队、多功能型团队和自我管理型团队等。例如质量管理中的质量圈就是一种解决问题型团队。团队比传统的组织结构更灵活、反应更迅速，可以打破部门界限快速地组合、重组、解散，能够促进成员参与决策，增强民主气氛，调动积极性，可以作为传统部门结构的补充。

组织经过合理的设计并设立以后，并不是一成不变的。当今社会在不断发展，这就要求组织及时调整自身，适应变化的环境。我国的护理管理工作，也要随着组织内、外环境的变化做出适应性调整，如整体护理工作的开展、护理人员的规范化培训、护理文化建设等，通过护理组织的变革，迎接挑战，适应我国医疗卫生事业发展的需要。

三、组织工作

（一）组织工作的概念

组织工作（organizing）是指为了实现组织的共同目标而确定组织内各要素及其相互关系的活动过程。

（二）组织工作的特点

1．组织工作是一个过程 组织工作是根据组织的目标，考虑组织内部和外部环境因素建立组织结构和协调组织运作的过程。

2．组织工作是动态的 随着组织内、外环境的变化，要随时对组织结构做出适应性调整。

3．组织工作要充分考虑非正式组织的影响 由于非正式组织对组织的目标会产生积极或消极的影响，因此，在组织工作的过程中，对非正式组织注意引导和控制，并注意与正式组织的协调与平衡，使它在组织目标实现过程中发挥积极的推进作用。

第二节 组织设计

一、组织设计的概念

组织设计（organization design）是指管理者将组织内各要素，如任务、责权、工作程序等进行合理组合，建立一种特定组织结构的过程。组织设计主要解决管理层次划分、部门划分、职权划分三个主要问题。例如病房护理组织的设计，就是对护理人员的职责及权限、护理工作秩序及程序进行科学合理组合，既要考虑病房人、财、物等内环境因素，又要考虑医院整体及专业发展的外环境因素，使病房护理组织形式更合理。通过组织设计，可以协调组织内各成员、各部门之间的关系，明确组织中的沟通渠道，减少组织中各部门及成员之间的摩擦和矛盾，使组织内各级目标、责任、权力等要素发挥最大效应，从而提高组织的整体功效。

二、组织设计的原则

科学、合理的组织结构对组织功能的发挥具有举足轻重的作用。组织设计的原则如下。

1．目标明确原则 组织设计一定要明确组织总目标、各分支机构的分目标及每个人的工作目标。所设计的部门均须有助于组织目标的实现，而且分目标必须服从总目标。因事设立机构、职务，以及配备人员，应做到人与事的高度配合，避免因人设事、因人设职的现象。

2．统一指挥与分权管理相结合原则 统一指挥是指每个下属应当而且只能听从于一个上级的命令和指挥，只有这样，上级的指示才能很好地贯彻执行，上下级对最终结果的责任感才能加强。统一指挥对于保证组织目标的实现和组织绩效的提高具有关键的作用。如果一个下属同时接受两个上级的指导，而这两个上级的指示未保持一致，那么就会给下属的工作造成混乱；如果两位上级的命令相互矛盾，下属便会感到无所适从。强调“一个头指挥”是保证组织有序性和效率性的要求，“多头领导”和“政出多门”往往使组织陷入混乱和低效率。分权管理是指为保证有效的组织工作，管理者必须把一定权力授予能够胜任的下属，使其在完成具体任务时能行使一定权力。通过授权，可以减轻上层人员的负担，集中力量做重要工作，提高管理的绩效；分权有利于调动各级人员的积极性，充分发挥下级的才干，创造一个上下协作的工作环境。

3．分工与协作原则 组织中多个人为一个共同的目标工作，要提高管理的效能，就需要分工和协作。分工是根据组织的任务、目标按专业进行合理分工，使各个部门及每个人明确各自应该做的工作，以及完成工作的手段、方式和方法。分工原则强调，一个人不必掌握所有技能，而只需要掌握一项或少数几项技能并使之达到相当熟练的程度，便能提高效率。有分工就必须有协作，协作是各项工作顺利进行的保证，协调则是促进组织成员有效协作的管理手段。组织作为一个系统，各个部门都是子系统，必然与其他部门经常相互协调，实现本部门目标，同时保证整个组织目标的实现。没有分工就谈不上协作，只有分工没有协作，分工就失去意义。只有坚持分工与协作的结合，才能提高专业化程度和管理效率。

4．最少层次原则 管理层次是组织结构中纵向管理系统所划分的等级数量。最少层次原则是指在保证组织合理有效运转的前提下，应尽量减少管理层次，建立一条最短的指挥链。每个组织都有层次结构，组织中管理层次的多少，应根据组织的任务量与规模大小而定。通常组织越大层次越多，但从最高领导层到基层以 2～4 个层次（级）为宜。如医院的规模大小不同，其管理层次也有区别，综合性教学医院、省级医院、市级医院的护理管理层次一般都是护理部、科护士长、护士长三级管理体制，而县级及县级以下医院是总护士长、护士长二级管理体制。组织结构中管理层次与管理幅度成反比，如果层次过多，不利于上传和下达的沟通效果；另外，层次过多，管理成本也会增加。所以，一般情况下，组织中的层次越少越好，命令路线越短越好。

5．有效管理幅度原则 管理幅度又称管理宽度，是指一个指挥监督者或一个管理人员直接有效地监督、指挥、管辖的下属人数。管理幅度原则强调在设计组织结构时，应考虑到管理人员有效指挥、管辖直接下属人数的适用性。人数过多或过少都会降低管理效率。管理幅度是根据工作的性质、难易程度、类型、特点，下属人员的素质、技术水平、经验，以及管理者的能力、是否愿意授权等而异。一般而言，层次越高，下属的人数应相应减少，以保证有效管理。所以高层管理者与被管理者人数之比为 1∶(4～8)，而在基层机构中则为 1∶(8～15)。最好根据不同的人和环境而确定管理幅度，幅度过小，会导致机构臃肿，人浮于事，造成人力资源的浪费；幅度过大，会造成管理者的工作量过大，导致工作的失控。如一位病房护士长能有效管理 15 个护士，让她管理 25 个护士，就会力不从心。

6．权责对等原则 职权是指管理职位所具有的发布指令并保证指令执行的一种强制权力。职责是指对岗位应承担的责任。权责对等原则是指职权和职责必须保持动态对等。在设计组织结构时，既要规定每个层次和部门人员的职责范围，也要授予他们完成职责所必需的职权，这就是权责对等。权力是完成任务的必要工具，责任、权力、利益三者不可分割，必须是协调、平衡和统一的。责权分离，如有责无权、有权无责、责权不对等或责权利不协调、不统一等，都会使组织不能有效运行，难以完成组织的任务目标。

7．稳定性与适应性相结合原则 组织的内部结构相对稳定，才能保证日常组织工作的正常运转；然而建立起来的组织结构并不是一成不变的，需随着组织内、外环境的变化做出适应性调整，僵化的组织会失去生存能力，必将被淘汰。如随着社会人口学和疾病谱的改变，医院内部的组织结构也随之发生了变化，工作重点从治疗急性传染病转向预防和治疗慢性疾病及心身疾病，癌症的治疗和攻克也变成了医疗工作的中心任务之一，以及近年来开设心理咨询、社区保健、康复治疗等部门就是组织的适应性变化。

三、组织设计的步骤

（一）组织设计的要求

1．精简 是组织设计的基本要求，精简才能保证效率。组织结构既要机构健全，以保证组织功能的充分发挥，又要避免机构重叠，人浮于事。但是，精简要以能完成任务为前提，做到没有多余环节；部门划分粗细适当，每个部门都应有明确的职责和足够的工作量，部门的规模应与其任务相适应。

2．统一指挥的原则 对于保证组织目标的实现和组织绩效的提高具有关键作用。按管理层次建立统一的指挥系统，形成从上到下的指挥链。各级组织和管理人员原则上只接受一个上级的命令和指挥，只对一个上级负责，才有可能最大限度地防止政出多门，遇事相互推诿，才能保证有效地统一和协调各方面的力量和各部门的活动。

3．高效 是组织生存的关键。组织设计时要根据自身的实际，以目标为中心，使各部门、各环节、组织成员组成高效的结构形式。组织成员在实现目标过程中做出贡献，以最小的失误和代价实现目标就是高效。

合理的组织设计应具备的特点包括清晰的职责层次、畅通的沟通渠道、及时准确的信息反馈系统、相对稳定的组织结构、有效协作的部门体系、灵活的环境适应性。

（二）组织设计的过程

组织设计是一个复杂的工作过程，一般有两种情况：一是新组建的组织需要组织结构的设计，二是对原有组织结构进行调整和完善。组织设计的基本过程如下。

1．确定组织目标 明确组织目的或任务，在科学预测和决策的前提下，提出组织的总目标，该目标要以充实、完善的信息情报为基础。

2．确认和划分业务工作 在逐步分解组织目标的基础上，根据工作内容、性质及工作之间的联系，将组织活动组合成具体的管理单位，并确定其业务范围和工作量，进行工作划分。

3．提出组织结构的基本框架 按组织设计要求，设计各个管理层次、部门、岗位及其权责，形成层次化的组织管理系统。

4．确定职责和权限 明确规定各层次、各部门及每一职位的权限、责任。一般用职位说明书或岗位职责等文件形式表达。

5．确定组织的运作方式　包括：①联系方式的设计，即上下管理层、左右管理部门之间的信息交流、控制、协调方式等；②管理规范的设计，即确定各项管理业务的工作程序、工作标准和管理人员应采用的管理方法等，并使之成为管理层次、管理部门和管理人员的行为规范等；③各类运行制度的设计，如各部门中人员配备制度、绩效评价和考核制度、激励制度、人员培训制度等方面的设计。

6．决定人员配备　按职务、岗位及技能要求，选择及配备恰当的管理人员和员工。

7．形成组织结构　根据组织目标及设计要求，对组织设计进行审查、评价及修改，并确定正式组织结构及组织运作程序，颁布实施。

8．调整组织结构　为使组织高效运行，还必须根据组织运行情况及内、外环境的变化，及时对组织结构进行调整，使之不断完善。

第三节　医疗卫生组织

一、我国卫生组织系统

（一）卫生组织结构

我国的卫生组织系统是以行政体制建立为基础，在不同行政地区设置不同层次规模、大小不一的卫生组织，是我国国民经济体系中的一个重要组成部分。每个层次的卫生组织都是按医疗、预防、保健、教育和科研等主要职能配置。医院与其他专业机构如卫生防疫机构、妇幼保健机构等并行，都归属于同级卫生行政部门的领导，肩负着发展全国和地方的公共卫生、医疗卫生、保健卫生事业，实现人人享有卫生保健，提高全民族健康素质的重任。

（二）卫生组织类别

按照性质和职能，我国的卫生组织可分为三类，即卫生行政组织、卫生事业组织和群众性卫生组织。

1．卫生行政组织　是指对卫生事务实施管理的政府组织。从中央到地方，各级人民政府均设有卫生行政机构。中央设有国家卫生健康委员会（简称国家卫健委），各省、自治区、直辖市设卫生健康委员会，行政公署、省辖市设卫生健康委员会，市、县、区设卫生健康局，在乡、镇或城市街道办事处设卫生专职干部，负责所辖地区的卫生工作。

2．卫生事业组织　是指向大众提供卫生服务的专业机构。按工作性质不同，卫生事业组织可以分为：医疗预防机构，卫生防疫机构，妇幼保健机构，有关药品、生物制品、卫生材料的生产、供销及管理、检测机构，医学教育机构和医学研究机构。

3．群众卫生组织　是由专业或非专业人员在行政部门的领导下，按不同任务所设置的机构，可分为由国家机关和人民团体的代表组成的群众性卫生组织、由卫生专业人员组成的学术性团体、由广大群众卫生积极分子组成的基层群众卫生组织三类。

（三）卫生组织功能

1．卫生行政组织　其功能是贯彻执行党和政府的卫生工作方针、政策，领导全国和地方卫生工作，制定医药卫生法规并进行督促检查，提出卫生事业发展的战略目标和规划。各级卫生行政组织的主要任务是调查了解实际情况，总结、推广、交流各地好经验，贯彻党和国家的方针、政策和各项规章制度，按照实际情况落实卫生事业发展规划，并进行监督检查。

2．卫生事业组织

（1）医疗预防机构：是以承担防治疾病为主要任务的业务组织，包括各级综合医院、专科医院、医疗保健院（所）、门诊部、疗养院、康复医院、护理院等。

（2）卫生防疫机构：是以承担预防疾病为主要任务的业务组织，并对危害人群健康的影响因素进行监测、监督，包括各级卫生防疫站，疾病控制中心（所），健康教育所，寄生虫病、地方病、职业病防治机构及国家卫生检疫机构等。

（3）妇幼保健机构：是以保护妇女儿童健康为主要任务的业务组织，包括妇幼保健院（站、所）、妇产医院、儿童医院、计划生育专业机构等。

（4）有关药品、生物制品和卫生材料的生产、供销、管理及检测机构：是承担并保证全国用药任务及用药安全的业务组织。

（5）医学教育机构：是以培养和输送各级、各类卫生人员，并对在职人员进行专业培训为主要任务的业务组织，包括高等医学院校、中等卫生学校及卫生进修学院（校）等。

（6）医学研究机构：是以医药卫生科学研究为主要任务，推动医学科学和人民卫生事业发展进步的机构，包括中国医学科学院、中国预防医学科学院、中国中医研究院等。

3．群众性卫生组织

（1）由国家机关和人民团体的代表组成的团体：是以协调有关方面的力量，推进卫生防病为主要任务的群众性卫生组织，包括爱国卫生运动委员会、血吸虫病或地方病防治委员会。该组织是由各级党政组织负责人参加，组织有关单位、部门支持并共同做好卫生工作。

（2）由卫生专业人员组成的学术性团体：是以组织会员学习，开展学术活动，提高医药卫生技术，交流工作经验，提高学术水平为主要任务的团体，包括中华医学会、中医学会、中华护理学会、中华预防医学会等。

（3）由广大群众卫生积极分子组成的基层群众卫生组织：是以协助各级政府有关部门发动群众开展卫生工作，宣传卫生知识，组织自救互救活动，开展社会服务活动和福利救济工作等为主要活动内容的组织。中国红十字会是这个组织的代表机构，它遍布全国城乡基层单位，是人民群众团体，是国际性组织，对开展外交活动也有着广泛而深远的影响。

二、医院组织系统

（一）医院分类

根据不同划分标准，可将医院划分为不同类型（表 3-1）。

表3-1　医院的不同类型

划分标准	类型
按收治范围	综合医院、专科医院、康复医院、职业病医院
按特定任务	军队医院、企业医院、医学院校附属医院
按地区	城市医院（市、区、街道）、农村医院（县、乡、镇医院）
按所有制	全民所有制医院、集体所有制医院、个体所有制医院、中外合资医院
按运行目标	非营利性医疗机构、营利性医疗机构
按分级管理制度	一级医院（甲、乙、丙等）、二级医院（甲、乙、丙等）、三级医院（特、甲、乙、丙等）

1．综合医院　是设有一定数量的病床，分内、外、妇、儿、眼、耳鼻喉等各专科及药剂、检验、影像等医技部门，设有相应人员、设备的医疗服务机构。综合医院是各类型医院的主体，为各类患者提供诊治和护理。

2．专科医院　是诊治专科疾病的医院，如传染病医院、精神病防治医院、妇产科医院、眼科医院、口腔医院、胸科医院、肿瘤医院等。设置专科医院有利于集中人力、物力，发挥技术设备优势，更好地服务于专科疾病患者。

3．非营利性医院　为社会公众利益而设立和运营的医疗机构，不以营利为目的，其收入用于弥补医疗服务成本，实际运营中的收支结余不能用于投资者的回报，只能用作自身的发展，如改善医疗条件、引进技术、开展新的医疗服务项目等。

4．营利性医院　指医疗服务所得收益可用于投资者经济回报的医疗机构。其医疗服务项目和价格依法由市场进行调节。

5．医院分级管理系统　我国从1989年开始实行医院分级管理制度。根据医院的规模、功能、服务地域范围和隶属关系、技术力量、服务质量及管理水平等综合水平，划分为三级（一、二、三级）、十等（每级分甲、乙、丙等，三级医院增设特等）。

（1）一级医院：是直接向具有一定人口（≤10万）的社区人群提供疾病治疗、预防保健和康复服务的基层医疗卫生机构。一级医院是提供初级卫生保健的主要机构，包括农村乡镇卫生院、城市街道医院、地市级的区医院和某些企事业单位的职工医院等。

（2）二级医院：是向多个社区（半径人口在10万以上）的人群提供连续的疾病治疗、预防保健和康复服务的卫生机构，并能与医疗相结合承担教学科研工作及指导基层卫生机构开展工作，包括一般的市、县医院和直辖市的区级医院等。

（3）三级医院：是指国家高层次的医疗卫生服务机构，是省（自治区、直辖市）或全国的医疗、预防、教学和科研相结合的技术中心，提供全面连续的医护、预防保健、康复服务和高水平的专科服务，能指导一、二级医院业务工作和相互合作，包括省、市级大医院和医学院校的附属医院等。

（二）医院病床编设

医院病床数量的多少，从某种意义上说明医院的规模和收治患者的能力，但不能用来衡量该医院业务的水平高低。根据医院分级管理标准，医院病床编设有以下原则：一级医院病床数不少于20张；二级医院病床数不少于100张；三级医院病床数不少于500张。医院病床编设不能过多或过少，二级综合医院病床编设在100～500张为宜，病床过少影响专科的发展；三级综合医院病床编设在500张以上，不超过1 000张。要保证各专科病床的编设比例，尤其是重点专科和特色专科，有利于医疗、教学和科研工作的开展。

1．影响医院病床编设的因素

（1）各级医院的病床编设与调整：必须服从于当地卫生行政主管部门对医院的业务发展规划和本地区人群医疗服务的需要，经充分论证后向上级卫生行政部门申报审定和调整。

（2）医院承担的任务：根据各医院级别和所承担任务的大小，结合医院的人力、物力、设备及所在地区的医院分布情况进行病床编设。

（3）医院特色及社会需求：医院应根据本院业务特色的专科和社会需求，保证特色专科病房的病床编设；对三级综合医院的重点学科或重点专科，要重视它在医疗、教学、科研工作中的需要，保证病床的编设比例。

（4）病床使用情况及实际效益：保证资源充分利用，合理调整，随机化管理。

2．医院病床编设比例　综合性医院在病床编设分配比例方面，要根据病床编设的要求，一级医院主要以内、外、妇、儿科建设为重点，二、三级医院应考虑专科建设。

（三）医院的组织机构及组织系统

我国医院的组织机构设置已形成稳定的模式，不同级别的医院在组织机构设置上基本相同。随着现代医院的发展，医院组织机构设置尽可能减少管理层次，使沟通渠道畅通，保证高层管理者的宏观高效管理。

1．医院的组织机构　医院的组织机构分为医院行政管理组织机构（图3-5、图3-6）和医院业务组织机构（图3-7、图3-8）两大类。

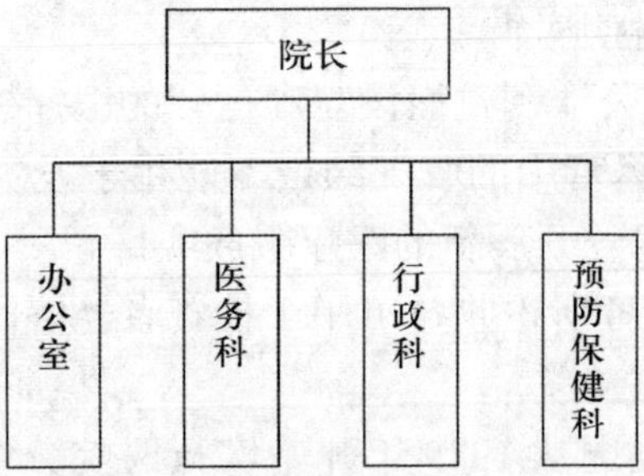

图 3-5　一级医院行政管理组织机构

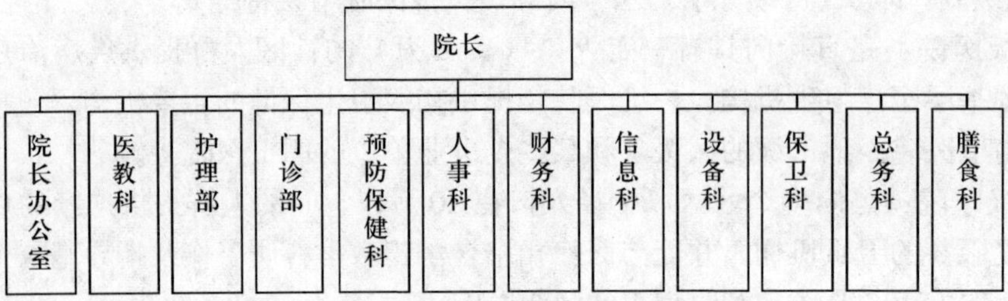

图 3-6　二、三级医院行政管理组织机构

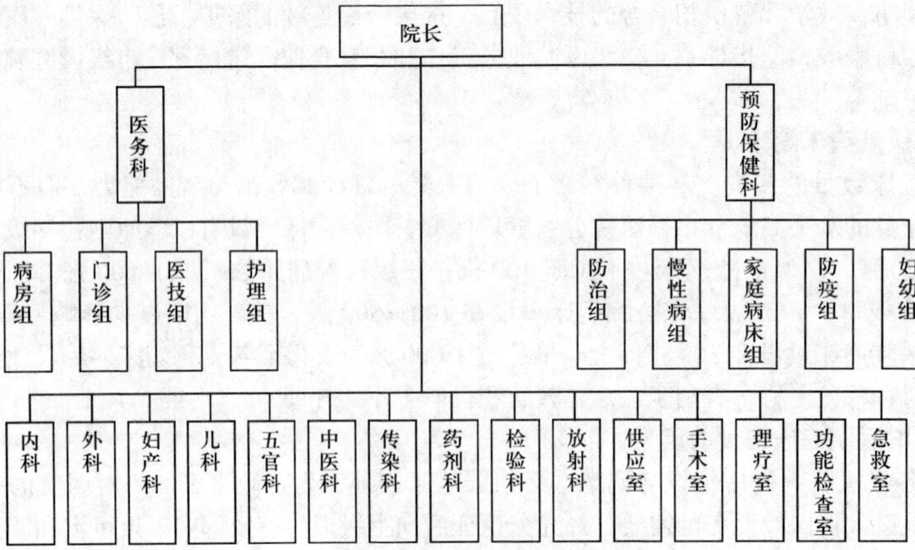

图 3-7　一级医院业务组织机构

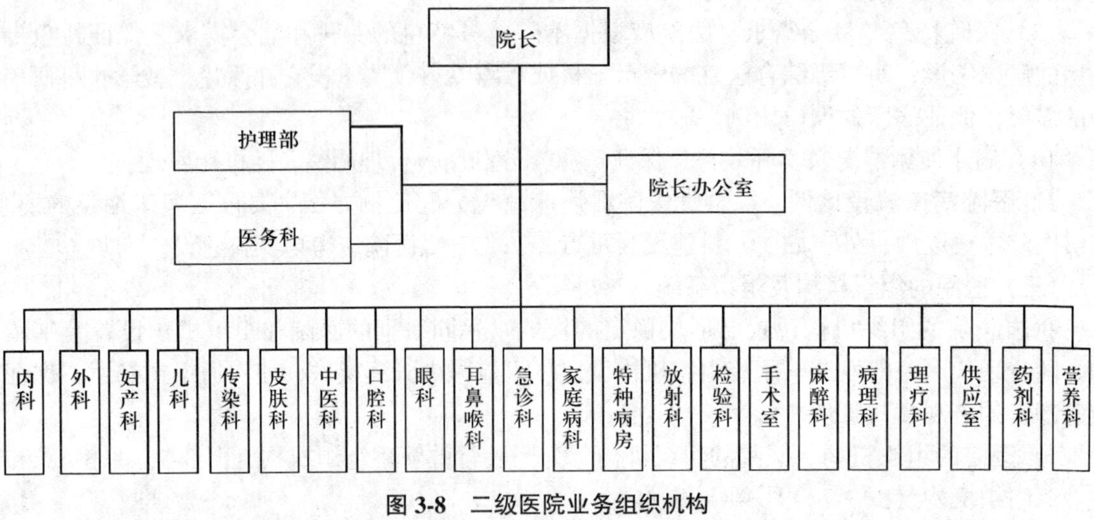

图 3-8　二级医院业务组织机构

2．医院的组织系统 根据医院各组织中的不同职能和作用，医院的组织系统一般分为五类。

（1）党群组织系统：包括党总支书记、党委办公室、工会、共青团、妇委会、宣传、统战、纪检、监察等部门。

（2）行政管理组织系统：包括院长、院长办公室、医务、护理、科教、人事、防保、设备、信息、档案、财务、总务、膳食、门诊等部门。

（3）临床业务组织系统：包括内、外、妇产、儿、眼、耳鼻喉、口腔、皮肤、麻醉、中医、传染等临床业务科室。

（4）护理组织系统：包括病房、门诊、急诊、手术室、供应室及有关医技科室的护理岗位。

（5）医技组织系统：包括药剂、检验、放射、理疗、超声、心脑电图、同位素、中心实验室、营养等部门。

在大型医院的组织系统中，为了进一步做好协调和联系工作，也可增设某些管理系统，如专家委员会、院务会等以专家为主的智囊团组织，为医院领导的决策提供参谋作用，不一定独立设置机构。

（四）医院的功能和特点

医院是对群众或特定人群进行防病治病的场所，备有一定数量的病床设施、医疗设备和医务人员等，运用医学科学理论和技术，通过医务人员的集体协作，对住院或门诊患者实施诊治与护理的医疗服务机构。医院是社会系统中一个有机的组成部分，必须适应社会环境的改变和发展，《全国医院工作条例》指出："医院是治病防病、保障人民健康的社会主义卫生事业单位，必须贯彻党和国家的卫生工作方针政策，遵守政府法令，为社会主义现代化建设服务。"这是我国医院的基本性质。随着我国卫生事业的改革与发展，政府已确定卫生事业是公益福利事业，属于第三产业。为了贯彻我国社会主义卫生工作的方针政策，医院在提供卫生保健服务过程中，必须提高服务质量、工作效率，合理分配卫生资源，充分体现医院的社会效益和经济效益。

1．医院的特殊地位

（1）医院是卫生服务系统的主体：全国近20万个卫生机构中医院占1/3；500多万医务人员中，在医疗机构中工作的人员占73%，这说明卫生系统对医院的资源投入比重极大。

（2）医院是一个复杂劳动的组合系统：根据工作性质，医院内有医疗、护理、药剂、医技、后勤、行政等不同层次的人员，组成了相互关联又有独立任务的复杂系统。医院工作主要是救死扶伤，直接关系患者的生命安危，因此，科学技术水平要求高，工作复杂而细致，责任重大，要承担风险，服务面广，时间性强，随机性和应急性强，同时还需要个人和集体的协作，这样就增加了管理上的难度和复杂性。

（3）医院服务与患者的直接关系：医院是以患者为服务对象，在医院服务过程中，对医院技术、诊疗、护理、服务态度、生活照顾、环境、费用问题等形成规范服务，这些都对医院工作提出了更高的期望和要求。社会上人们往往习惯用医院的服务好坏来评价卫生系统的工作好坏，因此这一特点表明医院管理的重要性及医院在社会上的所属地位。

（4）医院的补偿机制不同于企业：医院的服务对象是人，而企业劳动对象是物，工厂产品与医疗服务价值及其效应完全不能等同。虽然医院是有收入的事业单位，但随着卫生事业的改革和卫生资源的重新分配，国家对医院的补偿比重越来越小，向患者收费成为医院经济来源的主要渠道。目前医院的收费标准，还不能按成本而定，这种特性对医院的发展、规划、控制机制都产生一定的影响。医院作为复杂的独立经济实体的趋势日益明显。

2．医院的基本功能 《全国医院工作条例》指出医院的任务是："以医疗工作为中心，在提高医疗质量的基础上，保证教学和科研任务的完成，并不断提高教学质量和科研水平。同时做好扩大预防、指导基层和计划生育的技术工作。”医院的基本功能具体有以下四大方面。

(1) 医疗：是医院的主要功能和中心任务。医院的医疗工作是以诊治和护理两大业务为主体，并与医院医技部门紧密配合形成一个医疗整体，服务于患者。

(2) 教学：医院是实践教学和在职教育的重要场所。医学教育的特点是任何卫生技术人员经过学校教育后，必须进行临床实践教育和实习。即使是毕业后在职人员也需不断进行继续教育，更新知识和技术训练，以适应医学科学技术发展的需要，更好地服务于患者。医学教育任务的比重，可根据医院的性质决定。

(3) 科学研究：医院是医疗实践的场所，许多临床上的问题是科学研究的课题，通过研究解决了医疗中的难点，又能促进医疗技术的进步和发展及教学内容的更新。

(4) 预防和社区卫生服务：在“人人享有卫生保健”这一全球目标中，各级医院不仅要诊治患者，更要充分发挥预防保健功能。如开展社区医疗和家庭服务，进行健康教育和普及卫生知识，指导基层做好计划生育、健康咨询和疾病普查工作，提倡健康的生活行为和加强自我保健意识，延长寿命和提高生活质量等。医院应向社区提供全面的医疗卫生保健服务。

3．医院工作的特点　医院是以社会人群的健康为主要服务宗旨，以医学技术为基本服务手段，这决定了医院工作的特点。

(1) 以人的健康为中心、医疗为主体：医院要发扬救死扶伤、人道主义精神，强调医疗效果。同时在诊疗过程中，提供患者基本的生理需要、安全需要、尊重需要，这些工作由医疗、护理、医技、后勤等部门相互配合协调，共同完成。

(2) 科学性、技术性强：随着医学模式的转变，医务人员既要有扎实的医学基础知识、熟练的操作技能和丰富的临床经验，更要有团结协作的精神和良好的服务态度，除此之外还需要熟悉人文科学、社会学、心理学等，了解患者的心理、社会等方面有无影响疾病治疗的因素。因此，医院应重视人才的培养和技能提高，充分发挥仪器设备的作用。

(3) 随机性大、规范性强：医院病种繁多复杂，病情千变万化，各科有其特点，需要时临时调配人员；突发事件和频发的自然灾害等会使伤病员骤增，病情复杂多变，抢救任务重。因此，医院工作的随机性很大，必须具有随机应变的能力。医院的医疗行为关系到人的生命安全，因此医院必须有严格的规章制度，明确岗位责任制，在医疗工作程序上、技术操作程序上必须达到规范化，符合质量标准。

(4) 时间性和连续性强：医院在诊治及抢救工作中体现出时间就是生命，必须分秒必争，否则可能错过抢救患者生命的时机。对急危重症患者、术后患者等，应密切观察病情变化，动态了解病情，随时投入抢救、诊疗和护理工作。所以医院的工作是长年日夜不间断的，医院管理要顺应这个特点来安排工作时间。

(5) 社会性、群众性强：医院是一个复杂的开放系统，也是社会系统中最复杂的组织之一。医疗服务无地域与人群界限，医院工作必须满足社会对医疗的基本要求。医院工作的服务范围广泛，它联系着社会、家庭和个人，每个人生、老、病、死都离不开医院，需要医务人员发扬救死扶伤的人道主义精神，按医疗规律办事。医院的工作也受到社会各种条件的制约，因此，做好医院的工作离不开社会的支持，需调动各方面的因素为医疗服务，坚持群众性，以社会效益为主，搞好医院的经营管理。

(6) 脑力劳动和体力劳动相结合的复合型劳动：医院的医务人员需要掌握医学专业知识和操作技能，要靠脑力和体力相结合的劳动来完成医疗工作，它是一项复杂的创造型劳动。要促进医学科学技术进步，调动医院卫生技术人员的积极性、主动性和创造性，管理者要根据医疗服务特点，重视人才培养和技术队伍建设，充分发挥医务人员能动性，保证医疗服务活动的高效率。

(7) 整体性强：医疗过程需要由多专业技术人员共同参与完成，需要医疗、护理、药剂、医技等部门分工协作，医疗与后勤工作也密不可分，因此管理者要注意加强培养医务人员的团队精神，工作中注意提供全过程、多方位的医学服务。

三、护理组织系统

（一）各级卫生行政护理管理组织机构

1．卫生行政部门的护理管理系统　国家卫健委下设医疗与护理处，是主管护理工作的职能机构，负责为全国城乡医疗机构制定有关护理工作的政策、法规、人员编制、规划、管理条例、工作制度、职责和技术质量标准等；配合教育、人事等部门对护理教育、人事等进行管理；并通过国家卫健委医院管理研究所护理中心进行护理质量控制、技术指导、专业骨干培训和国际合作交流。

2．各级护理行政管理机构　各省、自治区、直辖市卫健委下设立的医政医管处及地（市）、自治州政府卫健局下设立的医政医管处，配备了一名有一定临床护理和管理经验的主管护师或主管护师以上技术职称人员，全面负责本地区的护理管理工作，部分县（区）卫健局也配备了专职护理干部。此外，省卫健委均有专人负责护理工作，对于加强护理管理工作发挥了重要的作用。各省、自治区、直辖市及其下属各级卫生行政部门中的护理管理机构与人员的职责任务是：在各级主管护理工作的管理者领导下，根据上级的精神和实际情况，负责制定本地区护理工作的具体方针、政策、法规和技术标准并组织实施；提出发展规划和制订工作计划，并检查执行情况，组织经验交流；负责听取护理工作的汇报，研究解决存在的问题；与中华护理学会的各分会互相配合，共同做好工作。

（二）医院护理管理组织系统

自从 1986 年在全国首届护理工作会议上，卫生部提出《关于加强护理工作领导，理顺管理体制的意见》后，全国各地医院建立健全了护理管理指挥系统，贯彻实施“护理部垂直领导体制”的规定，给医院护理管理学科发展带来了生机。护理部逐渐从医务部中独立出来，成为医院的一个重要职能部门。护理部的职权不断扩大，护理部主任直接进入医院领导层，少数医院设了护理副院长，参与整个医院管理活动，新的管理体制把中国医院管理推向现代化。

1．护理行政管理体制　护理管理组织架构的基本要求：300 张病床以上的医院护理部实行护理部主任、科护士长、护士长三级负责制；300 张病床以下的医院实行总护士长、病室护士长二级负责制；100 张病床以上或 3 个护理单元以上的大科，以及任务繁重的手术室、急诊科、门诊部设科护士长一名，在护理部主任的领导和科主任的业务指导下，全面负责本科的护理管理工作。目前，我国医院护理管理体制主要有以下三种：

(1) 在院长领导下，护理副院长、护理部主任、科护士长、病室护士长，实施垂直管理。

(2) 在医疗副院长领导下，护理部主任、科护士长、病室护士长，实施半垂直管理。

(3) 病床不满 300 张，规模较小的医院，不设护理部主任，只设总护士长。

2．医院护理管理系统　是医院总系统中的一个重要分支，在医院管理机构设置中，护理管理机构不但领导临床科室、手术室、门诊、供应室等护士工作，发挥指挥效能，同时还与后勤和医务管理机构相互配合协调，根据医院规模、任务和功能，设立不同的护理组织机构，随着医学模式的转变和医院功能的扩大，护理组织机构中的所有个体共同承担着完成医院总目标的任务。

3．护理部的地位与作用

(1) 护理部在医院管理中的地位：护理部在院长或主管护理的副院长领导下，负责管理全院的护理工作。它是医院医疗、护理、后勤三大管理系统之一，是医院职能管理部门。护理部与医院行政、医务、教学、医技、科研、后勤等职能部门并列，工作中需要相互配合，共同完成医院各项工作。因此，护理部在医院管理中是保证医院医疗质量和实现医院工作目标的关键。

（2）护理部在医院管理中的作用

1）护理部是医院管理工作的重要组成部分：护理部在院长的授权下，在业务范围内对护理活动中的人、财、物、时间、信息等卫生资源进行合理的组织，为患者创造优美的医疗环境及良好的就医秩序，同时采用科学的管理方法，调动护理人员的积极性。护理管理水平很大程度上影响着医院的管理水平，因此良好的护理管理是搞好整个医院工作的重要环节。

2）护理部在完成医疗护理任务中所起的作用：医院的医疗工作以诊疗、护理两大业务为主体，并与医疗辅助业务密切配合，形成一个以患者为中心的现代医疗卫生服务整体。护理工作既要与医生配合完成诊疗任务，又要完成对患者身心两方面的护理，因此护理部必须制定符合医院工作效率和质量的护理工作标准，使护理服务及管理达到标准化、规范化、程序化、系统化。同时通过建立各种规章制度、操作规程、各项护理质量标准等，使医院护理工作得到各方面的支持和配合，提高护士工作积极性，达到为患者提供最佳服务的目的。

3）护理部在教学、科研、预防保健工作中的作用：医院承担着医学院校不同层次的医疗、药剂、护理、医技等专业学生的临床实习及在职专业人员进修和培训的任务。护理部负责护理专业不同层次学生的临床实习计划、组织、实施和检查考核等工作。有的医院护理部分管教学工作的主任兼护理学教研室主任的工作，这样更有利于护理教学和科研工作的开展。同时，护理部还要站在学科的前沿，及时掌握国内外护理发展的新动态，培养临床带教人员，提高师资水平，不断完善教学管理，并且开展防病保健知识的宣传，以保障人民群众的健康。

4．护理部的管理职能

（1）在分管护理工作副院长领导下，负责全院的护理工作。

（2）组织护理人员贯彻执行国家颁布的有关护理方面的法令、法规、方针和政策。

（3）制订全院护理工作发展规划，包括工作计划、质量标准、工作制度和检查考评护理管理标准等。

（4）按上级主管部门的要求，制定或修订护理技术操作规程和护理文件书写标准，如护理病历，各种记录单，表格，交班报告等。根据医院分级管理标准，达到护理质量评价指标要求，做好护理资料统计工作。

（5）加强对护士长队伍的领导与建设，培养和提高她们的业务水平、管理能力，以及处理疑难问题的能力，并进行临床护理工作及护理服务安全管理。

（6）负责护理人力资源管理，合理调配护理人员，包括对护理人员奖惩、培训、晋升、晋级、考核、调动、任免等。

（7）组织领导对护理实习生、进修生的管理及全院各级护理人员的业务活动安排。建立护理人员技术档案，指定专人负责记录、登记与保管。

（8）组织全院护理人员参加护理科研和技术革新，开展新业务和护理科研成果转化工作，不断提高护理质量，并建立健全的护理信息系统，便于掌握各种护理信息。

（9）关心护理人员的思想与生活，积极与有关部门联系，协商帮助解决护理人员的困难。

本章小结

1．组织是指按照一定目的程序和规则组成的一种多层次、多岗位及具有相应人员隶属关系的权责角色结构，它是职、责、权、利四位一体的机构。组织包含了三种含义：①组织有共同的目标；②组织有不同层次的分工协作；③组织有相应的权利和责任。

2. 组织设计是指管理者将组织内各要素进行合理组合，是有效管理的必备手段之一，在组织设计过程中要重点掌握其原则，包括：①目标明确原则；②统一指挥与分权管理相结合原则；③分工与协作原则；④最少层次原则；⑤有效管理幅度原则；⑥权责对等原则；⑦稳定性与适应性相结合原则。

自测题

一、单选题（在每小题列出的备选项中，选出最佳的答案）

1. 直线职能参谋型组织结构的优点是（　　）
A. 组织适应性好
B. 组织反应灵敏
C. 满足统一指挥和严格责任制要求
D. 直线领导和职能部门职权明确
E. 联系便捷，管理成本低

2. 执行某方面管理职能并以集体活动为主要特征的组织形式是（　　）
A. 直线型组织结构　　B. 职能型组织结构
C. 直线职能参谋型组织结构　　D. 分部制组织结构
E. 委员会

3. 实行“集中政策，分散经营”集中领导下的分权管理的是（　　）
A. 直线型组织结构　　B. 职能型组织结构
C. 直线职能参谋型组织结构　　D. 分部制组织结构
E. 委员会

4. 最简单的组织结构类型，组织内部不设参谋部门的是（　　）
A. 直线型组织结构　　B. 职能型组织结构
C. 直线职能参谋型组织结构　　D. 分部制组织结构
E. 委员会

5. 根据管理的最少层次原则，一般情况下从高层领导到基层领导较为合理的组织层次是（　　）
A. 1～2 个层次　　B. 2～4 个层次
C. 4～6 个层次　　D. 6～8 个层次
E. 8～9 个层次

6. “组织中的主管人员直接管辖的下属人数应是适当的，才能保证组织的正常运转”所描述的组织设计原则是（　　）
A. 责权一致原则　　B. 分工协助原则
C. 有效管理幅度原则　　D. 最少层次原则
E. 目的统一性原则

7. “组织文化区别于组织其他内容的根本点”描述的是组织文化的（　　）
A. 文化性　　B. 实践性　　C. 自觉性　　D. 整合性　　E. 综合性

二、思考题

1．某地区发生地震，医院的骨科患者急剧增加，护理部从医院的其他科室抽出 8 名骨干护士临时到骨科，由骨科护士长统一安排工作。请结合案例论述组织工作动态性特点。

2．研究生毕业的护士小刘是医院护理部的干事，主要承担临床医院的护生带教工作。为了提高医院临床护士的带教水平，刘护士决定在有带教任务的各疗区选拔符合带教条件的护士承担专职带教工作，并对带教护士进行每月 1 次，每次 1～2 天的集中学习和培训。这种做法受到一些护士长的批评，为此疗区护士之间出现了一些矛盾。请你根据组织设计的原则分析案例，提出存在的问题，并给予妥善的解决。

（张崇芳　黄　萍　孙洪梅）

第四章　护理人力资源管理

学习目标

识记：

1. 陈述人力资源管理的基本概念、职能和内容。
2. 陈述人力资源规划的概念和岗位分析的内容及方法。
3. 说出职业生涯的概念、分期及影响因素。
4. 说出护理绩效的概念、护理绩效管理的意义，提升护理绩效管理的策略与方法。

理解：

1. 说明护理人员编配的原则、影响因素及方法。
2. 区分不同的护理分工方式。
3. 解释护理人员排班的类型、原则、影响因素和方法。
4. 解释职业生涯管理的概念、内容及意义，以及护理人员职业生涯管理的内涵及任务。

应用：

1. 结合实际工作，区分内部获取和外部征聘两种招聘形式，学会甄选护理人员。
2. 运用护理人员培训的基本原则、基本程序、内容和常用方法，学会合理安排护理人员培训。

案例 4－1

娜娜是90后独生女，护理本科毕业后顺利就职某三甲医院。作为一名新护士，娜娜对工作充满着热情和憧憬，但工作中屡屡失误：护理病历书写不规范，医嘱处理不全面，技术操作力不从心，总觉得同事在背后议论她、排挤她，护士长不相信她……娜娜渐渐失去了工作信心。眼见着一年的轮转期过去了，娜娜心里充满了困惑。

问题：

1. 娜娜工作中屡屡失误的原因是什么？如果你在工作之初，希望医院管理者为你做些什么？你怎样避免工作中的失误？
2. 如果你是娜娜，应该如何规划自己的护理职业生涯？

20世纪60年代以来，随着由人事管理向人力资源管理的过渡，人力资源管理已逐渐成为现代组织管理的核心内容。如何运用人力资源管理的新理念进行人力资源的规划、开发，以及如何利用护理人力资源，充分调动和发挥护理人员的积极作用，促进护理服务质量的提高和护理专业的发展，提升整个医疗护理服务水平，是护理管理者必须面临的挑战。

人力资源管理是护理管理的重要组成部分，包括对护理人员的选聘、使用、考评、培训和人力资源开发管理，直接关系到护理服务的正常进行和工作质量的提高，因而重视并加强护理队伍的选人、用人、育人工作，充分发挥护理群体的作用，是护理管理者的主要职责，也是护理事业发展的需要。

第一节　护理人力资源管理概述

随着知识经济的出现，物质资本的地位相对下降，人力资本的地位相对上升，管理者将人当作组织中最具活力和生机的特殊资源进行科学开发和管理，成为当代管理思想的重要组成部分。人力资源的开发与管理被确立为管理的核心。21 世纪医疗护理人力专业技能的高度分工，使得专业能力越来越成为卫生组织竞争力和创造更大价值的有力保证。对人力资源进行有效开发、合理配置、充分利用和科学管理，才能将护理人力资本最大化地转化为服务成果，创造更大的社会价值和经济价值，同时还能降低服务成本、提高服务质量、增强竞争力。

一、护理人力资源管理概念、基本特点

（一）护理人力资源管理概念

1．人力资源（human resource） 也称人类资源或劳动力资源、劳动资源，是指一定范围内所具备的劳动能力的总和，或指能够推动整个经济和社会发展的依附于劳动者的各种能力和素质的总和，包括知识、技能、经验、品性与态度等身心素质。人力资源是生产活动中最活跃、最积极的因素，是第一要素，是一切资源中最关键的资源。

2．护理人力资源（nursing human resource） 是指经执业资格注册取得护士执业证书，依据《护士条例》规定从事护理活动的护士，以及未取得护士执业证书，但是经过岗位培训，考核合格，协助注册护士承担患者生活护理等职责的护理工作人员。

3．人力资源管理（human resource management） 也称人员管理或人员配备，是指能有效开发组织成员的工作潜能，并对其进行合理配置、充分利用和科学管理，以充分发挥人力作用，更好地完成组织各项任务的管理活动。

4．护理人力资源管理（nursing human resource management） 是应用现代管理学的基本理论和技术，对护理组织的人才需求进行科学的规划、选配、使用、培训、考核和开发的管理过程，是护理管理者为护理组织进行选人、用人、育人与留人等一系列的计划、政策和管理活动，使护理人力发挥最大的效用。护理人力资源管理包括两个层面的含义：一方面，是对人力资源外在要素的管理，也是对人力资源的量的管理，是指运用科学的方法对与物力结合的人力进行合理培训、组织和调配，人力和物力保持最佳的比例，发挥最佳效应；另一方面，是对人力资源内在要素的管理，也称为质的管理，是对人的思想、心理和行为进行引导、控制和协调，发挥人的主动性、创造性与可发展性，提升动机与士气。这两方面管理协调统一，才能进行合理的人力管理，激发人的潜能和高效能，发挥最大的使用价值；有效的管理措施可充分调动护理人员的主动性、积极性和创造性，培养全面的胜任岗位、有发展空间的“职业人”，而这也是护理人力资源管理的重要性所在。

（二）护理人力资源管理的基本特点

护理人力资源是所有护理资源中最重要的资源，它具有以下特点。

1．复杂性 护理人力资源的管理包括护理人员的培养、分配、考核、晋升、继续教育、职业发展和奖惩等，是个复杂的过程。其中任何一个环节出现问题都会影响护理人力资源的开发、使用，而且这些环节仅仅依靠护理部门是不能解决的，需要全院乃至全社会的重视和支持。

2．长效性 护理人力资源是护理资源中最珍贵的，需要很长时间的培养。医学教育事业是影响久远的事业，要满足日益提高和不断变化的护理需求市场，必须以长远的、发展的态度

来谋划和培养护理人力资源。

3．动态性　护理人力资源中的专业技术和实践活动是始终变化发展的，这就要求管理者要用发展的、动态的理念对护理人力资源进行有计划的组合、调控、使用及管理。

4．情感性　护理人力的投入和产出不像其他资源那样容易计算，护理人力资源中的每一个成员都蕴藏着极大的潜力；护理人力资源合理的分配也不像其他资源那样容易实现。激励护理人力资源开发的因素众多而复杂，不同类型的护理人力，其激励因素不尽相同。其中最有效的莫过于对情感的激发，必须采取多种措施，最大限度地发挥每个成员和每个群体的积极性和创造性，以最小的投入获得最大的效益。

二、护理人力资源管理的目标、内容

人力资源管理是将组织的员工作为一种资源，并有效利用人力资源实现组织目标的过程。人力资源管理是组织的基本管理职能之一，其主要内容是通过人员的获取、保持、评价、发展和调整等一系列管理活动来保持一个高素质的员工队伍；同时，通过高素质的员工来提高组织劳动生产效率、工作质量和经济效益，以实现组织目标。护理人力资源管理是应用现代管理学的基本理论和技术，对护理组织的人才需求进行科学的规划、选配、使用、培训、考核和开发的管理过程。通过护理人力资源管理实现人事相宜，人尽其才，提高护理工作效率，保证护理工作质量，完成护理组织目标的目的。

（一）护理人力资源管理的目标

护理人力资源管理的最主要目标是根据医院的结构、目标、护理模式，给予每个护理单元、每个班次提供足够的、高质量的护理人员。让组织中每个护理人员的优势、潜能得以充分发挥并取得最佳的护理绩效，最大限度地提高组织效率。具体如下：

（1）根据护理人员的能力将其安置于适宜其优势、潜能充分发挥的岗位，并有效地利用其特长使医院护理服务能力更显成效。

（2）通过对护理人员个体行为的规范统一，运用科学方法解决护理人事问题，为医院培养训练有素的护理人力资源，造就结构合理、和谐的护理团队，促使组织目标的实现。

（3）营造良好的工作氛围，提供护理人员职业发展空间，满足护理人员的多层次需求，提高护理人员对工作的满意度，让每个护理人员在组织中均能得到个人职业生涯的最大发展。

（4）不断完善组织管理模式，以适应社会、经济发展和内外环境的变化，提高护理人力资源管理效率。

护理人力资源管理的目标，概括起来，是要达到人员与岗位的匹配、人员与人员的科学匹配、人员奉献与工作报酬的匹配。

（二）护理人力资源管理的内容

人力资源管理是一个选人、育人、用人、留人、激励人、发展人的过程，其主要内容包括工作分析、人力资源战略规划、招聘与选拔、职业生涯管理、培训与开发、绩效管理、薪酬管理、劳动关系管理及社会保障等一系列活动。任何一个环节管理不当，都会影响人力资源系统整体功能的发挥，从而影响组织战略的实现，并最终影响组织的绩效。

护理人力资源管理也包括选人、用人、留人和育人四个方面，主要有以下内容。

1．选人　护理管理者在护理人力甄选中应积极主动，配合人力资源管理部门对护理组织内部的护理人力现状进行分析，根据现状制订护理人力需求规划，同时按需设置人力招聘的基本条件和任用标准等，采取适当且精准的测量工具和信效度高的考核方式，采用多元的选才方法，如笔试、面试、心理测验、临床技能测验、体能测验等，进行专业能力与资格的检测，慎选组织需要的“对的人才”。

2．用人 用人包含护理人力资源管理使用的量和质两个层面，护理管理者应结合卫生组织或机构的发展愿景、使命、目标或计划等，设计护理人才的培育计划，将组织计划转化为人力资源管理的发展规划，明确指定培育人力量与质的目标，并且应结合计划与目标要求，进行工作设计，界定工作分工和各级各岗位的职责、资质等，进行“人岗匹配”；同时，还应结合个人需求和组织成长目标，进行岗位工作评价，强化各层级工作考评，持续激发护士自我潜能，加强跨专业合作与资源的整合，以达到人尽其才，使组织实现“对的方法”的管理。

3．育人 护理专业是以人为主导的服务业，护理人员需要不断地学习、积累经验和授受专业教育与培养等，才能强化专业能力，提升自我竞争能力。新护士岗前培训、入职后的持续岗位培训和结合职业生涯发展的培养等，都可以促进专业人才核心能力的不断提升，实现护理服务产出的最大化。

4．留人 为组织留住优秀人员是护理人力资源管理的重要内容。护士职业生涯的发展与管理需要按照护士个人需求采取不同的激励措施，为护士提供个人发展空间，充分发挥护士自我主观能动性，使护士职业潜能的发挥最大化，个人职业满意度和对组织承诺增强。同时，组织内应建立合理的护士薪酬与绩效管理制度和机制，以及制定护士职业安全与健康维护等政策与措施，这也是留住人才的重要举措。

第二节 护理人力资源规划

对组织现在及未来各种人力资源的需求进行科学预测和规划，可以保证组织在需要的时间和需要的岗位上及时得到相应人才，并使组织成员感受到自身的价值所在，进而实现组织的战略目标。由于历史原因及近些年卫生政策变化，我国护理人力资源长期处于紧张的状况，对护理人力资源进行科学预测与规划就显得更为重要。

一、护理人力资源规划概述

（一）护理人力资源规划的概念

护理人力资源规划是在整个卫生人力资源规划的框架下，依据卫生事业发展总目标，确定护理专业发展战略，由人力资源管理职能部门与护理管理部门共同预测各类护理人员的需求和供给，并为满足和达到这些需求所进行的一系列工作。护理人力资源在供给方面受护理人员年龄结构、流动情况、培训状况、主观能动性等因素的影响，在需求方面受护理专业发展趋势、护理服务目标、护理服务模式、医院发展规划等因素的影响。护理人力资源规划包括三层含义：

（1）护理组织处于不断变化的环境中，需要针对变化的环境而变化，所以应该对护理人力资源进行科学的预测和分析，以保证组织在任何时候都能获得必要的人力资源。

（2）护理组织应制订出指导和调节护理人力资源发展的计划，能够在护理专业发展中有效地实现人力在数量和质量、长期和短期上的需求与供给的平衡。

（3）在实现组织目标的同时，应满足护士的个人利益。

（二）护理人力资源规划的意义

（1）有助于满足护士的发展需要，调动护士的工作积极性。护理人力资源规划不仅是面向医院的计划，也是面向护士个人的计划。许多医院面临大量护士离职的问题，表面上看是医院给护士提供待遇的问题，但是实际上提示了医院人力资源规划的不足。营造医院与护士共同成长的组织文化，让护士参与医院的宏伟规划，实现与医院共同的发展，对未来充满信心和希望，是护理人力资源规划很重要的作用。

(2) 有助于合理利用护理人力资源，提高人员利用率，提高劳动效率。护理人力资源规划可以调整护理人力配置不平衡的状况，通过对现有的护理人力资源结构进行分析，找出影响人力有效运用的主要矛盾，通过人力资源的合理化使用，控制人力成本，提高医院的经济效益。

(3) 对医院整体目标和战略目标的实现起推动作用。护理人力资源规划是对护理人力资源利用和开发的一种总体设计，以医院发展战略和经营计划为前提，做好护理人力资源规划有利于医院总体战略的制定，对实现战略目标起着推动作用。

(4) 对人力资源管理的其他职能具有指导意义。护理人力资源规划目标的实现，需要以人力资源管理的其他职能作为基础，同时也为这些职能提供了信息和依据，使人力资源管理活动能与医院发展更紧密地结合。

(三) 护理人力资源规划内容

护理人力资源规划是通过护理人力资源现状分析、人力资源规划预测、制订规划方案并实施，以及对规划进行评估和反馈这几个阶段来实施以下内容。

1. 人力资源总体规划　指针对计划期内人力资源规划结果的总体描述，如预测的需求和供给、需求和供给的比较结果、医院供需平衡的指导原则和政策等，最重要的是需求与供给的比较结果。

2. 人力资源业务规划　总体规划的目标和策略确定后，需要确定详细的工作计划和行动方案。例如，一份完整的护理人力资源规划方案应包含以下内容：护理人员配置计划、提升计划、培训计划、员工关系计划、薪酬激励计划及退休、返聘、解聘计划等。

二、护理人力资源规划的执行

护理人力资源规划的制订是组织获取和培养合格人才的基础，尤其是在竞争日益激烈的今天，能否吸引及留用优秀的人才已成为组织生存和发展的关键。同时，伴随护理人员自身发展的需求，在考虑经济待遇的同时，个人素质的提高和自身竞争力的增强也被放在重要位置。护理人力资源规划的执行通过对护理人员的选聘、培训和考核等，把组织发展目标和护理人员的个人发展目标有机结合起来，实现个人与组织发展的“双赢”。

(一) 护理人员招聘与甄选

护理人员的招聘与甄选是用人单位吸引人才、选用人才的管理活动，是充实和完善组织人力资源的必要途径。

1. 招聘　招聘就是用人单位寻找合格员工的可能来源，并吸引他们到本组织应聘空缺职位的过程。目的是为了吸引单位需要的人员，而不是在应聘者中挑选合格的人员，后者是甄选的工作内容。招聘的形式包括内部获取和外部征聘两种形式。

2. 甄选　甄选是在招聘过程中，用人单位在招募工作完成后，根据本单位的用人标准，采用一系列的手段与方法，对应聘人员进行审查、比较和选择的过程，是关系到护理人员招聘质量的关键环节。一般包括如下方法：简历甄选法、申请表甄选法、面试法、笔试法、能力测试法、心理测试法、健康体检、岗位试工等。目前常用的有面试、能力测试、健康体检和岗位试工。无论使用何种招聘方法，目的都是选择适合招聘单位的有效护理人才。

(1) 面试法：面试是指招聘者通过事先精心设计，以面对面的交流和观察作为主要手段，在招聘过程中了解应聘人员的素质及相关信息的一种测试方法。面试给招聘者和应聘者提供了双向交流的机会，能使他们相互了解。面试内容包括仪态仪表、专业知识、求职动机、综合分析、反应及应变能力、工作实践经验、口头表达能力与沟通能力、自我控制能力与情绪稳定性、工作态度、业余爱好与特长等。除上述内容外，招聘者通过与应聘者的深入交谈和细致的观察，还可以了解应聘者的价值观、上进心等信息。面试中多采取个别面试、小组面试和成组面试等形式。护理人员的面试问题大致包括以下几个方面。①背景性问题：主要了解应聘者的基本情况，如家庭情况、教育经历、工作经历等，该问题的特点是能使应聘者放松，自然地进入面试情境中；②意愿性问题：可用于考察应聘者的价值观、工作态度和求职动机等情况，该类问题的特点是需要应聘者慎重思考，并且明确地表达；③专业知识性问题：主要是用于考察应聘者对护理专业知识掌握的广度和深度，可以就各专科护理理论知识、操作规程等相关内容进行提问，该类问题的特点是需要应聘者准确无误、流畅地回答；④行为性问题：通过让应聘者讲述其在过去的学习或工作中所遇到的事件，从应聘者对事件的处理情况来获取有关其能力的相关信息，该类问题的特点是需要应聘者在讲述时简明扼要，重点突出；⑤情境性问题：主要是通过假设一定的工作情景，要求应聘者进入特定的角色并给予处理意见，通过这种问题可以综合考察应聘者的逻辑思维能力、应急能力、组织协调能力等，回答该类问题对应聘者而言是一个较大的挑战；⑥智能性问题：该类问题主要是考察应聘者的逻辑分析能力、机智灵活性等，通常是一些比较复杂的问题，没有特定设置好的答案，需要应聘者认真思考才能回答。

(2) 能力测试：能力是指顺利完成某一活动所必须具备的主观条件，是直接影响活动效率，并使活动顺利完成的个性心理特征。能力可分为一般能力和特殊能力。一般能力是指观察、记忆、思维、想象等能力，通常也叫智力，是完成任何活动不可缺少的，是能力中最主要的部分。特殊能力是指人们从事特殊职业或专业需要的能力。护理人员招聘中的职业能力测试是根据所招聘护理岗位，对应聘者进行的能力测试。护理人员应具备的基本职业能力包括依法执业资格、扎实的护理专业知识、熟练的护理操作技能、熟练使用各种常用的救护设备、良好的心理素质、强烈的责任心与爱心、较强的沟通协调能力、健康的身心、掌握与卫生行业有关的法律知识等。医院护理人员招聘中常用的职业能力测试方法包括笔试、面试和护理技术操作考核。

(3) 健康体检：健康体检是医院招聘护理人员过程中的一个重要环节，其结果直接影响招聘最终的录用结果。

(4) 岗位试工：岗位试工是经招聘单位和应聘者沟通协商认可，约定在一定的时段内对应聘者在临床工作实践中的职业能力做进一步的考察。岗位试工是招聘的最后环节，也是最重要的环节。《中华人民共和国劳动合同法》对岗位试工的期限、岗位试工期间的工资待遇和岗位试工期间的法律责任等均做出了明确规定。

3. 解聘 指因组织内存在超员或现有人员违反岗位要求而减少组织成员的管理活动。当组织需要紧缩护理规模或对技能构成重组时，解聘必然成为人员管理的重要内容。可采取的减员解聘方案有：①下岗，即永久性、非自愿地终止合同；②临时解聘，即临时性、非自愿地终止合同，时间可长可短；③自然减员，指辞职、退休等情况；④调换岗位，指横向或向下调换员工岗位；⑤提前退休，即激励年龄大、资历深的员工在正常退休期限前退离岗位。

（二）护理人力的配置与使用

1. 护理人力配置 护理人力配置（nursing staffing）是指通过一系列的人力资源管理手段，把符合护理专业发展需要的各类人才合理、及时地安排到所需要的岗位上，实现护理人力资源与其他资源相结合，形成现实的经济运动过程。护理人力资源配置包括人员的合理配置和人员的科学组合两项活动。

(1) 护理人员编配的原则

1）目标实现原则：人员编配的目的就是为了实现组织目标，组织中所配置护理人员的数量、质量、整体结构（年龄、学历、职称）等方面，应满足护理服务对象的需求，有利于护理目标的实现。各护理服务机构应综合考虑自身的性质、规模、任务、仪器设备、建筑布局等情况，进行人员编配。

2）能级对应原则：护理人员在知识及能力等方面存在差异，同时组织中各护理工作岗位难易程度不同，责任大小不一，所需任职条件也存在差别，需将人力资源和工作岗位需求科学合理地进行配置，达到“人岗匹配”的效果。

3）合理比例原则：护理人员编配中人员整体结构比例应合理，将不同个体有机组合，达到互补增值、稳定发展的效果。护理组织中管理与专业技术人员，高、中、初各级专业技术人员，老、中、青不同资历人员，护士与护理员，临床护理与教学、科研人员，不同学历人员的比例均应合理设置，使护理人员的整体专业、智能、素质等形成合理的结构。

4）经济效能原则：人员配置要考虑护理人员用工投入和护理服务产出的平衡，投入包括护理人力成本、配合使用的物力成本等，产出包括护理服务质量、效益和效率等，合理的人员编制，优化组合，才能较大限度地发挥护理人力资源的效能。

5）动态发展原则：医疗及护理专业的发展，服务需求的提高，医疗政策的改革，医院在体制、制度、机构等方面也不断变革，客观上对人员编配的动态管理提出了要求；主观上随着护理人员自身职业生涯的发展，人员的不断流动，也需要动态调整。护理管理者应科学分析、动态地调整人力资源，满足护理人力供需的动态平衡。

（2）护理人力编配的影响因素

1）任务轻重：工作数量和质量要求是影响护理人员编配的主要因素，工作量大、质量要求高、任务重，则需员工数量多、质量高。工作数量主要与开放病床数，床位使用率及周转率，门、急诊患者人次，手术开展率等因素有关；质量要求主要与患者的护理级别、护理工作模式等因素有关。此外，护理业务范围的广度和技术要求难度对护理人员数量、质量也有较高要求。

2）人员素质：除了工作的数量和质量要求之外，人员素质也直接影响护理人员的编配。护理人员的素质体现在其身体、心理、知识及技能等各个方面。素质高、能力强，可以充分发挥人员的功能，省时节力，工作效率高，编制可以少而精；反之人力需求则增加。

3）工作环境：影响人员编配的环境包括硬环境和软环境。前者是指建筑、设备、后勤保障等条件，建筑集中及仪器设备机械化、自动化、现代化程度高，且后勤供应及时可节省人力，提高工作效率；后者是指护理服务所处的社会人文环境，包括工作单位的组织文化、管理者的管理能力、服务对象的素质、社会价值取向、经济科技进步等方面，良性的软环境可激发护理人员的工作积极性、主动性，取得良好的工作效果。

此外，政策规定、自然条件等也影响人员的编配，如各个地区疾病的发病率不尽相同，不同地区人们的风俗习惯等均对人员编制有一定影响。总之，合理编配护理人员应综合考虑各方面的因素。

（3）医院护理人力配置的方法：国外护理人力资源配置中基本上使用了两种人力配置的思路。①以美、英等国家为代表，从护理需求角度出发，根据实际护理工作量、工作难易程度和护理工作负荷等来配置护理人员的方法；②以日本为代表，从护理供给角度出发，根据床位数量和使用率，依据相对的护理工作量配置护理人力的方法。美、英等国家按需配置的方法注重效率和效果，配置思路更符合护理服务需求的实际，但由于其必须建立在一系列严格的测算基础上，且需要随临床情况变化，随时做出调整，对数据和测算技术等要求很高，护理管理成本和护理人力成本投入均比较大。日本是按照预设的护理服务供给配置护理人力的方法，比较注重医疗护理服务的公平和平等原则，测算方法相对简单，特别是日本的护理人力配置标准用明确的法律条文予以规定，并且与医疗收费标准有机结合，为其贯彻和执行提供了有力的保证，虽然此种方法的测算和人力配置成本相对较低，但是由于很难保证根据护理工作量的动态变化来及时调整人力，在实际使用中仍然存在人力配置与服务需要之间的偏差。

我国护理人力配置包括比例配置法、工时测定法和患者分类法。比例配置法沿用至今，是我国医疗机构宏观护理人力配置的最主要方法。工时测定法随着近些年优质护理服务开展，在岗位管理、护理分层次使用等人力资源使用策略中，越来越受到护理管理者的青睐和重视，特别在医院内部各部门和科室的护理人力配置中得到越来越广泛的使用。

1）比例配置法：是指按照医院规模、床位数和护理人员数量的比例确定护理人力配置的方法。我国国家卫生行政部门颁布的《医疗机构专业技术人员岗位结构比例原则》《综合医院分级管理标准（试行）草案》等文件分别规定了医院床护比例、医护比例，以及护理管理人员设置要求等。

目前，国内的大多数医院仍然在采用1978年卫生部颁布的《关于县及县以上综合性医院组织编制原则（试行）草案》进行配置。医院500张床位以上，床护比1∶（0.58～0.61）；300～500张床位，床护比1∶（0.50～0.52）；300张床位以下，床护比1∶（0.40～0.46）；临床平均床护比为1∶0.4。该计算方法没有考虑到医院或科室之间床位使用率、工作量大小及患者病情严重程度的不同，已不再适应医院护理人员需求的新局面。

2）工时测定法：以医院各科室护理工作岗位的实际工作量、护士工作效率、工作班次、出勤率为依据，在准确测量完成护理工作全过程每一个环节和流程所消耗的时间的基础上运用公式计算，合理配置护理人力资源的方法。这种方法与床位的多少及床位的使用率有关，适用于住院部护理人员的定编。常用的工时测定法以实际工作量测算为基础，以完成工作任务所需耗费的工时来计算编配人数和设置比例。

工时是完成某项工作任务全过程的每一环节必须进行的程序和动作所耗费时间。护理工时包括直接护理时间和间接护理时间：直接护理时间是护士每日直接为患者提供服务的护理活动，如晨间护理、输液、输血等活动的时间；间接护理时间是护士为直接护理服务所准备的项目，以及沟通协调工作（包括会议、交接班、书写记录）所需要的护理活动，如参加医生查房、处理医嘱、交接班、书写记录、查阅病史等活动的时间。

工时测定时，应先列出直接护理和间接护理项目，并分别测定每项直接和间接护理项目的平均时间，同时统计每位患者每天进行各项直接护理和间接护理项目的频次，将每项直接和间接护理项目的平均时间分别乘以其各项直接护理和间接护理项目的频次，得到所需直接护理时间和间接护理时间，将全病房患者的所有直接和间接护理时间相加所得为全病房的实际护理工作量，即全病房患者护理工时数。

护理人力的计算公式：

护士人数＝［（病房床位数 × 床位使用率 × 平均护理工时数）×（1+ 机动系数）］/ 每名护士每天工作时间

平均护理时数＝全病房患者护理时数总和 / 该病房患者总数

床位使用率＝占用床位数 / 开放床位数

每名护士平均每日工作时间应去除每周公休时间。

工时测定可以在本医院直接进行，也可利用国家规定的标准工时表或其他单位已测定的平均工时表间接推算劳动量。我国使用较多的是1980年根据《医院护理管理》（梅祖懿、林菊英主编）的分级护理对护理所需时数进行的测定，测得各级护理患者每日所需直接护理时数分别为一级护理4.5 h、二级护理2.5 h、三级护理0.5 h；间接护理40张床日均护理时数为13.3 h，平均每一位患者可得20 min的间接护理时间。

护理人力的计算公式：

护士人数＝［（$4.5\times n_1+2.5\times n_2+0.5\times n_3+13.3$）×（1+ 机动系数）］/ 每名护士每天工作时间

其中，n_1 为一级患者人数；n_2 为二级患者人数；n_3 为三级患者人数。

例：某病房患者总数为40人，其中一级护理6人，二级护理16人，三级护理18人。各级护理患者每日所需护理时数分别为：一级护理4.5 h、二级护理2.5 h、三级护理0.5 h；间接护理40张床日均护理时数为13.3 h。机动编制数占20%。该病房所需护理人员数量为多少？

$$应编护士数 = [(4.5\times6+2.5\times16+0.5\times18+13.3)\times(1+20\%)]/8$$
$$=(89.3\times120\%)/8$$
$$=13.395（人）$$

即该病房所需护理人员为 13 人。

3）患者分类法：20 世纪 60 年代以来，为科学量化患者所需护理等级、确定护理工作量，准确预测护理人力需求，有效地规划护理人力资源，合理分配工作，进行精确预算等管理活动，国际上发展出各种不同的“患者分类系统”（patient classification system，PCS），即根据患者在特定时间内所需护理活动的量为标准对患者予以分类。患者分类法可分为原型分类法和因素分类法两类。前者是依据患者病情轻重进行分类的方法，如我国按分级护理标准将患者分为一、二、三级及特级四类，此分类方法简便易行，比较省时，但在评定级别的信度上较难一致；后者是将与护理有关的因素分为“患者情况”“基本护理”“治疗需求”三个范围，在每一个范围中又包含若干反映患者需要的护理活动项目。患者分类量表通常被用作对患者进行分类的工具，如美国的医院行政管理委员会量表、社区系统基金会量表、罗斯麦迪可斯量表等。有些量表已被开发成计算机软件，更方便实际应用，如罗斯麦迪可斯量表——患者分类系统。适合我国国情的患者分类系统有待制定开发，以使人力资源管理更为科学化。

2．护理人力的使用

（1）医院护理工作模式：护理工作模式是为了满足患者的护理要求，提高护理工作效率和工作质量，根据护理人员的数量和工作能力，设计出各种结构的工作分配方式。随着医学模式的转变，护理经历了从以疾病为中心，到以人的健康为中心的转变。护理工作模式也随之经历了同样的变化，即由功能制护理、小组制护理、责任制护理到整体护理的过程。20 世纪 50 年代以前，日本、美国等发达国家采用的都是功能制护理工作模式。到了 20 世纪 50 年代初期，美国首先提出责任制护理，到了 20 世纪 70 年代，美国条件较好的医院很多都已实行责任制护理，并将其推广到欧洲。到 20 世纪 70 年代末 80 年代初期，美国、日本提出以患者的健康为中心的护理工作模式，美国实行的是责任制整体护理，日本实行的是小组制整体护理，这些模式都有其各自的特点，并在临床实践中不断修补和完善。

1）个案护理（case nursing）：也称“特别护理”或“专人护理”，是指一位患者所需要的护理，完全由一位当班护理人员完成，适用于大手术后、监护室或病情危重等需要特殊护理的患者。其优点在于：有利于给患者提供细致、全面、高质量的护理服务；护患直接沟通，关系融洽；护理人员任务明确，有利于增强责任心。缺点在于：护理人员轮班导致对患者的护理缺乏连续性；需要护理人员数量多，花费较大，适用面窄；对护理人员要求高，使其感觉压力增大。

2）功能制护理（functional nursing）：是以工作为中心的分工方法，按病房护理工作内容分配相应的护理人员，患者所需要的全部护理由各护理人员相互协作共同完成。其优点在于：护理人员工作熟练，效率比较高；节省人员、经费、时间及设备；分工明确，便于做组织工作。缺点在于：护理人员对患者病情无法获得整体概念；护患沟通机械，缺乏理解，易致冲突；护士工作被动，容易感觉疲劳和厌烦，影响工作热情，工作满意度低。

3）小组制护理（team nursing）：是将护理人员分成若干组，每组由一位业务能力较强者任组长，领导一组护理人员对一组患者提供护理。小组成员相互协作，共同参与制订护理计划，评估护理效果。小组可由护师、护士不同等级人员组成，一般有 3～4 人，负责 10～20 位患者的护理。其优点在于：小组成员间沟通方便，容易协调，工作气氛好，有利于年轻护士的成长；护理工作计划性较强，成果显见，有利于提高护理人员对工作的满意度；有利于发挥不同级别护士的经验与才智，避免不同职级间的工作压力。缺点在于：护理是责任到组，而非责任到人，降低了护理人员对患者的责任感；患者的护理工作由不同护理人员承担，整体性护理受影响，缺乏归属感；对组长的素质要求较高。

4）责任制护理（primary nursing）：是随着生物－心理－社会医学模式的形成而逐渐发展起来的，强调以患者为中心，患者从入院到出院的全过程，由一位责任护士和其他辅助护士按护理程序为患者提供全面、系统、连续和个性化的整体护理。责任护士是主体，实行 8 h 在岗，24 h 负责的制度，一般一位责任护士负责 3～6 位患者；责任护士不在岗时，由辅助护士或其他责任护士代为负责。其优点在于：护士的责任感增加，有“我的患者”的感觉；患者的安全感增加，有“我的护士”的归属感；护理工作的独立自主性增强，有利于钻研和运用专业知识，对工作有成就感；工作连续性增强，有利于与各方面相互协作，护理效果好。缺点在于：对责任护士要求高，合格的责任护士较缺乏；人力需求多，经费消耗大；责任护士常独自工作，情绪在一定程度上会受影响，时感孤独。

5）综合护理（modular nursing）：是将责任制护理和小组制护理融合在一起，一组护理人员负责一组患者（8～12 位）的整体护理。责任护士为组长，负责本组患者整体护理计划，辅助护士执行计划，护士长发挥咨询、协调及激励作用，负责组织本病区内 3～4 个分工合作的护理小组，按照护理程序为患者提供整体护理。综合护理融合了责任制护理和小组制护理的优点，有效地克服了责任制护理人力需求多、经费消耗大的不足，较好地满足了患者的护理需求；当然，对担任组长的责任护士依然要求较高。

6）个案管理（case management）：又称统筹护理，是一种以患者为中心，由医疗、护理、药师、医技、营养及管理等专业人员组成的高素质团队，通过加强沟通与协调，达到提高医疗质量、降低成本及质量改善的管理模式。对患者的护理从入院管理到出院，延伸到家庭，加强患者的住院费用控制和出院后的管理，达到缩短住院日期，避免患者住院心理压力，减少患者医疗开支的目的，为患者提供连续有效的服务，有利于患者的康复。个案管理主要针对一些慢性病患者、危重患者或一些外伤、病程长、治疗费用高的病例。参与个案管理的护士要有特殊领域专科证书或学位，参与患者住院和居家护理的各个阶段。其优点在于：护士直接对个案患者负责，责任感增强；促进护士与其他卫生专业人员的合作；丰富护理人员工作内容，增加实践中的自主权，提高工作满意度；使患者更容易从医院转回社区，有利于促进患者回到家庭独立生活；花费少，效果佳，促进医疗资源合理应用，增加患者满意度。其缺点在于：护士需要进行专门的培训；费时间。近些年随着延续护理在我国的兴起，个案管理模式也越来越受到重视。

此外，近些年临床路径（clinical pathway）作为医护合作工作模式也在临床中得以大力推广。它是临床专家、护理专家、药学专家、心理学专家、营养师、检验人员及行政管理人员等针对某病种所制订的最适当、有顺序性和时间性的照顾计划，即多学科专家以现代最新技术为依据，针对某病种制订出住院期间最佳的工作（诊断、治疗和护理）路线图，并以该路线为指引，按照日程化的诊疗护理常规为患者提供高效的临床服务。它是一种跨学科的、综合的、深化整体护理以控制品质与费用的整体医疗护理合作模式。

（2）护理人员排班（scheduling）：是指护理管理者根据人员管理和工作的计划，以每天及每班为基础，分配护理人员的过程。护理管理者必须实施合理排班，最大限度地减少轮班的影响，使护理人员在工作和个人生活之间达到平衡状态。

1）排班的类型：依排班权力的归属分为以下三种。

一是集权式排班，是由护理部或科护士长集中负责所有下属护理单位护理人员的排班。其优点是排班者掌握着全部护理人力，可依各单位需要灵活地调配合适的人员。缺点是管理者难以真正了解各单位的需求，较少顾及工作人员的个人需要，会降低护理人员满意度。

二是分权式排班，是由护理单位护士长依自己部门的实际护理需要和工作人员个人意愿进行排班，是目前最常见的排班方式。其优点是管理者充分了解自己单位人力需求情况，也能照顾护理人员个别需要，排班效果好。缺点是当本部门人力短缺时，无法调派其他部门人员。

三是自我排班法，是由护理人员按自己的意愿自行协调排班。其特点是照顾到员工的个人需求，可激发其自主性，提高其满意度。在采用自我排班法前应先拟订排班规则，排班方案需经集体协商讨论通过，试行后不断修改完善排班原则，否则易致大家意见不一，难以协调。其优点有：节省护士长排班时间；提高工作人员自主性；减少或避免工作人员调班；融洽护士长与护理人员的关系；促进群体凝聚力。

2）排班的原则：满足患者护理需要为原则；根据本护理单位的工作规律进行；掌握护理人员的全面情况，按职上岗、能级对应；按护理需要和人力情况，选择适宜的护理工作模式；保持人员稳定性，根据需要适当调整；保持公平原则，尽量照顾特殊需要。

3）排班的影响因素：排班受到护士的个人素质、不同时段的工作性质、医院的政策、排班的方法、护理的工作模式和科室特殊性的影响。

4）排班的方法：无论哪种排班方法，都必须首先确定上班时数，每日上班可为 8 h 制、10 h 制或 12 h 制，各有优缺点，应视实际情况而定。如 8 h 制，白班和小夜班护士比较习惯，但大夜班护士却常感疲倦；12 h 制，护士可有较长的连续休息时间，但上班时间过长，护士容易疲劳等。

目前国内大多数医院护理人员的排班情况如下。

方法一：采用周期性排班法。对 24 h 内预定的各班次工作时间做出规定，每隔一定周期使各班固定轮回，根据各部门实际人力运行情况决定一个周期的时间长度。其优点在于：工作人员熟悉排班规律及值班与休假时间，既方便相互配合工作，又利于个人安排；班次变化少，调班情况少，上班人力固定，工作人员可公平地获得休假机会；节省排班时所花费的时间。如一个 40 张床普通内科病房，10 名护理人员，每周工作 6 天，其中护士长每日均为白天上班，负责病房管理工作；另有 2 个白天工作岗位，分别是主班和机动班，由其余 9 名护士轮流承担；7 名护士需上夜班，按功能制护理，上夜班护士周期轮转程序是主班→中班→小夜班→大夜班→治疗班→护理班（每 1 周为 1 个周期）。

方法二：每日两班或三班制排班法。一般每日工作可分为两班或三班。两班为日班和夜班；三班为日班、小夜班、大夜班。各种班次的上下班时间应根据工作需要设定，例如日班可有“8：00—3：00”“8：00—12：00”“2：30—5：30”等多种选择方法，小夜班可有“4：00—12：00”“5：00—1：00”等多种选择方法，大夜班可有“12：00—8：00”“1：00—9：00”等多种选择方法。实际工作中，护士长根据需要适当调整。

国外较多采用早班（7：00—15：30）、中班（15：00—23：30）、夜班（23：00—7：30）三班制，每日实际工作 8 h，每周工作 5 天。在美国，尤其在加利福尼亚州，往往一个医院内就有几种上班制度，有的病房青年护士喜欢 12 h 连续班，采用此工作制，护士每周只需要工作 3 天。也有采用 10 h 工作制的，护士每周工作 4 天。但有人认为，要对患者提供优质服务，还是以三班制为宜，尤以专职夜班制为佳。在美国专职夜班不在少数，因为一方面生物钟能适应环境变化，另一方面夜班补贴较高，所以不少护士乐于上夜班。美国护理行政部门还规定：每个病房每班最少应有一名获学士学位的注册护士在班，以保证护理质量。

第三节　护理岗位分析与评价

根据《护士条例》《护士执业注册管理办法》和《关于实施医院护士岗位管理的指导意见》等相关文件的精神，医院实施护理岗位管理的基本原则是建立以改革护理服务模式为基础，建立岗位管理制度为核心，促进护士队伍健康发展为目标的岗位管理，稳定临床一线护士队伍，使医院护士得到充分的待遇保障、晋升空间、培训支持和职业发展，促进护士队伍健康发展。

一、医院护理岗位界定与分类

界定护理岗位是实施护理岗位管理的基础。所谓护理岗位是指根据医院要求，护理人员完成的一项或多项护理工作职责，以及为此赋予护士权力的总和。护理岗位设置是在一定时期内，以医院相对稳定的组织结构为基础，结合医院医疗护理服务流程，以及护理工作模式，进行护理岗位设计和岗位价值测评工作。《关于实施医院护士岗位管理的指导意见》中明确指出，医院护理岗位设置分为护理管理岗位、临床护理岗位和其他护理岗位。护理管理岗位是从事医院护理管理工作的岗位，临床护理岗位是护士为患者提供直接护理服务的岗位，其他护理岗位是护士为患者提供非直接护理服务的岗位。护理管理岗位和临床护理岗位的护士应当占全院护士总数的95%以上。

1. 护理管理岗位 指在各级医疗卫生机构从事护理管理工作的岗位。护理管理岗位按照医院护理组织结构和护理管理架构来设置。医院护理管理实行院长－护理副院长领导下的护理部主任（总护士长）负责制。三级医院实行护理部主任－科护士长－区护士长三级管理，二级医院实行护理部主任（总护士长）－护士长两级管理。

2. 临床护理岗位 是护士为患者提供直接护理服务的岗位，是临床一线直接承担患者护理服务科室的护理人员所在的岗位，其工作职责应具备护理专业属性，岗位具有非护理专业人员不可替代性，如门急诊、病房、医技等检查、检验科室护士等。

3. 其他护理岗位 包括护理相关岗位和临时护理岗位。护理相关岗位是护士为患者提供非直接护理服务的岗位，从事工作内容与护理专业相关，但是其岗位不在临床一线，或者不直接服务于患者的护理岗位，如供应室、静脉配置中心、临床研究基地的研究护士等。临时护理岗位是指护理人员因医院工作需要，在一定时期内，在某些特殊科室或职能处室，从事护理相关工作，但与护理服务缺乏直接联系。该类岗位应属于临时性质，医院应对护士从事此类岗位给予适当限定，包括在此类岗位的最长任职期限、待遇上的调整、晋升评优限制等，控制并逐步减少此类岗位。

二、护理岗位分析

1. 岗位分析的定义 广义的岗位分析是指对国家或社会范围内各岗位工作的认识与分类过程。狭义的岗位分析又称为工作分析或职务分析，是指人力资源管理部门和护理管理者对某一护理工作职务进行分析，确定该护理岗位的特征、工作内容、规范、任职资格、工作流程及工作环境等相关信息，制订岗位说明和规范的系统过程。

护理岗位分析是护理人力资源管理的基础性工作，是全面了解一项职务的管理活动，要由工作分析专家、人力资源管理部门的工作人员、护理管理者和护理人员共同完成，大致分为准备阶段、调查阶段、分析阶段、完成阶段四个步骤，具体包括工作内容（what）、工作岗位（where）、工作人员（who）、工作时间（when）、为何工作（why）及如何工作（how），然后再将该岗位的任务要求进行书面描述、整理成文。

2. 护理岗位分析的内容

（1）岗位描述：是对护理岗位所对应的工作活动进行详细的描述说明，也称岗位说明书，一般包括以下内容。①工作概况：指医院为某护理岗位对应的工作活动所规定的工作名称、工作编号、所属部门、工作时间与地点、工作关系等，以便于对各种工作进行识别、登记、分类等管理工作。②工作职责：指医院对某护理岗位的工作目的、工作内容、工作流程、工作规范及员工应承担的责任所做的规定；它是工作描述的主体部分，必须详细描述，联系工作实际，将工作中的所有关键性表现结合起来。③工作环境：指员工工作时所处的物理环境和社会环境，其中物理环境包括工作场所的温度、湿度、光线、噪声、空气质量、安全设施设备等，社会环境包括医护人员及其他人员的相互关系、各部门间的工作关系及完成工作所需要的人际交往的数量和程度等。④聘用条件：它说明医院对护士工作安置等情况，包括工作时数、工资及奖金、福利待遇、培训和晋升机会等。

（2）工作规范：是对护理人员完成特定工作所需要的各方面要求的说明，也称职务要求或任职说明书，主要包括以下几个方面。①一般要求：包括年龄、性别、学历、职称、工作经验等。②生理要求：包括健康状况、体力、运动的灵活性及感觉器官的灵敏度等。③心理要求：包括一般智力、观察、理解、记忆、表达、交往、计算、决策、领导等方面的能力，以及性格、兴趣、爱好、态度和事业心等。④专业技术要求：包括专业知识、专业技能及教学科研能力等。护理人员职务要求指明了任职者有效地承担某职务所必须具备的基本条件，既是管理者进行人员选聘和调整的重要依据，也是任职者个人的努力方向。

3．护理岗位分析的方法

（1）访谈法：主要是由职务分析专家与被分析职务的任职者就该项职务进行面对面的谈话。谈话的内容大致围绕工作目标、工作内容、工作的性质和范围、所负责任，以及所需知识与技能等方面进行。注意职务分析专家应具有专门的技巧，使多位从事相同工作的护理人员在轻松愉快的氛围下参与访谈，以期获得一致的资料，并尽可能避免耗时多、成本高的弊端。如与糖尿病专科护士谈论其工作范围和职责等内容。

（2）观察法：指运用感觉器官或其他工具观察护士的工作过程、行为、内容、特点、性质、工具、环境等，并用文字或图表形式记录下来，然后再进行分析与归纳总结。此法适用于大量标准化、周期较短、以体力活动为主的工作，多与其他方法一起使用。注意被观察者的工作应相对稳定，工作行为样本应具代表性，不要引起被观察者的注意。如观察一项护理新技术的工作过程。

（3）问卷调查法：指由护士对有关工作内容、工作行为、工作特征和工作人员特征的重要性和频次进行描述或打分，然后对结果进行统计分析，找出共同的代表性回答，并据此写出职务描述，再反馈该职务工作者的意见，进行补充和修改。此法简单易行，在职务分析的涉及面广、人员量大时最有效，但要设计一份有效的问卷却很难。如就护理工作的本质对护士进行问卷调查。

（4）资料分析法：为降低岗位分析成本，应尽可能利用现有资料，如在中、外文献资料中查到的关于“岗位说明书”和“任职说明书”的相关资料，或是本单位现有的岗位责任制文本，以便对每项工作的任务、责任、权力、工作负荷、任职资格等有一个大致了解，并在此基础上结合本单位目前的实际情况进行修改、补充和完善。如新成立的病房借鉴其他病房的相关资料来制订其护理业务岗位的岗位说明书。

（5）关键事件记录法：关键事件是指使工作成功或失败的行为特征或事件。该方法要求熟悉工作的人员记录工作行为中关键事件的以下几个方面：导致事件发生的原因和背景、护士特别有效和多余的行为、关键行为的后果、护士自已能否支配或控制上述后果。然后再对它们进行分类，总结出该工作的关键特征和行为要求。如护理差错事故的记录及处理。

（6）实验法：指分析者控制一些变量，引起其他相应变量的变化来收集工作信息的方法。据实验地点不同分为实验室实验法和现场实验法两种，护理工作中常用现场实验法。如比较患者对是否受到激励刺激的护士的满意度评价。

（7）工作秩序分析法：是对如何有效地完成工作的一种描述方法，动作－时间研究就是这样一种方法，其目的在于对工作中每项任务确定一个标准完成时间，将工作中所有任务的完成时间相加，则得出完成工作所需的标准工作时间。如确定护理不同级别患者每天所需的护理工作时数。

(8) 工作日记法：指由任职人员自己记录下每天的工作内容。此法若是运用得好，可以获得大量更为准确的信息。但由于此法会加大员工的负担，所得信息比较凌乱，难以组织，且难免有夸大自己工作重要性的倾向，在管理实践中很少运用。

上述各种工作分析方法，并不是孤立存在的，可以适当结合起来使用，以获取更丰富的信息，并提高所获信息的信度与效度。

三、护理岗位评价

1．概念 护理岗位评价（job evaluation）也称护理岗位价值评估或职位评价，是根据岗位分析的结果，按照一定的标准，对工作的性质、强度、责任、复杂性及所需的任职资格等因素的差异程度进行综合评估，从而得出岗位对于组织的相对价值的活动过程。

2．意义 护理岗位评价的用途不仅是确定组织中各护理岗位的薪酬水平，还通过系统分析各护理岗位的内涵价值，为各护理岗位的人员选拔、培训、使用和发展提供参考依据，最终实现岗位配置合理，人岗匹配程度高，薪酬分配公平，护士职业生涯有序发展，岗位规范明晰，责权明确，从而提高人力资源管理的效率。

3．过程 护理岗位价值评价分为岗位职责梳理与岗位说明书的编制阶段，以及岗位价值测评阶段，以此为基础，建立全院的护理人员动态管理体系，两个阶段是相互连接的。

(1) 岗位职责梳理与岗位说明书的编制：岗位职责梳理与岗位说明书的编制对于明确护理岗位目的，清晰岗位职责、工作权限、工作关系和任职条件等内容至关重要，编制岗位说明书是对护理所有岗位的全面描述，是进行岗位管理和人员动态管理的基石。

(2) 岗位价值测评：由于护理组织由知识和技术密集型群体构成，一方面其工作任务繁多，另一方面，每一项工作对技能要求不尽相同，如何衡量各个岗位在工作数量、技能要求、风险大小、操作方式等方面的差异性，成为护理岗位管理的核心因素。岗位价值测评时，应涵盖不同护理岗位、不同层级、不同时段护理人员所承担的责任，应具备的知识、技能，以及工作性质和工作环境因素，以分值方式反映科室内、岗位间的相对价值，依据岗位的风险系数、岗位工作量及岗位内部工作承受程度进行系数测定，从而科学地测量出岗位的特点与需求，以此作为护理岗位价值测评的基础。

四、护理岗位分析与评价的应用

岗位分析与评价是人力资源管理的一项基础性工作，通过岗位分析得到的岗位描述和护理人员任职资格信息在各项人力资源管理工作中均发挥重要作用，岗位评价的结果也是医院建立薪酬制度和绩效管理的重要依据。

1．岗位设计 通过岗位分析和评价，按照科学管理、按需设岗、保障患者安全和临床护理质量的原则合理设置护理岗位，明确岗位职责和任职条件，建立岗位责任制度，提高管理效率。同时，根据岗位职责，结合工作性质、工作任务、责任轻重和技术难度等要素，明确岗位所需护士的任职条件。护士的经验能力、技术水平、学历、专业技术职称应当与岗位的任职条件相匹配，实现护士从身份管理向岗位管理的转变。

2．定岗定编，合理配置护士数量

(1) 按照护理岗位的职责要求合理配置护士，不同岗位的护士数量和能力素质应当满足工作需要，特别是临床护理岗位要结合岗位的工作量、技术难度、专业要求和工作风险等，合理配置、动态调整，以保障护理质量和患者安全。

（2）病房护士的配置应当遵循责任制整体护理工作模式的要求，根据患者对护理服务的需求，配置护理人力。门（急）诊、手术室等部门应当根据门（急）诊量、治疗量、手术量等综合因素合理配置护士。

（3）根据不同专科特点、护理工作量实行科学的排班制度。需要 24 h 持续性工作的临床护理岗位应当科学安排人员班次；护理工作量较大、危重患者较多时，应当增加护士的数量；护士排班兼顾临床需要和护士意愿，体现对患者的连续、全程、人性化护理。

（4）医院应当制订护士人力紧急调配预案，建立机动护士人力资源库，及时补充临床护理岗位护士的缺失，确保突发事件及特殊情况下临床护理人力的应急调配。

3．完善绩效考核制度

（1）医院应当建立并实施护士定期考核制度，以岗位职责为基础，以日常工作和表现为重点，包括护士的工作业绩考核、职业道德评定和业务水平测试。考核结果与护士的收入分配、奖励、评先评优、职称评聘和职务晋升挂钩。

（2）绩效考核主要包括：护士完成岗位工作的质量、数量、技术水平，以及患者满意度等情况；职业道德评定主要包括：护士尊重关心爱护患者，保护患者隐私，注重沟通，体现人文关怀，维护患者权益的情况，其中护理管理岗位还应当包括掌握相关政策理论、管理能力、德才兼备的情况；业务水平测试主要包括：护士规范执业，正确执行临床护理实践指南和护理技术规范，为患者提供整体护理服务和解决实际问题的能力。

（3）实行岗位绩效工资制度，护士的个人收入与绩效考核结果挂钩，以护理服务质量、数量、技术风险和患者满意度为主要依据，注重临床表现和工作业绩，并向工作量大、技术性难度高的临床护理岗位倾斜，形成有激励、有约束的内部竞争机制，体现同工同酬、多劳多得、优绩优酬。

（4）完善护士专业技术资格评价标准，更加注重工作业绩、技术能力、医德医风和群众满意度。

4．加强护士岗位培训

（1）建立并完善护士培训制度：根据本医院护士的实际业务水平、岗位工作需要及职业生涯发展，制订、实施本医院护士在职培训计划，加强护士的继续教育，注重新知识、新技术的培训和应用。护士培训要以岗位需求为导向、岗位胜任力为核心，突出专业内涵，注重实践能力，提高人文素养，适应临床护理发展的需要。

（2）加强新护士培训：实行岗前培训和岗位规范化培训制度。岗前培训应当包括相关法律法规、医院规章制度、服务理念、医德医风，以及医患沟通等内容；岗位规范化培训应当包括岗位职责与素质要求、诊疗护理规范和标准、责任制整体护理的要求，以及临床护理技术等，以临床科室带教方式为主，在医院内科、外科等大科室进行轮转培训，提高护士为患者提供整体护理服务的意识和能力。

（3）加强专科护理培训：根据临床专科护理发展和专科护理岗位的需要，按照国家和省级卫生行政部门要求，开展对护士的专科护理培训，重点加强重症监护、急诊急救、血液净化、肿瘤等专业领域的骨干培养，提高专业技术水平。

（4）加强护理管理培训：对于从事护理管理岗位的人员，应当按照要求参加管理培训，包括现代管理理论在护理工作中的应用、护士人力资源管理、人员绩效考核、护理质量控制与持续改进、护理业务技术管理等，提高护理管理者的理论水平、业务能力和管理素质。

5．保障合同制护士权益

（1）医院应当根据核定的人员编制标准，落实护士编制。医院不得随意减少编制内护士人数，不得随意增加编制外聘用合同制护士。

（2）医院落实国家有关工资、奖金、岗位津贴、福利待遇及职称晋升等规定，保证聘用的合同制护士与编制内护士享有同等待遇；合同制护士同样享有参加继续教育权利。

（3）医院应当根据服务规模、床位数量和床位周转率等因素，动态调整护士配置数量并落实护士编制，保证医疗护理质量。

第四节　护理绩效管理

现代管理学中，绩效管理作为人力资源管理中的重要模块和核心内容，在提高医院竞争力，促进医院发展中起着重要作用。2012年，卫生部颁布的《关于实施医院护士岗位管理的指导意见》中也明确提出，在医院护士队伍中实施岗位管理，从护理岗位设置、护士配置、绩效考核、职称晋升、岗位培训等方面制定和完善制度框架，建立和完善调动护士积极性，激励护士服务临床一线，有利于护理职业生涯发展的制度安排，努力为人民群众提供更加安全、优质、满意的护理服务。因此，护理管理者普遍重视绩效管理工作。

一、护理绩效管理的概念

1．绩效（performance）　从管理学的角度看，绩效是组织期望的结果，是组织为实现目标在不同层面上的有效输出，包括个人绩效和组织绩效，也就是组织或个人在一定时期或条件下的投入和产出。对于护理组织，投入的是护理人力、物力、时间等资源，产出的是护理工作数量、质量及效率等方面护理工作的完成情况。

2．护理绩效管理　是护理管理者和护理人员为了达到护理组织目标，共同参与的绩效目标与计划的制订、绩效辅导与沟通、绩效考核与评价、绩效结果反馈与应用、绩效目标提升的持续循环过程，最终的目的是持续提升护士、科室与医院的绩效水平。因此，护理绩效管理包括目标设定、绩效评估、绩效反馈与提高三个层面。

二、护理绩效管理的意义

绩效管理（performance management）是21世纪组织实现持续发展与提升竞争力的关键。绩效管理不仅仅是对结果的评估或评价，也是一系列系统的管理制度的联动。护理管理者根据医院发展规划，围绕促进医院建设与发展的有价值活动设定的整体目标，选择有助于目标实现的相关策略，制订护理管理计划与工作目标，再依据层级管理或目标管理原则，进行逐级目标分解，护理管理者与护理人员共同制订的绩效评估标准，经过客观的绩效考核方式，将结果反馈给护理人员，通过绩效目标的实现，最终达到医院总体目标实现的过程。因此，绩效管理对医院而言，可以提升管理和运营的效率，稳定护理人才队伍，层层落实并推进医院战略目标的实现；对一般的护理人员而言，可以评估其工作成果，提高士气，完善护士自我成长，是激励的有效手段；对护理管理者而言，是一项有效管理手段，通过规范化的工作目标设定、沟通、绩效考核与反馈工作，改进和提高护理管理者的管理效能。

三、护理绩效管理的误区

1．绩效管理相关概念的区别　绩效管理在不同的发展阶段，出现几个需要进行辨析的概念，其中包括绩效管理、绩效考核、绩效评估、绩效分配和绩效改善或促进。

绩效管理是一套系统性的参与式目标管理过程，管理者根据组织发展目标，确定阶段目标，选择适当的发展策略，制订工作计划与目标，再根据此目标制订绩效评估的标准，通过绩效考核产生考核结果，并通过结果的反馈，以及沟通等管理手段实现目标管理的过程。在此过程中，绩效考核是绩效管理关键的一步，而绩效评估又是绩效考核中的重要环节，是根据绩效评估制度设计与建立具体的评估指标和体系的过程。绩效考核是建立了绩效评估指标和体系后，运用科学的考核方法，按照评估内容和标准，对考核对象的工作能力、态度和业绩等进行定期或不定期的考察和评价，并将评价结果反馈给下属的过程。对于绩效考核的结果可以有物质和精神两方面的管理手段，前者更多地通过物质刺激，也被称为绩效分配的手段，而后者更看重晋升、培训、培养等激励手段。因此，绩效管理不仅仅是一个测量与评估的过程，它是一个完整的系统，绩效考核只是系统中的一部分；绩效管理注重过程的管理和下属能力的培养，更具前瞻性，而绩效考核是阶段性工作的总结，是对一个阶段结果的回顾，只注重业绩的大小，它也是绩效管理不可或缺的组成部分。

2．护理绩效管理的主要误区

（1）绩效管理与医院发展战略脱节，护理工作战略发展目标或工作计划与绩效无关。绩效管理作为战略实施的有效工具，每位医务人员都为医院战略目标的实现承担责任，绩效管理与护理工作目标脱节，不能引导护士为了实现目标而努力，也就失去绩效管理的意义。

（2）绩效管理没有与人力资源系统其他部分协同发挥作用。护理人力资源管理系统是由护士任职资格、绩效管理、薪酬管理、培训管理等方面共同构成，绩效管理基于护士的任职资格，对护士工作绩效及岗位要求的能力进行综合评价，只有整个护理人力资源管理系统有机协同，才能对护士起到激励作用。

（3）绩效管理目的不明确，被赋予太多的目的和含义。不同目的决定不同的绩效管理形式，绩效管理核心目的有两个：一是通过绩效评价为分配提供依据，二是作为管理工具寻找短板，并持续改进。因此绩效管理的目的不同，评价标准和方法也不同，不要希望通过绩效管理解决一切管理问题，这不科学，也不现实。

（4）绩效管理是所有管理者的责任。绩效管理是一种管理方法和手段，其主角是护理管理者和护士双方，医院人力资源等部门对绩效管理只起到组织、支持、服务和指导的作用，而不是绩效管理的主体。

（5）缺乏组织绩效、团队绩效和个人绩效的联动，过分强调个人绩效。这主要是由于医院、科室和个人的绩效目标脱节造成的，如果三者均源于医院的战略目标并对其进行层层分解和细化，就可以最大限度地避免这一问题。

（6）绩效管理指标没有重点，体现不出护理阶段性管理重点和对护士行为的引导。很多时候护理管理者期望设置包括护理管理各个方面的绩效评价指标，或者设置复杂的考核体系，但实际上太多和太复杂的指标只能是增加管理的难度和降低护士满意度，对护士行为无法起到引导作用。绩效评价指标设计不能过于笼统，指标应具有特异性，需要依据环境和所在医院的性质、规模、发展目标和质量要求等不同，设置不同的绩效考核标准，同时还应考虑不同护士的年资、职位、教育背景、工作经验等因素，设置不同的绩效指标和评价频度。

（7）绩效管理成为奖金分配的手段。绩效管理作为护理人力资源管理系统中的关键环节，其主要目的是引导护士提升绩效水平，通过绩效考核对护士的贡献进行评价和区分，并进行价值分配，这种分配包括了物质激励、培训、晋升等，绩效评价结果应用于物质激励，也就是绩效分配，仅仅是绩效评价结果应用的一个方面，不是绩效管理的全部。

四、护理绩效管理的基本方法

（一）绩效管理的基本流程

绩效管理是一个循环过程，主要包括绩效计划与指标体系的构建、绩效管理过程控制、绩效考核与评价、绩效反馈、绩效考核结果应用5个环节。其中，绩效计划与指标体系的构建是绩效管理实施的关键和基础。绩效管理的指标体系也就是绩效标准，包括绩效指标、指标考核方法、评价标准。

（二）绩效指标体系的构建

从绩效评价的发展过程看，绩效考核指标从单一的财务或工作业绩指标发展到与医院均衡发展有关的多维度指标体系，大致可以分为系统性和非系统性指标。系统性指标的提取方法主要从医院的发展战略出发，根据护理组织的结构和相关护理工作流程，从上至下对医院战略逐步分解，从而建立起系统的绩效考核体系，构成此类指标的方法包括目标管理法、标杆管理法、关键绩效指标法、平衡记分卡法等。系统性绩效考核指标能很好地落实医院战略目标和业务发展重点，通过提高医务人员个人绩效促进医院整体绩效的改进与提升。此类指标由于其体系性和系统性要求医院各部门管理相对协调，水平差异不能过大，不能有过于明显的短板，因为短板会成为系统性指标的限制或制约，影响其他部门的绩效标准，使绩效评价缺乏公平性，通常此类方法更适于全院统一的绩效指标体系的建立，而非护理部门独立可以完成。非系统考核指标主要针对医务人员个人绩效考核指标的确立，大致包括对护士能力与素质考核法、工作标准法、业绩评定法和关键事件法等。护理人员的绩效考核因其专业性特点，岗位与工作内容差异性大，其指标体系的建立更应突出专业特色，一般医生绩效考核更偏重门诊和住院或手术的人数等给医院带来收益的指标，而护理人员绩效考核则多以服务的态度或质量等作为评价指标。

绩效指标确定后，结合医院、护理部或科室护理工作目标，按照对绩效目标的影响程度区分绩效指标的重要性，也就是考核指标权重的设定，每个指标的权重结合指标本身构成绩效管理的指标体系。

（三）绩效标准的建立

绩效指标建立后，对于其评价的等级和各等级进行定义，形成绩效指标对应的绩效标准，也就是绩效指标的判断标准，可分为描述性标准和量化标准。一般为了更好地进行绩效的衡量，量化标准是目前更为常见的判定标准。

（四）提升护理绩效管理的策略与方法

1．结合医院发展战略与护理管理目标保持一致 绩效管理是帮助护理管理者最大限度发挥其管理效能的有效手段，可以引导护士明确管理者的要求、工作目标、职责、进度等情况，在共同制订及实现绩效考核目标过程中，护士可以积极主动参与其中，发挥其主观能动性。护理管理者将明确的阶段工作目标和工作重点与绩效管理目标结合，使绩效管理真正成为护理管理者实现管理的一种手段。

2．绩效管理和护士的职业成长与培训结合 有效的绩效管理依靠绩效考核后绩效辅导与促进去实现绩效提升，这种提升无法仅仅通过绩效分配等物质手段就可以实现，需要配合在护士人力资源管理中职业教育与培训、职业生涯路径的规划等手段，明确护士职业生涯目标，使护士将绩效产出与完成个人职业目标带来的满足感相结合，这种内在动力使护士可以在成就自我职业生涯目标中，不断提高个人绩效，更多地贡献于组织目标。

3．明确的绩效评估指标体系是提升绩效管理的基础 绩效管理是持续改进绩效的过程，绩效评估指标作为评价基础，指标设计中应突出以下几个基本原则：指标要精不要多、要明确不要模糊、要敏感不要迟钝、要关键不要空泛，应该根据具体的需要，设置多样性考核指标。

4．建立良好的奖励制度，落实绩效沟通与辅导机制 护理管理者通过适当的奖励措施激励护士时，奖励方式除了绩效分配的奖金外，还包含表扬、学习机会、晋升等其他手段，而且这些手段往往更加持久，示范作用更强。同时，在绩效改善中，护理管理者有效的管理沟通、绩效面谈和绩效辅导等都是绩效管理所必备的手段。

第五节　护理人员职业发展

一、护理人员职业生涯规划与发展

护理专业的发展不仅取决于深入的理论研究和高超的实践技能，更需要护理从业人员良好的职业心态和无私的奉献精神。护理职业生涯管理的目的就是在护理从业人员与其组织之间架起一座桥梁，将护理人员个人职业生涯发展和护理组织发展相结合，注意对不同发展时期护理人员的指导和关心，提供公平、合理的竞争环境，不断满足护理人员成长和发展的愿望和需求，起到持久有效的激励作用，充分发挥其积极性、主动性和创造性。

（一）职业生涯管理概述

1．职业生涯管理的有关概念

（1）职业生涯（career）：指人的一生中与工作相关的活动、行为、态度、价值观、愿望的有机整体，是一个完整的职业发展过程。

（2）职业生涯管理（career management）：指个人和组织对个人的职业生涯进行设计、规划、执行、评价、反馈和修正的一系列综合性过程，通过个人和组织的共同努力与合作，使个人发展目标和组织发展目标一致。职业生涯管理包括个人职业开发和组织职业开发两个方面。

2．职业生涯分期

（1）职业生涯六时期

1）职业准备期：一个人就业前从事专业、职业技能学习的时期。这一时期既是职业生涯的起点，也是素质形成的主要时期。但是，许多人对此是盲目的，甚至是由他人（主要是父母）代替而走过的。

2）职业选择期：人要根据社会需要和个人的素质与意愿，做出职业选择，走上工作岗位。这是职业生涯的关键步骤，也是个人的职业素质与社会接触、碰撞和获得承认的时期。如果这时的选择行为失误，会导致职业生涯不顺利、前途不光明，或以后再次择业，也可能因丢掉其他好机会而后悔莫及。

3）职业适应期：人们走上职业岗位从事工作，是对人的素质的实际检验。在这一时期，基本具备工作岗位要求的人，能够顺利适应某一职业；素质较差者、素质特点与职业要求相异者，可能需要通过教育、培训才能达到职业适应；自身的职业能力、人格特点与工作岗位的要求差距较大者，难以完成职业适应，可能重新进行其他类别职业的选择；个人素质超过岗位要求很多者，则可能重新进行高层次职业的选择。

4）职业稳定期：职业生涯的主体，从时间上看也占据职业生涯期的绝大部分，一般是在人的成年、壮年时期。该时期不仅是人们工作效果最好的时期，也是人们养儿育女、担负繁重家庭责任的时期。因此，成年人在该时期往往稳定在某种职业甚至某一特定岗位上。在这一时期，如果从业者的素质能够得到发挥和提高，潜力得以体现，稳扎稳打，就可能抓住机会，获得职业生涯的成功，甚至成为某一领域的专家权威，获得巨大的成就，进而达到成功的巅峰。

5）职业衰退期：人进入老年的时期。由于人的生理条件的变化，职业能力发生了缓慢、不可逆转的减退，因而心理上趋向于求稳妥。这一时期一般是维持现状。一些老年人的晶态智力并不随增龄而减退，知识、经验日益丰富，使其素质进一步提高，出现第二次创造高峰，再一次获得成功。这些人往往是职业、专业方面的专家权威。

6）职业退出期：由于年老或其他原因，结束职业生活历程的短暂的过渡时期。

（2）工作阶段三时期：漫长的职业生涯时期又可以分为早期、中期、后期三个工作阶段，它们基本与上面的“职业适应期、职业稳定期、职业衰退期”相同。在这三个时期，人们的职业生涯有着特定的任务（表 4-1）。

表4-1　不同工作时期的工作任务

工作阶段	所关心的问题	应开发的工作
早期	①要得到工作，这是最关心的问题 ②学会如何协调和处理日常工作中所遇到的各种麻烦 ③为成功地完成任务而承担责任 ④根据初入职业后的情况做出改变职业和调换工作单位的决定	①了解和评价职业和工作单位的信息 ②了解工作和职位的任务与职责 ③了解如何与各级同事搞好工作关系 ④开发某一方面或更多的专门知识
中期	①根据一定的工作阅历考虑选择专业及决定承担义务的程度 ②确定从事的专业，并落实到工作单位 ③确定职业生涯发展的行程和目标等 ④在几种可供选择的职业生涯方案中，做出选择（如从事技术工作，还是管理工作）	①开辟更宽的职业出路 ②了解进行自我评价的信息 ③了解如何正确解决工作、家庭与其他利益之间的矛盾冲突
后期	①取得更大的责任或缩减在某一点上所承担的责任 ②培养关键性的下属和接班人 ③退休	①扩大个人对工作的兴趣，扩大所掌握技术的广度 ②了解工作和单位的其他综合性成果 ③了解如何合理安排生活，避免完全被工作所控制

（来源：姚裕群．人力资源开发与管理．北京：中国人民大学出版社，2003：339.）

3．职业生涯的影响因素　人在职业生涯中的道路选择、职业发展和事业成功，受到个人、家庭和社会多方面的影响。具体来看，影响职业生涯的因素包括以下几个方面。

（1）教育背景：教育是赋予个人才能、塑造个人人格、促进个人发展的社会活动，它奠定了一个人的基本素质，对人的一生有着巨大影响。首先，不同教育程度的人在个人职业选择与被选择时，具有不同的能量，这种能量不仅关系着职业生涯的开端与适应期是否良好，还关系着以后的发展、晋升是否顺利；其次，人们所接受教育的专业、职业种类，对于其职业生涯有着决定性的影响，往往成为其职业生涯的前半部分以至一生的职业类别。即使人们转换职业，也往往与所学的专业有一定联系；或者以所学的专业知识、技能为基础，流动到更高层次的职业岗位上；此外，人们所接受的不同等级教育、所学的不同学科门类、所在的不同院校及其不同的教育思想，会带给受教育者不同的思维模式和意识形态，从而使人们以不同的态度对待自己，对待社会，对待职业的选择与职业生涯的发展。

（2）家庭影响：家庭也是造就人的素质和影响职业生涯的主要因素。人在幼年时期就开始受到家庭的深刻影响，长期潜移默化的结果会使人形成一定的价值观和行为模式，自觉、不自觉地掌握一定的职业知识和技能。这些必然从根本上影响一个人的职业理想与人生目标，影响着其职业选择的方向、选择中的冒险与妥协程度、对职业岗位的态度和工作中的行为等。

（3）个人需求与心理动机：人们在就业时，出于对不同职业的评价和价值取向，要从社会众多的职业中选择其一；就业后也要从若干个人发展机会中进一步做出职业生涯的调整。这种选择和调整是为了使自身获得尽可能好的归宿，取得他人与社会的认可，获得自己的成功。人们要为此付出各种努力，包括做出一定的牺牲。

（4）机会：是一种随机出现、具有偶然性的事物。这种机会，既包括社会各种就业岗位对于个人而言的随机性岗位，也包括所在的组织给个人提供的培训机会、发展条件和向上流动的职业情境。

（5）社会环境：是指社会的政治及经济形势、涉及职业权利的管理体制、社会文化与习俗、职业的社会评价及时尚等。这些环境因素决定着社会职业岗位的数量与结构，决定着其出现的随机性，从而决定了人们对不同职业的认定和步入职业生涯、调整职业生涯的决策。

除了上述宏观方面外，社会环境还指个人所在的学校、工作单位、社区、家族关系、个人交际圈子等较小的环境。这些微观环境的社会形成人的社会网络，决定着一个人具体的社会活动范围、内容及其所受到的限制，从而也决定了个人生涯的具体际遇。

4．职业生涯管理的内容

（1）个人职业开发：确立职业目标并采取行动实现职业目标的过程。组织成员都有从现在和未来的工作中得到成长、发展和获得满意成就的强烈愿望和要求。为了实现自己的愿望，需要有一个实现目标的途径，制订促进自己成长、发展和获得满意成就的职业计划。职业计划包括：①自我定位，即客观、全面、深入地评价自己的能力、兴趣及职业发展的要求和目的，形成一个客观、全面的定位。②目标设定，即以自我定位、个人价值观为基础，确定长期与近期的职业目标。③目标实现，即通过各种积极、具体的行为去争取目标的实现。职业目标实现主要依靠个人在工作中的表现及业绩，但也有超出现实工作，适应未来变化的技能、知识等方面的前瞻性准备，以及为平衡职业目标和生活、家庭目标而做出的努力。④反馈与修正，即在实现职业目标过程中不断总结经验教训，不断反馈，修正最终的职业目标。

（2）组织职业开发：组织提供帮助个人成长、发展的计划与组织需求、发展相结合的行为过程。其主要目的在于把个人与组织的需要统一起来，最大限度地调动其积极性，提高其归属感。对护士而言，组织职业开发是组织为护士设计的职业开发与援助计划，具有一定的引导性与功利性，具体包括以下内容：①对护士个人能力和潜力的正确评价，即通过对护士选聘、绩效评价资料的收集及心理测试，对护士进行测评。②向护士提供职业发展的信息，给予公平竞争的机会。③为护士制订培训与发展计划，确定职业生涯路径。④为护士制订知识更新方案。⑤建立护士工作家庭平衡计划。⑥为护士提供职业指导。⑦制订护士的退休计划。

有效的职业计划与管理系统必须是护士职业计划与组织职业管理两者的结合，也是个人与组织互选的活动过程，双方应承担各自的责任。在护士职业计划活动中，组织是护士职业生涯的重要场所；护士在制订个人职业计划时，需要外界的帮助。组织通过选聘、培训、考核、晋升等人力资源政策来影响护士职业计划；组织有责任帮助护士，使其个人计划与医院整体发展计划相结合，并为护理人员提供有利条件来实现职业计划。

5．职业生涯管理的意义

（1）对护士的意义：①使护理人员了解自身的优势和劣势，合理计划、安排时间和精力开展学习和培训，不断提高职业技能，增强对职业环境的把握能力和对职业困境的控制能力。②帮助护士协调好职业生活与家庭生活的关系，更好地实现人生目标；使护士实现自我价值的不断提升和超越。③护士寻求职业的最初目的可能仅仅是生活需要，进而追求财富、地位、名望。通过职业生涯管理过程对职业目标的多次提炼，可以逐步使护士工作目标超越财富和地位，追求更高层次自我价值实现的成就感和满足感。

（2）对组织的意义：①帮助组织了解护士的现状、需求、能力及目标，调和它们同组织现实和未来的职业机会与挑战间的矛盾。②更加合理、有效地利用人力资源，切实针对护士深层次职业需要的开发与管理，加大激励作用，进一步开发人力资源的职业价值。③为护士提供平等的就业机会，有利于促进组织的持续发展。

（二）护理人员职业生涯管理

1．概念　护理人员职业生涯管理是指制订护理人员的专业发展计划。组织结合自身的发展和需要，对个人的专业发展予以指导和鼓励，并采取相应的保证措施，既满足组织对成员不断提升护理质量的要求，又满足护理人员个人的职业发展愿望，进而实现组织发展目标与个人发展目标的相互协调和相互适应，实现组织与护理人员的共同成长、共同受益。

2．护理人员职业生涯管理的任务

（1）确定专业发展志向：志向反映一个人的理想、胸怀、情趣和价值观，是一个人为之奋斗的目标，是事业成功的前提，对一个人的成就大小有决定性影响。不同发展阶段的护理人员，应依据组织和个人两方面的需求确定不同的专业发展志向。

（2）自我分析与组织评价：自我分析是对自己进行全面的分析，包括价值观、兴趣爱好、性格特长、思维方式、知识技能等，确定自己在护理专业上的发展定位；组织评价是通过收集护理人员在岗工作信息，或采用心理测试等方法，判断护理人员的优势和劣势、兴趣和价值观等，评价护理人员的专业水平和潜能，来平衡改善需求和机会间的矛盾。

（3）专业发展机会评估：是对影响护理人员发展的各种环境因素的评估。每个人都在一定的环境中，包括组织环境和社会环境。在设计个人护理专业发展计划时，要分析目前医疗卫生政策的变化，所在卫生部门的服务性质、目标、特点，对人员培养的支持程度和支持方向等，以确定哪些个人的职业发展需求与组织的长期发展规划相匹配，具有开发的现实性，抓住发展机遇。

（4）制订和实施行动计划：在确定发展目标和进行内、外环境评估的基础上，制订行动计划，采取针对性措施，落实专业发展计划。计划落实过程中，还应不断进行调整，以实现最终的目标。

二、护理人员专业晋升与发展

护理人员的专业发展是随着护理专业的发展和护理人员自身的发展需求而进行的，自20世纪70年代以来，护理专业进入迅速发展的时期，新理论、新技术、新方法不断出现，为护理人员个人的专业发展提供了更广阔的空间。

1．临床护理专家　是目前护理人员主要的发展方向，临床护理工作是大多数护理院校毕业生就业的第一选择。护理人员在临床护理中经过实践锻炼，并通过有关的专业培训和考核，可以成为专科护士，如重症监护治疗病房（ICU）专科护士、瘘口护理专科护士等。进一步发展可以成为某一临床护理领域的专家。临床护理专家是受到人们公认的，能解决临床实际问题并能完成难度较大的专职工作的护理人才，如糖尿病患者护理专家、冠心病患者护理专家等。

2．社区全科护士　随着社区卫生保健的发展，护理服务功能不断扩大，社区全科护士已成为有很大发展前景的护理人员发展方向。社区全科护士在社区开展治疗、预防、保健、康复、健康教育等多项初级卫生保健工作，应具备较扎实的理论知识和较高的技术水平，较丰富的实践经验和较强的独立工作能力，是知识和技能兼备的全科护士。

3．护理管理者　护理管理和护理技术是护理专业发展的两大支柱，两者共同推动护理专业的发展。护理管理者是由卫生服务组织任命或聘任，有正式职位及与职位相适应的责任、权力和利益，对护理组织的人、财、物、时间、信息等管理要素进行协调，使其发挥最大效益。护理管理者在工作中应充分发挥和不断提高其决策能力、指挥能力、协调能力、应变能力、表达能力等组织管理能力。

4．护理教育者　护理教育是开发护理人才的手段和方法，其最终目标是保证护理专业的发展，不断培养出高素质的护理人才。人才培养依靠教育，教育的质量依靠师资，因此建设一支高水平的护理师资队伍是护理教育发展的重要任务。护理教育者是护理人员的又一个专业发展方向。

三、护理人员专业教育与培训

护理人员专业教育与培训是护理人力资源管理的重要组成部分，包括护理人员在职接受规范的护理专业化培训，以及以学习新理论、新知识、新技术、新方法为主的终生性护理学教育。它有利于护理人员适应日益庞杂的学科体系，避免了护理专业院校学科教育的有限性。

（一）护理人员培训的基本原则

1．理论与实践相结合的原则　护理工作是在护理实践中解决护理服务对象的具体问题。因此，要紧密围绕实际工作需求来设定培训内容，即“干什么学什么”。

2．分类培训与因材施教相结合的原则　要根据护理工作岗位职责要求不同进行培训，并从培训对象的实际出发，同时考虑未来的发展方向和需要安排培训内容，因材施教，即“缺什么补什么”。

3．基本功训练与专科技术训练相结合的原则　基本功训练包括政治思想、职业素质、医德医风、临床操作技能等，是培养实事求是科学态度的有效措施，提高护理质量的先决条件，护理技术建设的基本要求；专科技术训练要求不断学习新的理论和技术，以培养具有专科理论知识和临床经验的技术骨干。两者都是护理教育的重要环节。

4．一般培养与重点择优培养相结合的原则　在普遍规范化培训和继续教育的基础上，针对护理人员不同年资、学历、技术职称提出不同要求，进行多层次培养教育，选拔和重点培养优秀人才。

5．当前需要与长远需要相结合的原则　对护理人员的业务教育，不仅要考虑当前需要，还应根据专业发展趋势，结合本单位长远规划，制订培养计划，统筹安排培训内容。

6．灵活性与激励性相结合的原则　护理人员培训属于成人教育，每个人的精力、能力、知识、经验、兴趣与理想等不同，培训要有一定的灵活性、针对性，才能收到较好效果；同时，护理人员工作和家庭负担较重，应采取各种激励措施，帮助其克服各种干扰，坚持学习。

7．循序渐进与先进性相结合的原则　对于初、中级护理人员的培训应遵循由浅入深、循序渐进的原则安排学习内容；对高级护理人员的培训应紧密结合国内、外护理的发展趋势，注重先进理论、先进技术的学习、研究和运用。

（二）护理人员培训的基本程序

教育与训练需要有计划、有组织地进行，医院护理部应有专人负责或成立专门机构管理培训工作，根据国家卫生行政部门相关要求，结合本单位实际情况，制订培训计划。护理人员培训的基本程序如下。

1．确定目的与方针　即确定教育活动的具体目的、方向、训练范围与方针政策。

2．计划　包括教育和训练应达到的效果、内容、可行性方案等。

3．组织　护理部和各科室有明确的部门或人员负责此项工作，组织教学机构，明确人员职责，选择合适的专业人员负责教学。

4．领导　护理领导者应负责指导教学过程，落实教师、学员、教材、教室等各项工作。

5．控制　控制人力、物力与经费开支，了解教学计划执行情况，考核教学效果，以保证教学质量。

（三）护理人员培训的内容

1．护理人员教育训练内容

（1）职业道德教育：包括现代护理学的特征及对护士的要求、护理人员行为规范、护理道德和社会责任、医学伦理学等护理人员应遵循的基本道德教育内容。

（2）“三基”教育：护理专业基础理论、基本知识、基本技能的教育，属于护士的基本功训练，也是专科护理的基础和检查护理质量的重要标准；同时包括计算机基础知识和基本技能的教育。

(3) 专科护理教育：随着各专科新业务、新技术的开展，专科护理在不断发展，应根据专科需要培养一批具有丰富的专科护理理论知识和熟练技能的专科护理人才。

(4) 护理新进展的教育：现代护理发展出许多新理论、新技术，护理人员接受护理新进展教育将有助于其开阔专业视野、拓宽知识领域、促进教学与科研工作，推动护理事业不断发展。

(5) 管理、教学、科研能力的培养教育：现代护理管理、护理教育及护理科研是护理学科的重要内容。护理管理者、护理教师及临床护师以上人员应有针对性地接受以上有关知识与能力的训练。

(6) 外语能力的培训：护理人员接受外语培训有利于国际交往、学术交流、资源共享等。

2. 不同职称、不同层次人员培训要求

(1) 护理人员岗前教育：指护士毕业后上岗前的培训，以指导其做一名合格护士，减轻上岗前紧张情绪、熟悉环境。主要内容：医院及护理组织情况、护士行为规范、岗位纪律及有关规章制度、专业思想及医学道德、医院历史及环境、技术操作要求、护理质控标准等。

(2) 毕业1～2年护士的教育：巩固在校学习成果和奠定工作基础的重要阶段。应加强基本功训练，以“三基”为主要训练内容，同时逐步掌握所在专科常见疾病的治疗和护理、熟悉护理常规及各项规章制度。根据医院具体情况，实行科室轮转，外语应达初级水平。

(3) 毕业3～4年护士的教育：要求在熟练掌握基础护理的基础上，掌握专科护理技术及理论；能配合抢救，逐步掌握危、急、重症的处理原则；初步掌握沟通技巧及对患者身心整体护理的知识与技能；指导护士临床实习；继续进行外语培训。

(4) 毕业5年及5年以上护士的教育（晋升护师前）：要求熟练掌握基础护理、专科护理理论及技术操作、抢救技术，经培训能熟练运用护理程序实施整体护理，能进行临床教学，配合科研工作。每年要书写论文或经验总结1篇，能借助字典初步阅读本专业外文书刊。

(5) 护师的教育：除达到以上培训要求外，应能够开展新业务、新技术，具有临床教学能力，优秀者可承担护校教学任务，每年完成1篇护理论文，能阅读本专业外文书刊，了解国内外护理进展情况。

(6) 主管护师、护士长的培训：要求精通本专科临床护理理论与技能，掌握基础医学、临床医学相关的理论知识；具有较强的管理、教学、科研能力，可承担专科护理课程讲授及教学管理，领导及组织护理科研工作及学术交流，掌握一门外语，了解国内外护理新动态，每年刊出1篇质量较高的论文。

(7) 本科生毕业后教育：毕业后2年内，通过临床实践，训练良好的护士素质，培养护士有扎实的理论知识和娴熟的护理操作技能；此后，可定向培养，向专科发展，承担临床教学、管理、科研工作，逐步成为临床护理、护理教学、管理及科研方面的高级护理人才。

（四）护理人员培训的常用方法

1. 医院院内培训方法

(1) 自学：指定自学内容，提出明确要求，让护理人员利用业余时间自学，定期进行考试。

(2) 高年资护士指导：由高年资护士分工负责对新护士传、帮、带；任命高技术职务的护士作为新护士的导师。

(3) 临床实践：进行床边教学，结合临床实际讨论护理理论、掌握有关专科知识、解决患者的护理问题和进行操作示范。

(4) 定期查房：结合病例讨论护理诊断、治疗原则、护理计划及目标等。

(5) 专题讲座：组织全院或分科、分病区进行。

（6）读书报告会：由护理人员个人汇报学习体会，进行相互交流。

（7）短期培训班：如护士长管理学习班、带教老师培训班、急救培训班、新护理仪器的使用与保管方法培训班、责任护士培训班等。安排时间应根据实际情况，短期培训班专题性、针对性强，20～40人效果较好。

（8）实际操作：训练护理技术操作可采取示范、练习、定期考核等实际操作方法。

（9）长期半脱产或业余学习班：如英语口语班、护理新理论研修班等，酌情安排时间。

（10）科室轮转：护士通过多科实践可扩大知识和技能范围，如安排护士长到护理部短期工作或后备护士长岗位训练等。

2．院外培训方法

（1）全脱产学习：根据需要有计划地推荐表现优秀、有进取心的护士，参加高等院校或成人进修学院脱产学习，可获得大专、本科学历或结业证书；或参加脱产的专题学习班。

（2）业余大学培训：半脱产或不脱产学习，达到一定学时或学分经考试合格，可获学历证书。

（3）电视大学：由电视台及各省、直辖市、自治区举办，电视教学、函授辅导、定期考试，合格者颁发毕业证书。

（4）自学考试：各省、直辖市、自治区普遍开设护理专业大专学历的自学高考，部分省市已开办本科水平自学考试，供护理人员选择自学成才之路。

（5）网络学院：一些高校利用远程教学，开设大专和专升本层次的学历教育。

（6）国内外进修、参观及各种形式的学术交流。

本章小结

1．人力资源管理是一个选人、育人、用人、留人、激励人、发展人的过程，其主要内容包括工作分析、人力资源战略规划、招聘与选拔、职业生涯管理、培训与开发、绩效管理、薪酬管理、劳动关系管理及社会保障等一系列活动。任何一个环节管理不当，都会影响人力资源系统整体功能的发挥，从而影响组织战略的实现，并最终影响组织的绩效。

2．护理绩效管理是护理管理者和护理人员为了达到护理组织目标，共同参与的绩效目标与计划的制订、绩效辅导与沟通、绩效考核与评价、绩效结果反馈与应用、绩效目标提升的持续循环过程，最终的目的是持续提升护士、科室与医院的绩效水平。

3．护理职业生涯管理的目的就是在护理从业人员与其组织之间架起一座桥梁，将护理人员个人职业生涯发展和护理组织发展相结合，注意对不同发展时期护理人员的指导和关心，提供公平、合理的竞争环境，不断满足护理人员成长和发展的愿望与需求，起到持久有效的激励作用，充分发挥其积极性、主动性和创造性。

自测题

一、单选题（在每小题列出的备选项中，选出最佳的答案）

1．对人力资源的科学管理而言，高效率的管理应该做到（　　）

A．保证人尽其才　　B．保证人员质量

C．保证人员数量　　D．加强人员培训

E．加强绩效管理

2．护理人员对待护理工作的态度和在工作中的努力程度反映了护理人力资源的（　　）
A．科学组合性
B．主观能动性
C．闲置消耗性
D．能力可变性
E．管理有效性

3．以各项护理活动为中心的护理工作方法称为（　　）
A．个案护理
B．成组护理
C．整体护理
D．功能制护理
E．责任制护理

4．用尽可能少的人力成本，完成尽可能多的工作任务，体现了人力资源配置的（　　）
A．经济效能原则
B．公平原则
C．结构合理原则
D．满意原则
E．动态发展原则

5．护理人员排班应遵循的首要原则是（　　）
A．满足患者需要
B．有效利用原则
C．降低人力成本
D．合理组合人力
E．保持公平原则

二、多选题（在每小题列出的备选项中，选择2~5个符合题目要求的答案）

1．护理人力资源管理的内容包括（　　）
A．人员规划
B．人员选择
C．人员开发
D．培训教育
E．组织建设

2．护理人力资源管理主要应做好的匹配包括（　　）
A．目标与人物的匹配
B．人与岗位的匹配
C．人与人的科学匹配
D．部门与人员的匹配
E．人的需求与工作报酬的匹配

3．岗位描述是对护理岗位所对应的工作活动进行详细的描述说明，也称岗位说明书，一般包括以下内容（　　）
A．工作要求
B．工作职责
C．工作环境
D．聘用条件
E．工作概况

4．护理绩效管理的基本方法有（　　）
A．绩效管理的基本流程
B．绩效管理的指标
C．绩效标准的建立
D．提升绩效管理的策略与方法
E．绩效指标体系的构建

5．个人职业开发是确立职业目标并采取行动实现职业目标的过程，组织成员都有从现在和未来的工作中得到成长、发展和获得满意成就的强烈愿望和要求。为了实现自己的愿望，需要有一个实现目标的途径，制订促进自己成长、发展和获得满意成就的职业计划。职业计划包括（　　）
A．自我评价
B．目标设定
C．目标实现
D．反馈与修正
E．自我定位

6．职业生涯是指人的一生中与工作相关的活动、行为、态度、价值观、愿望的有机整体，是一个完整的职业发展过程。职业生涯六时期不包括（　　）

A．职业选择期　　B．职业退出期　　C．职业规划期

D．职业顶峰期　　E．职业衰退期

7．护理人员培训的基本程序包括（　　）

A．控制　　B．组织　　C．领导

D．确定目的与方针　　E．计划

三、简答题

1．为什么要对护理人力资源进行管理？护理人力资源管理有何职能及特点？

2．对护理人员排班应按哪些原则进行？为做到科学、合理、公正、有弹性的排班，要尽量避免哪些因素的影响？

3．医院是如何招聘护理人员的？

（杨青慧　周玉玲　曹允芳）

第五章 领 导

学习目标

识别：

1. 陈述领导的概念和功能，管理沟通的概念及原则。
2. 陈述领导者应具备的基本素质及管理沟通的类型。
3. 说出授权的原则、授权及创新的基本步骤。

理解：

1. 区分领导者与管理者的异同，阐述冲突的基本过程。
2. 解释影响沟通的因素。
3. 识别领导基本理论、领导作风理论、领导行为四分图理论，以及冲突处理策略和方法。

应用：

1. 应用有关理论提高领导者的修养与领导艺术。
2. 能结合临床实际工作正确使用管理沟通方法及技巧。

管理的计划职能，明确了组织的目标及实现目标的途径；组织职能，营造了一个高效的组织结构；领导职能，是在组织中营造一种促使人们全心全意、全力以赴、自觉自愿去实现组织目标的氛围。领导工作是重要的管理职能之一，是联系计划、组织、人员管理及控制等各项管理职能的纽带，是实现组织目标的关键。

第一节 概 述

近年来随着研究的不断深入，对领导者和领导工作的认识也不断深化，本节将归纳说明领导及与领导相关的基本概念、基本关系等。

一、领导与领导者的概念

（一）领导的含义

关于领导学的文章和书籍繁多，但领导没有统一的定义。管理学家对领导的理解不同，给出的定义也不同，如美国管理学家孔茨等人给出的定义是："领导（leadership）是一种影响力，是引导人们行为，从而使人们情愿地、热心地实现组织或群体目标的艺术过程。"管理学家戴维斯将领导定义为"一种说服他人专心于一定目标的能力"等。虽然定义不同，但管理学家对领导核心特征的意见一致，即领导是个人用来影响团体成员，以实现团体目标的一个过程，并且团体的成员认为这种影响是合理的。

总之，作为管理职能之一的领导工作（leading）是管理者通过影响下属，实现组织和集体目标的行为过程，其目的是使下属心甘情愿地为组织目标而努力。领导的含义包括三个属性与三层含义。

1．领导的三个属性

（1）领导是一种过程，而不是某个个体。

（2）领导的本质是人际影响，即领导者拥有影响被领导者的能力或力量。

（3）领导的目的是群体或组织目标的实现。

领导是一种人际交往的过程，因此领导者在引领下属实现组织目标的同时，也要注意满足下属的需要，并为他们提供施展才华的机会。

2．领导的三层含义

（1）领导活动必须具有领导者、被领导者、群体目标和客观因素四个要素。

（2）领导是一个动态的过程，此过程是由领导者、被领导者和所处环境之间相互作用构成的。

（3）领导的目的是指引和影响群体或个体完成所期望的目标。

（二）领导的基本功能

领导的基本功能概括起来有两个方面，即组织功能与激励功能。

1．组织功能 主要是为实现组织的目标，科学、合理地组织生产、经营管理活动。一方面表现为制定工作目标，进行决策；另一方面表现为合理使用人、财、物，科学管理。

2．激励功能 是领导的主要功能，领导者能否激发和调动被领导者的工作积极性，是衡量其领导水平的主要标准之一，直接关系到领导行为的效能。激励功能主要包括三方面的内容：提高被领导者接受和完成组织目标的自觉性；激发被领导者实现组织目标的热情；提高被领导者的工作、生产效率。

领导是管理职能的重要组成部分，是从管理中分化出来的高层次的组织管理活动。它的重要作用是充分调动和发挥组织中全体成员的工作热情，统一思想，形成合力，实现组织目标。

领导对于组织的作用犹如电场对于电磁铁的影响。电磁铁内部具有无数小磁极，但不处于电场之中时并不会表现出磁性。原因在于非电场环境下小磁极排列杂乱无章，磁性彼此抵消；电磁铁置入电场中，所有磁极指向同一方向，电磁铁才会表现出强大磁性。组织就好比是电磁铁，若无有效的领导，组织的成员不能形成合力，各自才能不能得到最大程度发挥与利用。

（三）领导者的含义

领导是一种过程，而领导者（leader）是一种社会角色，特指领导活动的行为主体，即能实现领导过程的人。

在领导工作中，领导者是领导行为的主体，被领导者是领导者执行职能的对象，两者相互依存，相互影响。在领导过程中，领导者通过指导、激励等影响被领导者，同时被领导者也可以帮助领导者修正行为。领导职能的完成，需要与他人交流和沟通，而且随着人的感受、能力和心态不断变化，领导者与被领导者的关系也必须不断修正，行为亦需相应地调整，因此领导是一种双向的动态过程。

现代管理学家归纳了领导者的五种行为和十个使命，见表5-1。

表5-1 领导者的五种行为和十个使命

五种行为	十个使命
以身作则	①明确自己的理念，找到自己的声音 ②使行动与共同的理念保持一致，为他人树立榜样
共启愿景	③展望未来，想象令人激动的各种可能 ④诉诸共同愿景，感召他人为共同的愿景奋斗

续表

五种行为	十个使命
挑战现状	⑤通过追求变化、成长、发展、革新的道路来猎寻机会 ⑥进行试验和冒险，不断取得小小的成功，从错误中学习
使众人行	⑦通过强调共同目标和建立信任来促进合作 ⑧通过分享权力与自主权来增强他人的实力
激励人心	⑨通过表彰个人的卓越表现来认可他人的贡献 ⑩通过创造一种集体主义精神来庆祝价值的实现和胜利

（四）领导与管理的关系

人们习惯将领导和管理当作同义词来使用，似乎领导过程就是管理过程，领导者就是管理者。其实不然，严格地讲，领导和管理既有共性，又有区别。

1．领导与管理的共性

（1）行为方式上，两者都是一种在组织内部通过影响他人的协调活动，实现组织目标的过程。

（2）权力构成上，两者都是组织层级岗位设置的结果。

2．领导与管理的区别

（1）从两者的本质上看，管理是建立在合法、有报酬和强制性权力基础上的对下属命令的行为，领导则是可能建立在合法、有报酬和强制性权力基础上，也可能是建立在专家权力和模范作用等个人影响的基础上。

（2）从两者涉及的对象看，管理是对人、财、物、时间、信息的管理，而领导主要是对人的领导。

（3）从两者的性质上看，管理活动的发生需要正式组织为载体，而领导则有可能存在于非正式团体之中。

（4）从两者的职能上看，管理活动的职能有计划、组织、领导、控制等多项，而领导仅是管理中的一项职能。

（5）从两者活动的侧重点上看，管理强调的是计划和预算、合理利用各项资源来实现组织目标，领导强调的是提供方向、影响人和增强组织成员的凝聚力，以及激励与鼓舞人。

（五）领导者与管理者

经常有人将管理者与领导者混为一体，虽然理想的情况是一个管理者同时也是一个领导者，但是实际工作中有许多不尽如人意之处。要想达到理想状态，就需了解领导者与管理者之间的联系与区别。

1．领导者与管理者的联系　两者都是通过一定的方法，使他人共同实现目标；都拥有改变他人行为的力量。

2．领导者与管理者的区别

（1）领导者可以是经上级任命，也可以由群体内部自然产生。领导者运用其影响力、人际关系、领导才能，指导、帮助下属完成组织目标，并不需要以正式职位和合法权力为基础。领导者是致力于实现领导过程、引导追随者的人，也就是说领导者可以是组织认可者，也可以是群体认可者，如大学教授、医院的专家，由于业务精湛、品德高尚，群众愿意追随。管理者则是由上级指派而产生的，有正式的职位，且拥有特定的合法职权，如护理部主任具有规划、组织、控制工作等职权。

（2）领导者是变革者与规划师，管理者是维持秩序的执行者。领导者规划蓝图，引领全体职员，制定目标导向。领导者要有足够的远见与胸怀，对社会的未来变化趋势或潮流具有一定先知先觉的能力，并对自身现有状况有足够的认知，勇于暴露自身不足，即领导者首先是变革者与规划师。管理者是管而理之，管好人与事，使之顺理成章。管理者在工作中，更多的是依现行法规制度去办理，并不需要太多的创意与决策，做好自己的本分工作。总体说来，合格的管理者是维持秩序，保证工作的正常运行。

(3) 领导者在队伍前面示范，管理者在队伍中间控制。新的理念、新的制度、新的愿景是由领导者引进、制定与规划的，在此过程中，领导者要站在队伍的最前面，起到示范带头作用，以身作则。而管理者在此过程中的作用是保证此工作正常而顺利地进行，控制过程，发现不正常时及时向上级汇报情况并提出合理解决方案，力保革新过程的顺利进行。

(4) 领导者给出方向，管理者寻找方法。一个组织能走多远，取决于组织最高领导者“站”的高度。领导者应为组织的发展提供一个正确的方向，即寻找最合适的目标并明确化，如同要把梯子架在正确的墙上。而管理者是为了达成目标而寻找最合适方式的人，即提升同事的工作技巧与方法，如同要教会所有人最快的爬梯技巧与方法。

3. 领导者与管理者的特征

(1) 管理者仅仅满足于遵循上级的指示和建议；而领导者则更擅长考虑未来，在人们告诉他应采取行动之前已经预测到各种问题的存在。

(2) 好的管理者勇于承担责任；而领导者则追究责任。

(3) 有成效的管理者会承担一定的风险；当领导者认为自己有信心获得更大成就，并有决心把一个计划付诸行动时，他们会承担更大的风险。

(4) 领导者比一般的管理人员更具有企业家的精神。

(5) 管理者更容易接受舒适的工作；而领导者则更喜欢寻找具有挑战性的工作以展现自己的领导潜力。

(6) 管理者视自己监督下的人员为下属；而领导者则把下属看作是团队中的成员和追随者。

概括地说，管理者与领导者的特征如表 5-2 所列。

表5-2 管理者与领导者的特征

管理者的特征	领导者的特征
正确地做事	做正确的事
关注现在、短期发展和底线	关注未来、长期发展和前景
维持秩序	谋求变革
避免风险	勇于冒险
更多地诉诸理智而非情感	既诉诸理智，又诉诸情感

当组织单位是一个小部门时，已经处于最佳运行状态且没有面临巨大的外部威胁时，相对低的领导能力是必需的；当组织单位是一个规模大的单位时，面临良好的发展机会且面临巨大的外部威胁时，更强的领导能力是必需的。

二、领导者的影响力

所谓影响力是指一个人在与他人交往中，影响和改变他人心理、行为的能力。领导者个人的威信或影响力，既不是自封的，也不完全是上级授予的。领导者的影响力分类及其构成要素如下。

（一）领导者影响力的分类

从权力问题上考察影响，可将影响力分成两种：权力性影响力和非权力性影响力。

1. 权力性影响力 权力性影响力（authority power）即强制性影响力。这种影响力由社会的正式组织与团体赋予个人的职务、地位、权力与资历等构成，是指领导者运用上级授予的权力强制下属服从的一种能力。这种由外界赋予领导者的影响力对被领导者具有强迫性和不可抗拒性。如护理部主任安排某护士长夜间查房，尽管护士长不情愿，但行为上也只能服从，这是由权力性影响力的强迫性和不可抗拒性决定的。这种影响力主要由以下三种因素构成。

（1）传统因素：即长期以来人们对领导者的一种传统观念，认为领导者不同于普通人，他们有权、有才干，从而产生了对他们的服从感。这些观念逐步成为某种意义上的社会规范，不同程度地影响着人们的思想和行为。

（2）职位因素：是组织赋予领导者的权力，是一种社会性因素。个人在组织中的职务与地位使被领导者产生敬畏感，领导者职位越高，权力越大，则人们对其产生的敬畏感也越甚，其影响力也越强，如护理院长的影响力要比护理部主任的影响力大，而护理部主任的影响力则比护士长的影响力大。这种影响力以法定职位为基础，与领导者本人的素质没有直接关系。工作实践中，职位因素的影响是深刻的，是行使权力的有利条件。

（3）资历因素：资历是指领导者的资格、经历和阅历，这是一种历史性因素，反映领导者过去的历史状况。资历的深浅在一定程度上决定着领导者的影响力。例如，人们对资历较深、有多年工作经验的护士长往往产生一种敬重感，其言行容易使下属从心理上信服，影响力比新任护士长要大。

2. 非权力性影响力 非权力性影响力（non-authority power）是没有明文规定和上下授予形式的影响力。接受影响的人不必担心在规定的制度上受到执权人的赏罚，因为服从是自愿的。该影响力由以下四种因素构成。

（1）品格因素：这是领导者的本质性因素，既是选择领导干部的重要标准之一，也是领导者加强自身修养的重要内容。领导者的品格主要包括道德、品行、人格、作风及个性特征等方面，反映在他的一切心理活动与言行中。高尚的道德品质会使领导者有较大的感召力和影响力，使人产生敬爱感。因此，各级护理管理者要注重自身品格方面的修养，努力做到：办事公正，不以权谋私；宽宏大量，能容人之短；平等待人，平易近人；坦率诚实，开诚布公等。

（2）能力因素：这是构成领导者非权力性影响力的又一重要因素。能力因素主要包括组织管理能力、专业技术能力和决策能力。领导能力是领导者的实践性因素，因为它是在实践中形成并表现在实践之中的。有能力的领导者会给组织带来成功，使人产生敬佩感，这是一种心理磁力，会吸引人自觉地去接受其领导。

（3）知识因素：知识本身就是一种力量，是科学赋予的一种力量。领导者的知识是科学性因素。领导者掌握的知识越丰富，对下属的指导就越正确，越容易使下属产生信赖感。如护士长学习能力强，知识信息量大，业务能力强，对工作指导有深度，便易于赢得护士的敬重，使护士与护士长发挥协同作用。

（4）感情因素：感情是指人们对外界事物的心理反应。领导者与下属建立良好的感情，易于使其下属产生亲切感和认同感，甘愿与之奋斗。如护士长待人和蔼可亲，体贴关怀护士，做护士的知心朋友，则护士对该护士长会产生亲切感，容易接受其帮助，听信其劝告，服从其领导、指挥与管理。反之，就会造成相互之间的心理距离，护士对护士长敬而远之，其影响力就会急剧下降，甚至产生心理排斥力、对抗力等负面影响。

（二）权力性影响力和非权力性影响力的区别

1．权力性影响力　属于强制性影响力，对下属的影响有强迫性，不可抗拒性；使下属心理与行为表现为被动服从，缺乏自觉性、主动性、积极性；这种影响力随权力地位而产生和消失，作用不稳定；常靠奖惩等附加条件起作用；领导者与被领导者之间，可能产生较大的心理距离。

2．非权力性影响力　属于自然性影响力，对他人的影响不带有强制性；这种影响力以内在感染的形式潜在地发挥作用；被影响者的心理和行为表现为主动随从和自觉服从，对领导信服、尊敬；不因执权者的职权地位影响而改变，其影响力比较稳定和持久；领导者与被领导者的关系和谐。

在领导者的影响力中，非权力性影响力占主导地位，起决定性作用。非权力性影响力制约着权力性影响力。当领导者非权力性影响力较大，其权力性影响力也会随之增强。因此，提高领导者影响力的关键在于不断提高其非权力性影响力。

（三）两种影响力的合理应用

领导者应合理地使用两种影响力，以取得良好的领导效能。使用权力性影响力应注意：持审慎态度，正确使用权力，不要滥用职权，特别是在惩罚时更应注意效果；具有无私精神，禁止滥用职权，不以权谋私；善于授权，既可发挥下属的作用，又能抽出时间做更重要的事；对下级以指导为主，监督为辅。非权力性影响力能激发下属工作热情和提高其自觉性，应在影响力中占有主导地位。在以上非权力性影响力的四个因素中，应以品格、能力因素为主，知识、感情因素次之。领导者品格因素欠缺，其他因素会受到严重影响，如果能力较差作为领导者亦不称职。

三、领导的作用

（一）领导者的作用

有研究表明，一个企业增加一个劳动力，可取得 1 : 1.5 的经济效益；增加一个技术员，可取得 1 : 2.5 的经济效益；增加一个有效的管理者，可取得 1 : 6 的经济效益。领导者是领导管理者的人，一个杰出的领导者带来的经济效益的放大效应更为巨大。领导者在组织中有着无可替代的巨大作用，领导者的作用也就是领导者担负的职能，主要有高瞻远瞩的决策作用、统筹全局的组织作用、步调一致的指挥作用、鼓舞职工奋进的激励作用、推进合作的协调作用及刚柔并济的控制作用。

（二）领导效能

1．基本概念　领导效能（leadership effectiveness）是指领导者在实施领导过程中的行为能力、工作状态和工作结果，即实现领导目标的领导能力和所获得的领导效率与领导效益的系统综合。

2．基本要素

（1）领导目标：是领导活动所要达到的预期目的，是构成领导效能的核心内容。领导效能不仅反映在个人所主持、负责的部门工作和单项领域之中，更重要的是反映在全局工作和整体贡献上，即整个组织的总体目标。领导者的时间效能、用人效能、决策办事效能，最终都将体现为对组织的整体贡献效能。因此，整个组织的总体目标实现程度如何，是衡量领导效能高低最重要的客观尺度。

（2）领导效率：是领导者或领导集体在单位时间内完成工作的数量和质量，是已取得的领导工作实绩与所需时间之比，即完成一定数量和质量指标的速度。领导效率可以直接以数量分析方法反映出领导工作的速度、节奏和频率，也可以从领导效率评估的结果看出在条件和环境大体相同的情况下，由于领导者自身能力、素养等方面的差距而产生的不同的工作效率。

（3）领导效果：是领导者或领导集体实施领导所产生的有效结果或成果。它是领导工作优劣的直接反映。这种效果是与实践的目的紧密相连的。由于领导工作的层次分明，行业不一，表现在领导效果的方式、内容和程度也不尽相同，但最根本的是看其物质成果和精神成果。

（4）领导效益：是指领导者或领导集体实施有效领导所产生的客观价值，即领导工作的最终成果及其对社会的影响。它包括经济效益、政治效益、文化效益、人才效益以及社会效益等，是一个综合性的指标。

领导效能的各要素是相互联系、相互制约、相互促进的关系。领导目标是实现领导效能的出发点和归宿；领导效率是衡量实现领导目标的数量描述，它是以数量来分析领导效能的手段；领导效果是领导活动实际成绩的直接反映，是高效、低效或无效领导的显著标志；领导效益是领导活动的最终结果，是领导效能最本质的内容。

3．主要内容 领导效能是一个综合指标，包括许多不同的内容。从一般的意义考察，领导效能主要包括以下几方面。

（1）决策效能：是领导的首要职能。所谓决策效能，是指决策对一个组织领导效率、直接效果及社会环境所产生的作用或影响。决策的正确与否，决定领导活动和组织中全体人员活动的目标方向是否正确。一项高效率的决策，不仅能导致领导活动和组织各项工作的高效率，更重要的是还会对社会产生积极影响。

（2）用人效能：是领导活动中对人的选配和使用所产生的效能。领导活动是需要依靠各级人员的活动实现的。能否选择适当的人员从事适当工作，并使各类人员合理配置、组合，能否充分调动各类人员的积极性和创造性，不仅关系到组织目标实现的速度和效果，而且直接影响到该组织的社会存在价值，关系到领导活动的成败。如果某个组织用人效能低，则组织的领导活动及其他活动必然也是低效能的。

（3）办事效能：是领导者处理各种事务所获得的效率。领导者的职能活动，主要表现为进行组织指挥、协调激励等具体处理和解决问题的工作，即办理各种领导事务。如果领导者作风拖拉懒散，办事效率低、失误率高，这个组织的运转必然是低效的。因此，办事效能是领导效能中重要的内容。

（4）时间效能：是衡量领导者管理、利用时间的尺度。领导者的时间效能与整个组织的发展是联系在一起的。领导者必须有科学的时间观，使时间的浪费减少到最低限度，要尽可能排除琐碎事务，集中精力抓大事，如组织的发展方向、组织决策、用人，以及进行抉择、非程序化决策等。

（5）整体贡献效能：是指同一领导组织整体目标的实现程度。领导效能不仅反映在个人所主持、负责的部门工作和单项领域之中，更重要的是反映在全局工作和整体贡献上。整个组织的总体目标实现程度如何，是衡量领导效能高低的最重要的尺度。

领导效能是领导活动的出发点和归宿，通过领导效能考评可以评价领导者的领导活动是否有效，也能为提拔、使用、奖惩干部提供依据。

第二节　领导理论

案例 5-1

王楠（化名）是医院ICU的护士长，她30多岁，办事果断、敢罚敢管，并且经常是严肃面容。ICU患者病情重，为确保医疗护理质量需要严格管理，她狠抓纪律，重奖重罚，医生和护士都认同她的管理，半年内没有出现差错事故。之后她进一步加大奖罚力度，对工作满意的当场奖励，工作稍有失误，即扣除当月奖金。护士们开始逐渐产生抵触情绪，在一次扣护士奖金时，护士不服，找到科主任。没有被处罚的护士也开始产生不满。结果护士们对王护士长的怨言越来越多，工作情绪很低落。有一次，由于夜班的护士交了假条，需要找一位白班的护士加夜班，她找到3名护士，但3人均以种种借口，拒绝了她，并且ICU的护士纷纷要求调出。

辛月（化名）是内科病房的一名护士长，她做事沉稳，凡事以身作则，关心同事，同时管理也很严格。当护士出现问题时，她不是直接批评，而是调查询问原因并与护士一起分析预防措施，并向护士说明扣奖金的理由。往往被处罚的护士都心服口服。有一次，一名气管插管患者使用了呼吸机，晚上需要加特护，她便安排了3天加夜班的人，而第一天是她自己。她注重对护士进行专业思想和专业技术的培养，发挥护士的自主性、鼓励护士积极参与管理；根据护士特点将病房管理给不同的护士分担，她定期检查、指导；经常利用晨会交接班时间，与护士们交流护理信息、提问护士专业知识，讲授、培训新技术。在护理部的护理质量检查中，辛月护士长的病房经常受到好评，患者满意度很高。

问题：

1. 两位护士长的领导风格有何不同？
2. 王楠护士长领导失败的原因是什么？
3. 辛月护士长领导成功的经验是什么？

领导理论是研究领导有效性的理论，是管理学理论研究的热点之一。影响领导有效性的因素及如何提高领导的有效性是领导理论研究的核心。自20世纪40年代以来，西方组织行为学家、心理学家从不同角度，对领导问题进行了大量研究。领导理论的研究成果可分为三个方面，即特征领导理论、行为领导理论和权变领导理论。

一、特征领导理论

特征领导理论（trait theories）是早期了解为何一些人能成为有效领导者的尝试，研究者们都把领导者的个人特征或特性作为最关键的决定因素来集中研究。研究者们于1904—1970年发表了许多关于领导特性的研究成果，在领导者生理或个人背景特征、个性或能力特征、任务或社会特征等方面有重大发现，如表5-3所列。

表5-3　根据早期研究总结的领导者的重要特征

生理或个人背景特征	个性或能力特征	任务或社会特征
活跃或精力旺盛	有决断能力	有成功欲
教育程度高	具备自立或独立性	有责任心

续表

生理或个人背景特征	个性或能力特征	任务或社会特征
社会地位高	有自信	工作主动
	有管理能力	有毅力
	流畅的表达能力	以任务为导向
	有社会认知能力	具备合作性
	适应性良好	善于交际

二、行为领导理论

特征领导理论并不全面，它不能解释为什么一些明显具有重要领导特征的人被选上领导岗位时，其表现并没有比不具备这些特征的领导者更好。在20世纪50年代至60年代，国外许多心理学家在研究中发现，领导者在领导过程中所采取的领导行为与他们的工作效率之间存在着密切的联系。为了探索最佳的领导行为，他们对许多企业及研究机构进行了大量的调查研究和统计分析，从而提出了行为领导理论（behavioral pattern theory）。由于领导行为是一个相当复杂的多变量函数，因此对行为领导理论的不同侧面进行研究，得出了不同的结论。其中比较有代表性的理论有领导作风理论、领导行为四分图理论、领导方格理论、领导系统模式理论、PM型领导理论等。

（一）领导作风理论

领导作风即领导者处理事情的风格，是表现在思想上、工作上的态度和行为，所采取的方法和形式，主要是领导者运用权力的方式。

1．领导者的基本作风

（1）权威型领导方式：权威型（或命令型、专制型、独裁型）领导方式（authoritarian leadership）是一种独断专行的领导行为，靠权力和强制命令让人服从。例如“非典”期间，护理部主任命令某位护士长抽调人员支援前线或护士长指派护士护理某位患者。

权威型领导方式的特点：①组织方式为集权型的领导，权力高度集中于领导者个人手中；②决策方式为独断专行，下级没有任何参与决策的机会，只能服从，奉命行事；③管理的重心主要落在工作任务和技术方面，而非关心下属；④评估方式主要根据领导者个人的好恶，表扬或批评下级的工作；⑤领导者很少参加群体的社会活动，与下级保持较远的心理距离。

权威型领导方式的优点：①行动快；②控制力强；③效率高。因此这种领导方式适用于紧急情况或缺乏参与能力的下属。

权威型领导方式的缺点：①下属受到控制，降低自尊感及满意度；②增加下属依赖性；③不能集思广益，而且反馈信息少。

（2）民主参与型领导方式：民主参与型领导方式（democratic leadership）是权力定位于群体，适用于成员知识、技能比较成熟，能参与决策时。通过集体讨论，在一定范围内可以由群体决定工作内容和方法，有一定自主权。如护理领导者在制订护理改革方案、教学及科研计划时采用民主参与型较为适宜。

民主参与型领导方式的特点：①组织方式上，权力在团体之中，所有的方针策略都是由集体讨论后决定的，领导者在其中以平等的身份加以指导、激励与协助；②工作指导方面，领导者注重下属的能力和资历，下属了解工作程序和最终目的，下属对工作策略与方法有选择余地，领导者以自己的心理品质影响下属，下属愿意听从领导者的指挥和领导；③评估方式上，依据客观事实，赞赏或批评员工的工作结果；④重视员工参与，不仅关心任务的完成，而且关心下属的心理感受；⑤领导者积极参加团队活动，与下属无任何心理距离，领导者和下属主动工作，并富有创造力。

民主参与型领导方式的优点：①下属易接受领导，成员间和谐友好；②可提高工作效率和质量；③可集思广益，激励成员积极性、自觉性，满意度高；④成员能明确工作的意义与目的，确保信息畅通。

民主参与型领导方式的缺点：①费时较多，不适合处理紧急情况；②若运用不当则影响决策的正确制订。

（3）自由放任型领导方式：自由放任型领导方式（laissez-faire leadership）是一种放任自流的领导行为，充分授权，对下属很少监控，把权力定位于成员；给下属高度的独立自主权推行工作，领导者只布置任务，很少参与指导、协调、监督、检查等。

自由放任型领导方式的特点：①权力分散给每位职工，采用无为而治的态度；②一切措施都由成员自我探索，所做的决策也由成员自己决定，领导者很少参与；③领导者对下属的工作不了解、不指导、不做任何评估。

自由放任型领导方式的优点：①能充分发挥下属的聪明才智；②促进产生新观念、新设想、新技术。

自由放任型领导方式的缺点：①控制少；②只适用于少数小组和个人。

2．三种领导方式的效果　三种不同的领导方式造成组织与团体内部三种不同的社会心理气氛和工作效率。

（1）权威型领导者只注重工作目标，只关心工作任务和工作效率，对团体成员关心不够，下属与领导者之间的社会心理距离太大，领导者对下属麻木不仁，下属对领导者存有戒心或敌意，容易产生挫折感和机械化的行为倾向。

（2）民主参与型领导者注意协助和鼓励团体成员的工作，能关心并满足团体成员的需要；领导者与下属是民主与平等的关系，两者之间的社会心理距离很近。下属有较强的工作动机，自己决定工作的方式与进度，责任心强、工作效率较高，富于创造性。领导愿意倾听下属的意见，下属也愿意反映情况。

（3）自由放任型是无政府主义的领导，领导者对工作与职工的需要都不关心，无规章、无要求、无评估，工作效率低，人际关系冷漠，工作效率与效益均差。

在护理管理中，极端型领导并不多见，大多数是混合类型。以上任何一种领导方式的运用均取决于环境情况、领导者的条件及下属的条件等，即需要因人、因事、因地、因时而定。如任务紧迫，可应用权威型领导方式；工作较容易，可采用放任型领导方式；如难度大且复杂，则采用民主参与型领导方式。有效的领导者可根据不同情况选用或综合应用三种领导方式，以达到最佳效果。

（二）领导行为四分图理论

领导行为四分图理论由斯多蒂尔（Stogdill）等人于1956年提出。斯多蒂尔收集了一千多种关于领导行为问题的资料，最后统计出两个维度——抓组织和关心人。

1．抓组织　即“以工作为中心”，指领导者为实现工作目标，既规定自己的任务，也规定下级的任务。抓组织包括组织设计、计划和程序的制订、职责和关系的明确、信息途径的建立及工作目标的确定。

2．关心人　即“以人际关系为中心”，包括建立互相信任的气氛，尊重下级意见，注意下属情感等。

用此标准进行划分，可以非常容易地将任意一位领导者的行为投射于一个“四分图”上，形成以下四种领导行为模式（图5-1）。

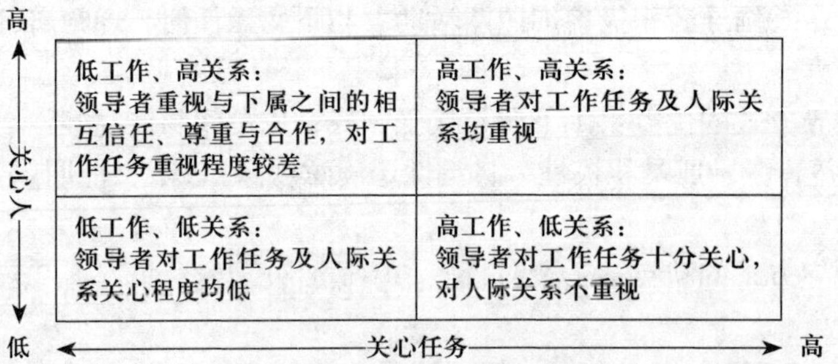

图 5-1　领导行为四分图

研究发现，越是在两个因素上成绩均高的个体，其领导效能越好。换言之，强调抓组织，同时强调关心人的领导行为将达到最佳效果。

（三）管理方格理论

美国管理学家布莱克（Blake）和莫顿（Mouton）在领导行为四分图理论的基础上提出了管理方格理论（managerial grid theory），并构造了管理方格图（图 5-2），利用方格图表示不同类型的领导方式。横坐标表示管理者对工作的关心程度，纵坐标表示对人的关心程度。它在两个坐标轴上分别划分出 9 个等级，从而生成了 81 种不同的领导类型。其中有 5 种典型的领导风格。

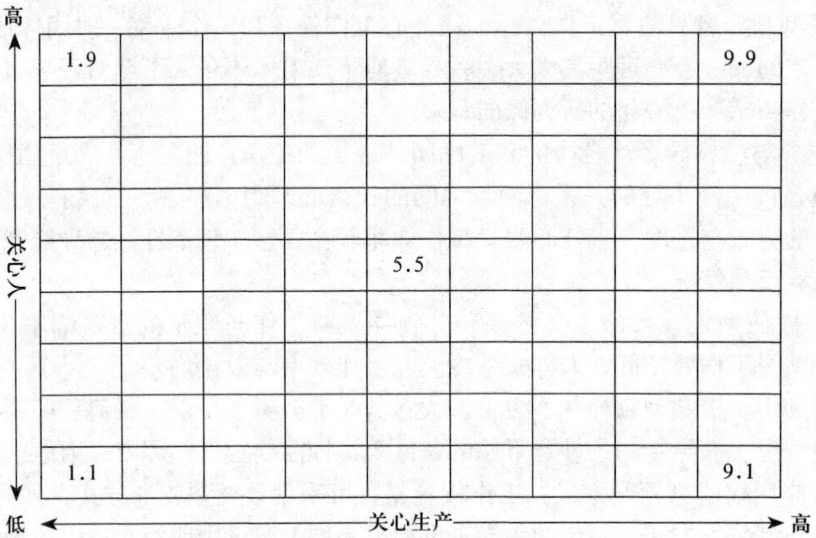

图 5-2　管理方格图

1．团队管理型或协作管理型——9.9 型　领导者对生产和人的关心都有高标准的要求，上、下级关系协调，充分调动员工的积极性，激发其创造热情。追求既是个人需求，又是组织需求的目标，任务完成出色。布莱克和莫顿认为这是最理想、最有效的领导类型，是发育最完善的管理方式。

2．中间管理型——5.5 型　领导者对工作和人都有适度的关心，保持工作与满足人的需要之间的平衡，维持一定的工作效率与士气；管理上反对命令和指导，不喜欢冲突；喜欢激励与沟通。

3．乡村俱乐部管理型——1.9 型　领导者对下级高度关心，重视下级的态度与情感，善待人，能容忍下属的各种行为，为员工创造友好的组织气氛，但对生产很少关心。

4．任务管理型——9.1 型　领导者偏重任务完成，喜欢监督他人，独断专行，对生产高度关心，虽能达到一定的工作效率，但不注意人的因素，很少关心下属的发展。

5．虚弱管理型——1.1 型　领导者对工作和人都不关心，仅以最小的努力完成必须做的工作，对冲突保持中立态度以维持人际关系。其最大的特征是“身在其位，不谋其事”。

管理方格理论为管理者正确评价自己的领导行为，培训发展管理人员，掌握最佳的领导方式提供了有效的指南。

以上行为方式理论虽然在性格理论的基础上有较大的发展，但均忽视了环境因素对领导有效性的影响，由此科学家们开始进行环境因素对领导有效性影响的研究，即形成了权变领导理论。

三、权变领导理论

权变领导理论（contingency theory）就是研究被领导者的特征、环境因素及领导者与被领导者的关系如何影响领导行为效率的理论。该理论把内部和外部环境等因素看成自变量，把管理思想、管理方式和管理技术看成因变量，因变量随自变量的变化而变化。管理者应根据自变量与因变量之间的函数关系确定一种最有效的管理方式。该理论包括费德勒的权变领导理论、赫尔塞等的领导生命周期理论等。

（一）费德勒的权变领导理论

美国华盛顿大学心理学家和管理学家费德勒（Fred Fiedler）在大量研究的基础上提出了有效领导的权变理论。费德勒认为一个领导者，无论他采取何种领导方式，其最终目的都是为了获取最大的领导效能，要想取得理想的领导效能，必须使一定的领导方式和与之相适应的领导情势相配合。

1．影响领导有效性的情境因素　费德勒提出影响领导有效性的情境因素有三种。

（1）上下级关系：指下属对领导者的信任、尊重、接纳、支持及忠诚程度。如果双方高度信任、互相支持，则属相互关系好，反之属关系差。

（2）工作任务结构：指团体目标与任务的界定是否充分明确而妥当。当任务为常规、具体、明确、容易理解、有章可循时，则任务结构明确性强；反之，当任务复杂、没有标准程序时，则属任务结构明确性低或不明确。

（3）领导者职权：指领导者现居职位所具有的权力或能使下属服从指挥的程度。如果领导对下属的工作任务分配、职位升降和奖罚等有决定权，则属职位权力强，反之则权力弱。

费德勒认为，三种情境因素的重要性并不相同，对环境控制影响最大的是上下级关系，其次是任务结构明确性，职权大小最不重要。根据这三个因素，费德勒分析了领导效果最有利和最不利的环境，三个因素都具备的是最有利的环境，三个因素都不具备的则是最不利的环境，并列出了八种环境因素类型（表 5-4）。

表5-4　领导效果的环境因素类型

对领导的有利性	有利	有利	有利	中间状态	中间状态	中间状态	中间状态	不利
上下级关系	好	好	好	好	差	差	差	差
工作任务结构	明确	明确	不明确	不明确	明确	明确	不明确	不明确
领导者职权	强	弱	强	弱	强	弱	强	弱
领导方式	任务型	任务型	任务型	关系型	关系型	关系型	关系型	任务型

2．领导风格与环境类型的匹配 不同的环境类型适合的领导风格不同，两者匹配恰当，才能取得有效的领导。

（1）如果领导者与下属关系融洽，任务结构明确性高，领导者职权强，则适宜采取以完成任务为目标的领导方式。

（2）如果仅为上下级关系好，而任务结构欠明确性，领导者职权弱，则适宜采取以人际关系为目标的领导方式。

（3）当环境条件处于最有利和最不利的两个极端时，都适宜采取以完成任务为目标的领导方式。

费德勒的权变理论，根据这三个因素不同的配合情形，可以看出领导对情势的控制程度有多高。因此，费德勒理论的最大优点在于它吸收了过去有关领导行为的研究成果，分清了不同领导方式能够发挥领导效能的情境。

（二）领导生命周期理论

领导生命周期理论（life cycle theory of leadership）又称情境领导理论（situational leadership theory），由管理学家赫尔塞（P．Hersey）和布兰查德（K．Blanchard）提出。该理论认为，有效的领导行为应当把领导行为和被领导者的成熟度结合起来考虑。

1．成熟度的含义 成熟度（maturity）是指个体完成某一具体任务的能力和意愿。成熟度包括工作成熟度和心理成熟度。工作成熟度（job maturity）是指一个人从事工作所具备的知识和技术水平。工作成熟度越高，在组织中完成任务的能力越强，越不需要他人的指导。心理成熟度（psychology maturity）是指从事工作的动机和意愿。一个人的心理成熟度越高，工作的自觉性越强，越不需要外部激励。

2．成熟度构型 工作成熟度和心理成熟度高低的结合，形成四种类型的成熟度构型。①M1型：工作能力低，动机水平低；②M2型：工作能力低，动机水平高；③M3型：工作能力高，动机水平低；④M4型：工作能力高，动机水平高。

3．情境理论的四种领导风格 根据下属成熟度，确定了四种相对应的领导风格。

（1）命令型：对于低成熟度（M1型）的下属，例如刚参加工作的护士，不能自觉承担工作责任，领导者可以采取高工作、低关系的命令型领导风格，与下属采取单向沟通的方式，明确工作目标和工作规程，并进行具体指导、督促及检查等。

（2）说服型：对于较不成熟（M2型）的下属，例如毕业年限较短的护士，初步了解业务，愿意担负起工作责任，但尚缺乏工作技巧，领导者可采取高工作、高关系的说服型领导风格，此方式由领导者对绝大多数工作做出决定，但需要以双向沟通的方式对员工的意愿和热情加以支持，采取说明、指导和检查的方法，达到有效领导。

（3）参与型：对于比较成熟（M3型）的下属，其工作经验丰富，技术操作熟练，而且工作信心和自尊心强，如领导者对他们过多控制，易误解为不信任而影响其积极性，因此领导者可采取低工作、高关系的参与型领导风格，加强交流，适当放权，对下属的工作不做具体指导，鼓励下属参与管理，重视本人需求。

（4）授权型：对于高度成熟（M4型）的下属，例如主管护师以上人员，不仅具备了独立工作的能力，而且愿意并具有充分的信心来主动完成任务并承担责任，领导者可以采取低工作、低关系的授权型领导风格，高度信任、充分授权，人尽其才、才尽其用。

在实际工作中，只要领导方式与下属的成熟度相匹配，领导的有效性即能达到最佳境地。

四、领导理论的新发展

随着组织行为学等管理理论的发展，领导的内涵和理论也经历了不同的发展阶段。仔细梳理领导理论的发展，可以发现领导的内涵和理论可以分为四个认识阶段：最初，将领导视为一种特征，发展了领导的特征理论；随后，领导被看作一种行为，发展出了领导的行为理论；而随着将环境因素纳入领导范畴，考虑到运用不同风格的环境和效果，则发展出了权变领导理论；随着组织等各方面因素的成熟，又发展出了当代的自我领导、群领导等理论。纵观领导理论的发展历史和当今发展的实际情况，可以看出，领导的内涵必将发生更深刻的改变，领导的绝对性将被改变，而传统的领导观也会逐渐被动态的领导观所替代。

（一）领导成员交换理论

20 世纪七八十年代，心理科学的研究边界日益拓展，领导成员交换理论（leader-member exchange theory，简称 LMX 理论）是典型理论之一。该理论以领导下属形成的互动关系为研究焦点，弥补了以往领导理论只注重行为表象，忽视过程机制的缺憾。该理论认为，组织中上下级关系可视为纵向的对子间互动，互动是领导行为产生作用的前提。领导行为的内在机制即为 LMX 的动态过程。

LMX 理论对管理中的“圈内人”现象给出了理想的解释。如果下属被赋予较大的职权、自主性和信任度，即高 LMX。作为回报，下属会表现出对工作的高度认同，对领导的高度忠诚，因而就形成圈内人。从时间维度看，领导－下属的关系表现出持续的循环性，也就是为什么圈内人越来越“圈内”，而圈外人则越来越“圈外”的管理现象。

LMX 理论的妙处还在于，从发展阶段角度看，包容了领导行为论：处在角色扮演期的领导行为是高度任务导向的，而在角色规范期的领导风格则基于关系导向，从而延续了领导理论的一贯性。同时，该理论在研究视角上有所创新，注重对子关系的过程性思考，而非简单的因果式研究，有助于深度理解领导行为的内在机制。

LMX 理论在管理实践中建议，领导－下属关系的建立过程存在阶段性特征，针对双方的需求特点，组织应有意识地开展培训。这样，一方面有助于下属尽快成熟，增强适应磨合的能力；另一方面，对处在角色扮演期的领导资源进行了全面概括，有助于领导者有的放矢地赋予指导，满足下属的心理需求。

（二）变革式和交易式理论

近期领导理论的视野逐渐过渡到行为过程机制的考察，并整合了特定的环境条件。变革式和交易式理论是其中之一。变革式领导注重开发和提升员工的承诺意识，交易式领导则是通过交易行为而达到对利益驱动体的控制和监督。该理论的提出者认为，在人性假设、行为导向、工作方式、创新程度四个维度上两种模式存在差异。①交易式领导主张人是利益驱动体，追求利益最大化，因而金钱激励是最好的方法；变革式领导则强调人的社会属性，注重用社会化的方法激励人，提高员工的组织认同感。②交易式领导采用明确的绩效标准设置群体的工作目标，强调任务达成的速度和效率；变革式领导认同个别化的管理风格，关注员工心理，针对个体差异进行关怀、指导和建议，属于人员导向。③从工作方式角度看，交易式领导关注过程监控、纠正下属的行为，从小抓起；变革式领导则利用宏伟的愿景激发下属，善于肢体语言的表达和激情演讲，即通过个人魅力对众人产生积极的感化。④交易式领导追求稳定可持续，在固定环境中有序工作；变革式领导崇尚应对挑战和风险，大胆尝试新策略，并鼓励下属不拘一格的处事风格。

多年的研究表明，变革式领导的特点决定了下属更高的满意感和承诺意识，并对工作产生内在兴趣，从而降低离职率。值得注意的是，该理论的精妙之处在于，对交易模式和变革模式做出区分，但并不对立。现代管理实践中，管理阶层不同决定了模式的不同，高层管理者应该使用变革式，而基层监督者多采取交易式。同时，在多变复杂的经营环境下，变革创新式的领导风格往往能将企业引出困境，重返正轨；而在平稳发展中的企业，变革式的领导就可能带来偏激化的决策、重大资产并购的失败、经营判断的草率等。由此看来，该理论的内涵带有权变色彩，是对权变理论的继承。

（三）认知资源理论

随着社会发展，竞争与风险俱增。管理者在社会、组织、人员的多重压力下，显现焦虑、烦躁的心理应激状态，影响了领导效能。认知资源理论对压力背景下，领导者认知资源与领导效能的关系进行了有益的探索。该理论认为，认知资源包括智力、经验和技术。智力包括知觉整合能力、反应速度、瞬时记忆和思维敏捷度；经验是在工作中不断习得的知识、日积月累的实践能力；技术即操作技能。该理论提出，认知资源与领导效能的关系很大程度上取决于群体过程和对结果的情境控制。这些情境变量主要是指工作压力、群体支持和任务特征。

（1）情境变量处于正值（压力小，支持多）时，经验与绩效呈负相关。这是因为个体会感到厌烦和失去兴趣。

（2）情境变量为负值时，智力与绩效呈负相关。原因在于高压之下个体会感到焦虑，从而影响其对认知资源的运用。

（3）负性情境对经验的影响较小，对智力的影响较大。因为压力之下缺乏时间来思考问题。

（4）风险决策等需高智力投入的任务，压力迫使智力–绩效呈负相关。

（5）日常行政管理事务，压力对智力–绩效的影响不明显。

（6）高智力领导者倾向于使用智力，高经验的管理者倾向于运用经验。

认知资源理论的启示是多方面的：识别出领导者智力和经验有助于领导效能的具体条件；证实了智力和经验是领导行为的重要属性；识别了智力和经验的相互干扰作用，有助于理解智慧型领导（高智力）与资深领导失败的原因。

（四）超越型领导理论

20世纪90年代，组织扁平化、专业分工网络化和电子化沟通等趋势的加剧促使团队化管理模式日益凸显。瑞典汽车制造商沃尔沃将装配流水线改为自主式管理团队（self-directed team）和工业巨头波音公司的交叉职能团队（cross-functional team）的尝试为团队化管理广开思路。团队化管理的超越型领导理论（super-leadership theory）由此得到盛行。

超越型领导比变革式领导更进一步，他们帮助下属发现潜能，提供各种可能以最大限度地激发潜力。通过充分授权，鼓励下级做出更大的组织承诺。因此该理论也称为超脱型领导理论。这种领导方式关键是把下级培养成自我领导者。通过自我设置目标，对自身行为进行内在强化，自我安排职务，同时进行自我批评和表扬。超越型领导本人能为下级做出自我领导的榜样，通过令人信服的行为树立形象。

超越型领导理论的意义在于，它指出了培养下属自我领导能力的三种途径。其一是行为训练，行为方面的训练策略是让下级进行自我行为观察、自我设置目标、控制环境中的行为场景、工作前演练工作行为、自我奖励与自我批评。其二是认知训练，将自然奖励置于工作任务之中，使工作本身成为一种自身的爱好，从中体会到胜任感、自我控制感和使命感。同时，还要通过自我控制信念、想象、内心自语等手段建立积极的思维模式。其三是团队合作技巧的培训，注重群体互动的培养和集体决策方法的开发，比如决策游戏、无领导讨论、野外合作运动等。

第三节 护理管理者的领导艺术

案例 5-2

某院护理部编制 3 名人员，护理部李主任、张副主任及干事。她们注重服务质量，强调服务态度，每月进行一次全院护理质量大检查，将检查成绩与科室奖金挂钩，并且有一套完整的奖惩条例，从而使每个科室的护士长对此高度重视。

2006 年 8 月，院领导派护理部张副主任外出学习 1 个月，而恰巧本月护理部事务性工作特别多，每天忙得不可开交。李主任认为关键时刻不能忽视质量，每月的检查照常进行，故充分运用领导艺术，授权给 4 位护士长，分 2 组对全院 20 个科室进行了 8 月份的质量检查。李主任对于首次授权护士长行使护理部权力进行督察工作还是比较慎重的，向护士长讲明了检查的目的、意义及注意事项。护士长经过 2 天的时间，圆满完成了检查任务，并向主任反馈了检查情况，李主任对此很满意。接下来张副主任学习结束返回单位，即使护理部不忙的情况下，李主任仍然让这 4 位护士长承担了每月一次的护理质量检查任务，但此后很少指导、监督，她认为把此项工作充分授权给下属，节省更多的时间考虑改革，致力于科研，这是领导艺术在护理部的体现。而这 4 位护士长，随着时间的推移，明知质量下降却视而不见，充当老好人，报喜不报忧。

3 个月后，几位科主任向院长反映情况：病房护理质量下降，护士长管理缺陷，护士差错不断，患者投诉直线上升。护理部李主任在全院的威严与威信很快下降。

问题：

1. 护理部李主任发生困境的主要原因是什么？
2. 护理部“全院性护理质量检查”工作能否授权给护士长？
3. 作为一名护理部主任，遇到此情况，你认为怎样处理更为恰当？

案例 5-3

医院的外科主治医师李星（化名）是该院一位年富力强的业务骨干，但在这次评定职称时却未能评上副主任医师职称。李星非常恼怒和沮丧，非正式地向院长提出调离医院的请求。院长对此感到十分棘手。

李星大学本科毕业，和院内有博士学位的医师相比，他的学历较低。但他担任现职工作已 6 年多了，业务能力很强，被公认为肝胆外科的业务骨干，名牌医师。他认为，以他的工作实绩和经验，晋升副主任医师职务应该是不成问题的。不料，这次因学历的劣势落空，李星为此愤愤不平。对此院长深感遗憾，为了照顾李星的情绪，院长和其他领导为他争取提前晋升工资机会。李星感谢医院领导的好意，但他还是婉言谢绝了领导的挽留，调离医院。

院长很器重李星，他清楚李星的离开，对医院的业务力量来说是一个很大的损失，他考虑还是应该挽留李星。可是应该怎样才能留住李星呢？

问题：

结合案例，分析如何应用激励理论恰当地处理好李星事件。

领导艺术（art of leadership）是指领导者具有创造性的领导才能、技巧、艺术和方法。领导艺术需要不断地顺势而变，需要不断创新。它是管理者学识、智慧、技能、作风、个性、修养、阅历、价值观等素质层次的综合体现。

一、授权艺术

作为管理人员，要给自己一个合理的定位，根据自己的管理需要，适当地授权。如果不懂得授权，反而会影响工作成效，甚至遭到下属反对或抵触。授权（authorization）是指在企业内由上而下分派任务，并使下属对所要完成的任务产生义务感的过程。所分派的任务可能是制定决策，也可能是执行决策。当分派的任务是实施一项已定的决策，并且所授予的权力本质上对全局没有影响时，称其为“授权”。但如果所分派的任务就是制定决策，也就是说，让下属决定应该实施的内容，称为“分权”。所以，管理者或领导者知道授权，但不懂得授权的方法，是不能实现组织目标的。

1. 授权的目的或意义 领导者通过合理授权，可以从烦琐的事务性工作中解脱出来，集中精力做更重要的事情；激发下属的积极性和创造性；发挥下属专长，使下属在工作中锻炼成长，提高工作效能。

2. 授权方法 应根据工作内容和下属的情况采用不同的授权方式，见表5-5。

表5-5 授权类型

授权类型	授权方法	情境条件
刚性授权（硬性授权）	对所授权力、责任，完成任务的要则、时间和质量等均有明确规定，被授权人照章行事，不得有任何逾越	工作难度较小，被授权者能力较弱
弹性授权	领导者授权时不必做过多的交代，只需要让被授权者清楚问题的重点及任务的目的，为下属提供了较大的自由空间，让下属有较大的自主权，随机应变地处理工作中遇到的问题	难度大、复杂多变、难以量化的工作，授权给精明强干、应变能力强的下属
回归式授权	在一定的条件或时限内，把已经授出去的权力收回来。比如为完成某一特定任务，领导者将权力授予下属，待任务完成，领导者即将权力予以收回	项目性工作
渐进式授权	领导者把应该授予下属的权力分阶段地授予下属，而不是将权力一步到位授予下属	领导者对被授权人的工作能力不完全了解，需要进一步观察，或是领导者对完成任务的环境及客观条件还没有足够的认识

3. 授权的原则 领导者合理授权，能够提高工作效率，事半功倍。但授权不得力，其负面影响较大。所以，领导者授权必须坚持以下原则。

（1）适当授权原则：授权应以完成工作任务和被授权者能力水平的高低为依据，对下属的授权既不能过轻也不能过重，要知人善任，视能授权，以发挥被授权者的工作潜能。

（2）逐级授权原则：领导者只能在纵向系统上逐级授权，下授一级，即只能对自己的直接下属授权，绝不可越级授权。既不可代替自己的上级把权力授予自己的下属，也不可将自己的权力授予下级的下级，否则就混淆了领导层次及权力纵向隶属关系，极易引发矛盾。

（3）责权同授原则：领导者授权，既要明确授予的权力，同时也要明确下属的责任，将权力与责任一并授予下属。权力与责任相统一，可以防止滥用权力的现象。

(4) 可控授权原则：领导者授权，不但要适当合理，还要可控制。这主要表现在两个方面：一是要保留某种控制权，不能对下属放任不管，把握授权的主动性和灵活性；二是在授权之前要建立一套健全的控制制度，制定可行的工作标准和适当的报告制度，以及能在紧急情况下进行补救的措施。

(5) 信任授权原则：授权是基于领导者和下属之间的相互信任，因此领导者必须做到用人不疑，疑人不用。权力一旦授出，就要充分地信任下属，让他们放手大胆地去独立完成任务。同时，授权后，要对下属的工作实行必要的监督考核，发现问题，及时解决。

(6) 宽容授权原则：真正的授权是以领导者宽容下属的失败为前提的。对下属的宽容，可以从更大程度上激发其工作的主观能动性，但是宽容不等于纵容，对下属工作中所犯原则性错误一定要及时指出，给予批评，使其改正。

4．授权的基本步骤

(1) 分析、确定什么工作需要授权：领导者的工作中有些适宜授权，有些不适宜授权，要注意区别。

(2) 选择授权对象：考虑人选时应该注意拟授权的工作任务需要什么样的知识、技能和能力；谁具备这些条件；谁有兴趣做这项工作。

(3) 明确授权的内容：向被授权者授予工作时，应该明确工作的任务、权力和职责。

(4) 为被授权者排除工作障碍：授权前，应有技巧地提醒被授权者在工作过程中可能遇到的困难，使其有充分的心理准备；授权时，充分考虑授权的原则，按原则给予授权；授权后，要进行必要的控制。

(5) 形成上下沟通渠道：建立执行授权工作情况的反馈系统，以监控被授权者的工作进度，发现偏离目标时，及时采取措施纠正偏差。

(6) 评价授权效果：按预定的工作标准定期进行质量评价，完成任务后要进行验收，并将评价结果与奖罚、晋升、提职等挂钩。

二、激励艺术

(一) 激励的概念

激励（motivation）有激发、鼓励之意，是指通过某些刺激使人发奋，推动并引导行为使其向预定目标努力的过程，是调动人的积极性和创造性的各种活动。

心理学上的激励是指影响人们内在需求或动机，从而加强、引导和维持行为的活动或过程。

管理学上的激励，是指创造满足职工各种需要的条件，激发职工的动机，使之产生实现组织目标的特定行为的过程。激励的目的是激发人的正确动机，调动人的积极性和创造性，充分发挥人的智力效应，从而保证其所在组织单位能有效地存在和发展。

(二) 激励理论

1．内容型激励理论 内容型激励理论（content motivation theory）主要以人的需要和动机为研究对象，围绕如何满足人的需要进而调动其积极性的问题展开研究。通过研究人的各种需要以达到解释和预测人的行为的目的。换句话说就是研究“激励为何产生”“什么因素会起到激励的作用”等问题。著名的内容型激励理论包括需要层次理论、双因素理论和成就需要理论等。

(1) 需要层次理论：需要层次理论（hierarchy of needs theory）是由美国心理学家亚伯拉罕·马斯洛（Abraham Harold Maslow）于1943年提出来的。他的主要观点是人类的需要是以层次的形式出现的，由低级的生理需要开始逐级向上发展到高级的社会性需要，可以归纳为以下五个层次。

1）生理的需要：指人类赖以生存的最基本需要，如食物、饮水、穿衣、睡眠、休息、医药等。生理的需要是人类最优先的、不可避免的需要，也是动力最强大的需要，如果这些需要得不到满足，人类就无法生存，也就谈不上其他的需要。

2）安全需要：指保护自己免受身体和情感伤害的需要。这种安全需要体现在社会生活中是多方面的，它包括避免危险，希望生活稳定，希望未来有保障，要求有劳动保护、社会保险、养老退休制度及社会的稳定等。安定与安全的需要是个体作为生物体和社会成员的安全感欲望、自由欲望、防御欲望的综合体现。

3）社交需要：亦称为爱与归属的需要，包括友谊、爱情、归属、信任与接纳的需要。人们一般都愿意与他人进行社会交往，想和同事们保持良好的关系，希望给予和得到友爱，渴望被他人或团体承认、接纳，有所归属，成为群体的一员等。这一层次的需要得不到满足，可能会影响人精神上的健康。

4）尊重的需要：包括自尊和受人尊重两方面。自尊是指自己的自尊心，工作努力不甘落后，有充分的自信心，获得成就后的自豪感。受人尊重是指自己的工作成绩、社会地位能得到他人的认可。这一层次的需要一旦得以满足，必然信心倍增，对社会满腔热情，体会到自己的价值；否则就会使人产生自卑感、虚弱感和无能感，以致丧失人生的信心。

5）自我实现的需要：这是最高一级的需要，指个人成长与发展、发挥自身潜能、实现理想的需要，即希望能够充分发挥自己的潜能，做最适宜的工作。马斯洛认为，如果个体想得到最大程度的快乐，便要做最适合自己的工作。

根据需要层次理论的观点，护理管理者应该从了解护士的需要着手，激发护士的工作积极性，采用多种形式满足护士的需要。激励的方式通常有物质激励和精神激励两大类，物质激励满足了护士低层次的需要，而精神激励主要通过满足护士的自尊、自我发展等高层次的需要而起作用，其作用的深度大，持续时间长。在满足护士需要时管理者应注意根据护士的具体需要，将物质激励与精神激励结合起来，以达到最佳的激励效果。满足护士需要时注重序列性和潜在性：管理者应从满足最低层次的需要出发，首先帮助护士解决生理、安定与安全等方面的需要，且对这些需要的关注应该是持续的，然后再满足护士在社交与情感、自我实现等方面的需要；同时，由于个体的需要具有潜在性，护士长要善于激发护士既有利于集体又有利于个体的潜在需要，从而实现组织与个人的共同发展。

（2）双因素理论：继需要层次理论之后，美国心理学家弗雷德里克·赫茨伯格（Frederick Herzberg）及其同事在进行工作满意度方面调查的基础上提出了"激励保健因素理论（motivation hygiene theory）"，简称双因素理论（two-factor theory）。它的主要观点如下。

1）组织中影响人积极性的因素分为激励因素和保健因素两大类：如成就、赏识、工作本身的兴趣、责任感、提升和发展等，对职工能产生直接的激励作用，因而称之为激励因素；人们感到不满意的因素往往与工作环境或外部因素有关，如工作条件、薪金、人际关系、个人或家庭因素、工作安全保障等，这类因素如果缺少则会引起不满和消极情绪，如改进则能预防和消除职工的不满，称为保健因素。

2）双因素理论实际上将激励分为内在激励与外在激励两种：内在激励是从工作本身得到的满足，如对工作的兴趣、责任感、成就感等，这些因素属于激励因素。外在激励是指外部的奖酬或在工作以外获得的间接的满足，如工资、工作环境，这种满足有一定的局限性。因为外在激励或保健因素只能满足人的低层次生理需要，而不能满足人的高层次精神需要，因而只能防止不满意，并不能持久有效地激励人的积极性。

双因素理论在护理管理中的应用：①利用激励因素激发护士的内在动力。从工作本身入手发挥激励因素的作用，是稳定护理队伍、激发护士工作积极性的一个重要途径。护理管理者应进行合理的工作安排和设计，使护士敬业、乐业；完善评价制度和激励竞争机制，体现公平性和合理性；同时，提供培训晋升机会，进一步拓宽个人发展空间。②满足保健性需要，维持护士的士气。管理者应从人性化管理的角度出发，尽力满足护士在保健因素方面的需要，如建立和谐的人际关系、良好的工作环境、公平的分配制度等。③不可对激励因素和保健因素做绝对化理解。两种因素可以转化，不是一成不变的，激励因素也有保健作用，保健因素同样也含有激励作用，有效管理还在于力求化保健因素为激励因素。

（3）成就需要理论：成就需要理论是由美国心理学家大卫·麦克利兰（David McClelland）提出的。其主要观点是，人们在生存需要得到基本满足之后，最主要的高层次需要是权力需要、归属或社交需要和成就需要。

1）权力需要：指想要影响别人和控制别人的一种欲望。具有较高权力需要的人对影响和控制他人表现出极大的兴趣，喜欢追求领导者的地位，喜欢“负责”什么事情，喜欢竞争并喜欢能取得较高社会地位的工作，他们常常健谈善辩，喜欢揽权，强调下属顺从，以致产生强迫命令。

2）归属或社交需要：指寻求被他人喜爱和接纳的一种愿望。高归属需要者渴望友谊，喜欢合作而不是竞争的环境，希望彼此之间沟通和理解，通常容易从友爱、情谊、人与人之间的社会交往中得到快乐和满足。他们把人际关系看得比权力和成就更为重要。在处理人际冲突时，往往倾向于协调和折中。

3）成就需要：指一个人对取得事业成功的欲望。成就需要高的人，对胜利和成功有强烈的要求，往往追求卓越、力图将事情做得更完美，使工作更有效率，以获得更大的成功；他们事业心强，敢冒风险，敢于承担责任；对他们正在进行的工作，喜欢得到明确而迅速的反馈；他们热爱工作，把个人成就看得比金钱更重要，从成功中得到的鼓励远高于物质的激励作用。与马斯洛等研究需要的学者不同，麦克利兰明确指出成就需要不是天生的，而是后天养成的，可以通过教育和培训造就出具有高成就需要的人才。

成就需要理论在护理管理中的应用包括：①适当授权。适当的授权可以在一定程度上满足权力需要比较强的护士的欲望；但应注意在进行授权之前，管理者要对授权对象的能力进行考核，以确定授权的范围和大小，并在工作中根据需要给予相应的指导。②营造一个拥有良好人际关系的环境。良好的人际关系对于归属或社交需要较强的护士来讲非常重要。这类护士很在乎与他人的良好合作关系，不喜欢竞争，这对组织的稳定很有帮助。③分配具有一定挑战性的工作。对于成就需要比较强的护士，管理者应让其承担具有一定挑战性的工作，并随时给予工作效果的反馈，以确认其工作的进步与成就。

2．行为改造型激励理论　行为改造型激励理论（behavior modification theory）主要研究如何通过外界刺激来改造和修正人的行为。这类理论认为，当行为的结果有利于个人时，行为会反复出现；反之，则会削弱或消退。该理论是研究如何变消极为积极的一种理论。行为改造型激励理论包括强化理论和归因理论等。

（1）强化理论：强化理论是美国心理学家和行为科学家斯金纳（Burrhus Frederic Skinner）首先提出来的。该理论被广泛应用于激励人和改造人的行为。其主要观点如下。

1）人的行为受外部环境的调节和控制，改变刺激就能改变行为。强化理论认为，当一种行为的后果对个体有利时，这种行为就会在以后重复出现；不利时，这种行为就会减弱或消失。这就是环境对行为强化的结果。

2）根据强化的性质和目的，强化可以分为正强化、负强化、惩罚和自然消退。

正强化是指对某一行为进行鼓励和肯定，使其得到保持、巩固和加强的过程，从而有利于组织目标的实现。例如，看到员工工作表现出色领导立即加以表扬、认可、赞赏、增加工资、提升职位等。

负强化也是一种增强行为的方法，是指预先告知某种不符合要求的行为或不良绩效可能引起不愉快的后果，使员工的行为符合要求，从而保证组织目标的实现不受干扰。例如，员工知道随意迟到、缺勤会受到处罚，不缺勤、按时上班则不会受到处罚，于是员工会避免迟到、缺勤，学会按要求行事。实施负强化的方式与正强化有所差异，应以连续负强化为主，即对每一次不符合组织的行为都应及时予以负强化，消除人们的侥幸心理，减少直至消除这种行为重复出现的可能性。

惩罚是指用某种令人不快的结果，来减弱某种行为。如当有员工工作不认真、不负责任，经常出差错或影响他人工作时，领导们就可以用批评、纪律处分、罚款等措施，制止该行为的再次发生。但是，惩罚也会有副作用，如会激起员工的愤怒、敌意等。因此，管理者们最好尽可能用其他强化手段。

自然消退是指通过不提供个人所愿望的结果来减弱一个人的行为。自然消退有两种方式：一是对某种行为不予理睬，以表示对该行为的轻视或某种程度上的否定使其自然消退；另一种是指原来用正强化手段鼓励的有利行为由于情况发生变化，不再给予正强化，使其逐渐消失。研究表明，一种行为如果长期得不到正强化，就会逐渐消失。如员工由于某种原因使工作出现小的差错，上级管理者不予追究，而是给机会使该员工及时自觉改正。

强化理论在护理管理中的应用：①根据护士的工作绩效公正地运用强化手段。为了使行为强化有效果，强化应公正地基于每个护士的工作绩效。没有奖励应得到奖励的护士，或是过度奖励了不值得奖励的护士，都会削弱奖励的效果。另外，公平不是平均主义，不要对所有的护士都给予同样的奖励，对每个人都给予同样的奖励，实际上是强化了不好或中等的表现，而影响强化效果。同时，管理者应建立一个行为标准，让每个护士都知道怎么做才能得到奖励。②尽量使用正强化。负强化、惩罚和自然消退都属于消极的行为，容易使护士产生抵触情绪，从长远来讲不利于组织目标的实现。所以，在强化手段的应用上，应以正强化为主，引导护士的正性情绪，激励护士的行为向完成组织目标的方向发展。同时，还应根据不同护士的特点采取不同的正强化措施。护士的年龄、性别、学历、经历不同，需要就不同，强化方式也应不一样。如有的护士更重视物质奖励，有的更重视精神奖励，应区分情况，采取不同的强化措施。③巧妙地运用负强化和惩罚。惩罚是制止组织所不需要行为的一种有效方式，但当众的斥责会使护士感到屈辱，并可能引起工作团队内成员对管理者的不满。所以对于所实施的负强化或惩罚措施，管理者一定要私下进行并且让护士明白错在哪里，否则护士会有迷惑不解的可能，甚至产生抱怨和抵触情绪。④尽量应用内部强化手段。所谓内部强化是指通过外在刺激，使护士的自我认识发生改变而影响行为。例如，护士长适当地向护士公开科室物资管理的细节，让护士明白节约资源对于患者及科室的好处，从而自觉地在日常工作中节约，而不是将重点放在制订惩罚措施方面。

（2）归因理论（attribution theory）：出现于20世纪50年代，其代表人物是海德（F. Heider）和维纳（Weiner）。该理论是认知心理学的一个重要内容，它是研究如何推测、判断、解释人们的行为及其行为结果、原因的理论。在管理学中，它侧重于研究个人对行为成果与失败原因的认知过程，并力图通过改变人的自我感觉、自我认知来改变人的行为。人们对行为的结果主要归结于四个因素：努力、能力、任务的难易程度和机遇。根据“内外因”“稳定性”“可控制性”三个维度，“努力”“能力”“任务难度”“机遇”四个因素又可进行如下分类（表5-6）。

表5-6 成功与失败的归因倾向

归因类别	努力	能力	任务难度	机遇
内外因	内在因素	内在因素	外在因素	外在因素
稳定性	不稳定因素	稳定因素	稳定因素	不稳定因素
可控制性	可控制因素	不可控因素	不可控制因素	不可控制因素

人们通常会把自己的成败进行归因，不同的原因会引起不同的心理变化，进而影响以后的行动。例如把成功归结为内在因素，如能力和努力，会使人感到满意和自信；归结为外在因素，如机遇好或任务难度低，会使其产生感激的心情。把失败归于内在因素，如努力不够或能力差，会使人产生内疚和无助感；归于外在因素，如认为机遇不好或任务难度大，会产生气愤和敌意。把成功归因于稳定因素，如能力强或任务难度低，会提高行为的积极性；归因于不稳定因素，如机遇或努力，积极性可能提高也可能降低。把失败归因于稳定因素，如能力差或任务难度高，会降低积极性；归因于不稳定因素，则可能提高积极性。

归因理论在护理管理中的应用：①引导护士对自己的行为进行积极的归因。如将成功归因于个人的能力和努力，这将有助于提高护士的自信心，调动工作的积极性。当护士的工作有了哪怕一点点进步，就应该告诉护士，你有进步，是你能力的体现和努力的结果；还存在不足的地方是因为努力还不足，鼓励其继续努力。经过一段时间的训练，当护士在遇到失败时，首先会从主观努力上找原因，不再灰心丧气，而是努力走向成功。②引导护士将关注焦点集中于内在的可控因素上。内在的可控因素是个体能够通过自己的言行进行控制的因素。对于外在的不可控因素，管理者应能够帮助护士客观评估，并且帮助护士学会利用内在可控的因素弥补外在不可控的因素，避免由此造成的失败给护士带来过重的负性影响。③归因于努力比归因于能力对成功或失败均会产生更强烈的情绪体验。护理管理者应让护士体验到因努力而成功的愉快，不努力而失败的羞愧，或失败但因努力仍受到鼓励。对于付出努力但实际工作效果不佳的护士，管理者应帮助其寻找原因，究竟是努力的程度不够，还是工作方法有问题。找到原因后，期望能在今后的工作中进行弥补，提高工作绩效。

3．过程型激励理论 过程型激励理论（motivation theory of process）着重研究动机的形成和行为目标的选择过程，即研究人们的行为是怎样产生、怎样向一定方向发展、如何使这个行为保持下去，以及怎样结束行为的发展过程。过程型激励理论主要有期望理论和公平理论等。

（1）期望理论（expectancy theory）：是由美国心理学家弗鲁姆（Victor H．Vroom）于1964年提出来的，该理论是关于激励研究的一个经典理论，提示护理管理者从工作目标、个人需要、工作能力、奖励机制等多个环节入手，激发护理人员的工作潜能，从而提高管理的有效性。其主要观点为，期望是一个人根据以往的经验希望在一定时间内达到目标以满足需要的一种心理活动。期望理论认为，预测一个人想做什么和将投入多大的努力去做，取决于三个变量：期望值、关联性和效价。

期望值是指个体对自己的行为和努力能够达到期待结果的概率的主观判断。影响个人期望值的因素有个体过去的经历、自信心、对面临任务难易程度的估计等。一个人如果相信自己有能力完成任务，他的期望值就高，反之就低。

关联性是指个体对于良好表现将得到相应回报的信念，即工作成绩与报酬的关系。如工作绩效高就应得到高报酬这样的一种相关性。

效价是指奖励对个人的吸引程度，即个人在主观上对奖励价值大小的判断。如果一个人认为奖励有价值，那效价就高，反之则低。

激励水平的高低可以由以下公式表达：

$$激励水平（M）= 期望值（E）\times 关联性（I）\times 效价（V）$$

从公式可以看出，激励水平的高低，取决于期望值、关联性和效价乘积的大小。只有当三者都高时，才能真正达到高激励水平。如护士认为只要她努力练习就能在护理技术操作大赛中取得好成绩，这是期望值的问题。然后，她认为如果在护理技术操作大赛中取得好成绩，年终就可以被评为优秀护士，这是关联性的问题。最后，她又会想：假如我被评为优秀护士又怎样呢？对我究竟有什么样的意义呢？这是效价的问题。

期望理论在护理管理中的应用如下。

1）设置科学的激励目标：根据期望理论，人之所以努力工作，是因为他觉得经过努力可以完成工作任务、达到工作目标。如果护士认为确定的目标过高，通过努力也很难取得满意的绩效时，就会降低实现目标的内在动力，激励力量就小；当然如果目标过低，轻而易举能够达到，也会使人认为实现目标的价值不大，这样，即使主观上认为通过努力实现目标的可能性很大，但因目标效价小，事实上护士也不愿去努力。上述二者都不能有效激发人的积极性。科学的激励目标应既具有一定的挑战性，又具有良好的可行性，既能满足人们精神和物质需要，又要考虑到被激励者的能力，使护理人员觉得目标既非高不可攀，又非唾手可得，只要积极努力，就有实现的可能。这就提示护理管理者在制订工作目标时必须注意切实可行，并尽量排除那些可能会干扰护士完成任务的不利因素，即在管理过程中要处理好护士努力和工作成绩的关系，保证护士有能力完成分配的工作任务。

2）提高护士的工作能力：护士对激励目标实现可能性即期望值的认可程度同护士的工作能力相关。很显然，在工作难度一定时，护士的工作能力越强，目标也就越容易实现。所以提高护士的工作能力是提高护士激励水平的重要因素。但离开工作岗位单纯看工作能力并不具有实际意义，只有把工作能力用在工作岗位上，才能成为影响激励力量的因素。因此，管理者要相信人人都有工作的能力，帮助护士实现最佳岗位定位，并通过一套完善的竞争和培训机制促使护士积极参与岗位竞争，从而不断提高护士的工作能力。护士工作能力和素质的不断提高会带来目标效价与期望值的不断提高与更新。

3）强调工作绩效与奖励的关联性：管理者应制定出按劳分配的工资和奖励制度，使职工多劳多得，并说到做到、信守诺言，保持奖励政策稳定。让护士清楚什么样的工作结果能得到什么样的奖励，使护士看到奖酬和工作绩效是相关联的。这样护士可以自觉评价自己努力的程度和绩效结果，以调动工作积极性。

4）重视护士的个人效价：任何奖励报酬只有对人产生足够大的吸引力时，才会激发积极性。而护士对报酬有不同的价值观，有人重视金钱、物质方面的奖励，有人更重视领导的赞扬和组织的认可。奖励相同，不同的人所体验到的“效价”可能不同。因此护士长在给予激励时应注重护士对报酬反应的个人倾向性，奖励要因人而异，内容丰富，形式多样，奖人之需，最大限度地满足护士的需要，激发护士的工作潜能。如对于更喜欢经济上报酬的护士，给予的奖励可从其正常生活需要出发，侧重于奖金、纪念品等物质奖励；而有的护士可能希望得到进一步深造的机会，在奖励方式上可考虑从其发展需要出发，给予评先进、进修、培训等精神激励。这样，就可以使护士感受到满足和喜悦，自尊和自信，更好地实现对护士的激励。

5）建立长效的沟通机制：在护士实现激励目标的过程中，护士的内心需要、目标期待、对管理者激励目标的信息反馈及工作能力等方面都会发生变化，管理者只有及时了解这些变化，才能为长期有效的护士激励提供帮助，而长效的沟通机制是保证护士激励措施有效运行的关键。它能使管理者有效地获取信息，整合情感要素，充分尊重护士合理的内心需求，使护士把心里话和内心情感尽量表达出来，同时也能把管理者对护士的关爱、尊重、赞美、信任等信息传达给护士，从而在护士内心深处激发起对组织的向心力、凝聚力和归属感，不断增强工作自信心。而这些必然为长期的护士激励带来目标效价、期望值和激励力量的提高，可增强职工激励的有效性。

(2) 公平理论（equity theory）：是美国心理学家亚当斯（J. S. Adams）于20世纪60年代提出来的。这是在社会比较中探讨个人所做的贡献与他所得的奖酬之间的比值是否平衡的理论，主要研究利益分配（特别是工资报酬分配）的合理性、公平性对职工积极性的影响，故也称为社会比较理论。其主要观点是：

1）公平是指人们的贡献（投入）多少应与其所得报酬相当。公平理论认为，职工在受到奖酬之后，积极性是否增加受满足感的影响。同时，在奖酬与满足感之间，还有一个中介因素，那就是奖酬公正性的感觉。报酬多少固然影响职工的积极性，报酬分配是否公平也同样影响着职工的工作积极性。也就是说，人们的工作态度和积极性不仅受其所得的绝对奖酬的影响，而且还受其所得的相对奖酬的影响。

2）人们在衡量公平性时，一方面以自己过去做过的工作或担任过的角色为参考依据，把自己不同时间的情况进行比较，这是一种历史纵向的比较；另一方面还把自己的投入与产出和有相同工作情况的他人的投入与产出进行比较，以他人作为参考依据，这是一种社会横向的比较。

3）当职工感到不公平时，他们可能会采取以下几种做法：曲解自己或他人的付出或所得；采取某种行为使得他人的付出或所得发生改变；采取某种行为改变自己的付出或所得；选择另外一个参照对象进行比较；辞去他们的工作。

公平理论在护理管理中的应用：公平问题存在于管理的各个方面，在现实生活中经常出现职工因感到不公平而争吵、怠工甚至罢工、离职等问题，这些都严重影响了工作的正常进行，管理者应该重视公平问题，并对此有一个正确的认识和恰当的处理。

护理管理者应用公平理论时应注意以下几点。

1）管理者要正确认识职工的比较和由不公平感产生的行为：职工之间相互比较是一种普遍的心理现象，在职工之间要杜绝比较是不可能的。职工对金钱、地位、荣誉等进行比较，感觉受到不公平的对待，因此而产生怨言、怠工等行为，并不能由此认为职工贪婪、斤斤计较，而予以否定。根据公平理论的观点，职工把自己的贡献与奖酬的比率进行衡量，在多数的情况下是因为职工认为自己的贡献没有得到他人、领导及社会的认可，而产生不满情绪和挫折感。

2）建立良好、有效的激励制度：护理管理者应综合考虑多方面的因素，制定被大多数人认可的分配细则，奖惩应该明确、制度化，让护士清楚什么样的行为会得到什么样的奖励。只有这样，护士才能清楚地认识到自己的行为、绩效以及由此而带来的奖酬，减少因模糊操作而带来的不公平感。

3）管理者要引导职工正确对待自己和他人：公平和不公平感是个体的一种主观感觉，职工往往由于心理上过高估计自己的心理倾向而产生错误的感觉，因此对自己的报酬不满意。管理者应该了解和关心职工这方面的心理状态，加强对实际情况的解释说明、信息的沟通及适当的教育，引导职工正确对待自己和别人，正确地对待奖酬，把旺盛的精力用于组织目标的完成。

4）公平不是平均主义：在管理中要注意公平问题，但不是提倡平均主义、“大锅饭”。如果实行人人有份的平均主义，实际上是造成了新的不公平。由于个人对组织的贡献大小不同，组织对个人的报酬也应有所区别。那些在工作中贡献较大的护士应该得到更多的奖励。

三、创新艺术

创新是一个民族进步的灵魂，是一个国家兴旺发达的不竭动力，也是21世纪护理领导者的灵魂。

（一）创新的含义

企业家将创新（innovation）定义为生产要素的新组合。管理学家德鲁克将创新定义为“改革资源的产出量或消费者从资源中获得的价值和满足”。创新不同于发明和创造，是把发明或创造引入经济之中，从而给经济带来较大的影响或发生较大变革。因此创新是形成一种创造性思想并将其转换为有用的产品、服务或作业方法的过程。创新具有新颖性和适用性，它包含两类情况：一类是在旧事物的基础上进行改良革新，另一类是通过创造灵感产生独特的新事物。

（二）创新的理论基础

1912年，美籍奥地利人、经济学家熊彼特（Joseph A．Schumpeter）首次从经济学角度系统地提出了创新理论。他认为创新过程就是建立一种新的生产函数，即要把一种从来没有的关于生产要素和生产条件的“新组合”引入到生产体系中。

（三）创新的内容

管理创新是指创造一种新型的、更高效的资源整合的范式，它既可以是有效整合资源以达到组织目标的全过程管理，也可以是某个具体方面的细节管理。所以，管理创新包括以下几方面的内容。

1．思路创新　提出一种新的运行思路并加以有效实施。

2．组织创新　创设一种新的组织机构，并使之有效运转。

3．技术创新　是组织把新技术创造性地应用于生产经营活动，以获得预期的经济效益和社会效益的过程，包括引进新技术、改进旧技术等。技术创新在组织中最为普遍，占有举足轻重的地位。

4．制度创新　是指创立或引入新的制度，大的创新如国家创立护理管理体制、制定护士法等，小的创新如医院或科室引入新的护理工作运行机制等。

5．管理方式创新　是指把各种生产要素整合起来，创造一种更新、更有效的资源整合管理模式。

（四）常用创新技术

创新技术源于一门新兴学科——创造学。该学科对人在创造性活动中的心理过程及心理障碍做了研究，并在此基础上提出了一些创新技术和方法。

1．发散思维法和聚合思维法

（1）发散思维：又称扩散思维、辐射思维、开放思维等。它是由美国心理学家吉尔福特（J．P．Guilford）于1959年提出的。这种思维方式打破思维定势，破除思维障碍，充分发挥人们的联想力，由点到面，天马行空，通过调动大脑已知的各种信息、形象、观念来相互联系，重新组合，从而由熟悉的已知领域达到陌生的未知领域，产生新的想法与创意。

（2）聚合思维：又称收敛思维、集中思维、汇合思维等。它是吉尔福特在提出发散思维的同时提出的。他对聚合思维的定义是：“从已给的信息中推出一个正确的答案，或者引导出一个公认为最好的或常规的答案。”这种思维方法与发散思维呈相反状态，一个是由面到点，一个是由点到面，一个是由分散到集中，一个是由集中到分散。

发散思维和聚合思维是相辅相成的两种思维方式，两者缺一不可。没有发散思维，就不可能产生各种新奇的思想及先进的发明创造，人类思维的广阔性、开放性就被禁锢，但只有发散思维而没有聚合思维，那思维就变成一盘散沙，漫无边际。因此需要在发散想象之后，通过聚合思维筛选、集中、消化、完善那些存在缺陷的想法，使创意得以最终呈现。

2．形态方格法　也称信息交合术，由美国加州理工大学茨维基（Zwicky）博士首创。核心思想是许多发明创造的成果并不是全新的事物，而是一些旧事物的新组合。因此，如能对问题加以系统地分析和组合，便可以提高创新成功的可能性。

3．综摄法　是以类比思考为核心的著名创新技术，由歌顿（Gordon）最早提出。综摄法主要运用两大操作机制：①对不熟悉的事物用熟悉的事物和知识去分析；②对熟悉的事物和知识以不熟悉的态度来观察分析，从而启迪出创造性的设想，分析问题和提出可能的答案主要运用类比和隐喻。

（五）创新基本步骤

多数专家致力于创新管理的研究，提出了创新五步骤。

1．收集素材　积累和收集各种有用的信息与素材是进行创新的必要前提。该阶段需要广泛的探索，研究与问题有关的一切事物。

2．深思熟虑　此阶段要克服各种思想障碍，发挥思维的灵活性，运用多种思维方法进行思考。

3．酝酿储备　当某种新思想偶然浮现时，或许它是以初级、粗糙的形式出现，需要进一步琢磨、充实和完善。在该阶段需要把原始数据信息和思考时发现的新资料通过加工整理，进行酝酿构思。

4．领悟发现　这是做出创造性发现的阶段。在该阶段，直觉、灵感、想象等非逻辑思维起着决定性作用。在继续深思熟虑和酝酿储备的基础上，出现思维的飞跃，产生新的认识和见解。

5．确立完善　通过修正、扩充、提炼对创新思想加以完善，并运用评估能力加以检验与抉择。

在实践中，创新过程并不是一个规则的过程，各阶段并非截然分开或有固定模式。有时酝酿期较长，有时会在不曾预料的时机突然出现飞跃。作为未来的护理管理者，理解创新基本过程既有助于充分发挥自身的创造性，也有助于激励他人的创新能力，更有助于护理事业的长远发展。

第四节　压力管理

案例 5－4

李某5年前大学毕业后应聘到某三甲医院工作。工作中她认真努力，表现出色。在近期医院组织的护士长竞聘中脱颖而出，担任了肿瘤外科的护士长。上任后，欣喜之余也感到了工作的压力与困惑。肿瘤外科成立只有1年，护士来自不同的科室，资历也不同，既有刚刚参加工作的新人，也有在普外科工作10年以上的护士。前任护士长被调离时因为闹情绪没有很好地与她交接班。她觉得自己应该从团结护士、激励护士做起，于是她整天和科室里的护士们有说有笑，打成一片，即使发现了某护士的错误也只是提醒一下，生怕影响了护士和自己的关系。当她知道许多护士抱怨工作累、报酬低，工作积极性不够高时，她便本着有抱怨即改造的原则，提高报酬，改进分配方案。但是报酬提高之后，她发现有些护士的抱怨依然存在，并且她们的工作积极性依然不是很高。

问题：

1．请结合李某的困惑，阐述如何提升领导者影响力？

2．李某要想成为一名优秀的护理领导者需要具备哪些特质？

3．你认为李某如何才能有效激励护士的工作积极性？

一、压力管理概述

（一）压力管理的相关概念

1．压力 压力也称为应激。美国应激理论的代表人物之一——理查德·拉扎勒斯认为，压力是由于事件和责任超出个人应对能力范围时所产生的焦虑状态。作为心理学概念的压力是指主观感受到周围环境对自己身心的影响过程，它可能对人的身心健康产生积极或消极的影响。适度压力能激发护士的工作潜能和工作积极性，进而提高护理组织的绩效。但压力过大，会造成护士的心不在焉、积极性下降、工作效率降低甚至离职。

2．压力源 压力源是指任何能够被个体感知并引起其心理行为变化和适应的事件或内外环境刺激，有工作中的压力源，如工作负荷、组织中的角色、组织内的人际关系等，也有生活中的压力源，如创伤性事件、角色冲突、失去工作、失去亲人等，生活中的压力源对工作也会产生一定影响。

3．压力感 压力感是人因压力而产生的失望、失败、挫折、抑郁、焦虑等负性情绪体验。压力感是一种主观评估，同一事件发生在不同时期或不同的人身上会产生不同的感受。

4．工作压力 工作压力是人们在工作过程中，应对那些自己认为无法应对的情况或威胁时，所产生的情绪上和身体上的异常反应。它来源于人与环境的相互作用，是机体的一种内部状态。能否处理好工作压力带来的问题对于每位职工和整个组织绩效都有重要影响。

5．压力管理 压力管理是指通过一定的理论知识、操作过程，降低压力源对个体身心影响的过程。压力管理是适应压力的过程，一方面处理造成压力的问题本身，另一方面则去应对压力所造成的身心反应，是主动、有效应对压力的方式。

（二）压力管理的意义

对护士而言，适度的压力有利于维持个人的身心平衡，提高工作效率，改善生活质量；对组织而言，主动地策划和设计压力应对策略，理性地采取压力应对方式，把压力控制在恰当的程度，能够激发护士的进取心和挑战意识，使护士能更好地履行责任，促使组织积极改进，提高工作效率。

（三）压力管理的基本原则

1．适度原则 进行压力管理需要兼顾组织利益和护士利益，不是一味地减轻护士压力，求得护士的最大满意度，而是要适度。

2．个体化原则 压力在很大程度上是主观感受，不同部门、不同岗位、不同个体面临的工作压力不同，表现不同，压力应对的方式也不同，应根据对象的不同特点有针对性地进行压力管理。

3．引导原则 压力产生是不可避免的，压力管理就要引导压力向积极的方向发展，对于一些不可控的因素，如工作任务难度大，护理管理者要引导护士将压力转变为动力，激发更大的工作热情，努力提升工作能力。

4．区别对待原则 压力管理首先要分析压力的来源并区别对待，不同的压力需采取不同的应对策略。针对可以避免的压力，如护士之间不团结、分工不合理等造成的压力，可通过行政管理手段消除压力来源；而针对那些不可避免的压力，如社会地位、工作风险等，只能通过提高工作能力和心理承受力来积极应对。

二、护士面临的工作压力

1．来自专业发展的压力 专业发展要求护士必须快速提升个人的专业能力，既要做好当下的临床护理工作，又要努力学习提高，做好储备；既要注重实践能力，又要注重护理研究。许多健康问题的处理涉及伦理、情感、法律等，所学知识不足以应对复杂的问题；个人专业提升压力大，晋升难度大，学习培训机会少。

2．来自社会环境中的压力　护理工作社会地位低，不被尊重，薪酬待遇低，工作中独立性少，工作繁重，付出与回报不平衡。

3．来自组织内部的压力　工作风险高，责任重；分工不明确，非护理工作占据了部分工作时间；人员配置偏少导致的工作负荷过重；工作环境条件差，工作所需的仪器设备不足；面临各种职业暴露的威胁；工作的连续性导致作息不规律；面临护患、医护、护护、上下级之间等复杂人际关系，护理管理者提供的支持不足，上下级和同事关系紧张，考核过多等。

4．来自患者的压力　护理工作的贡献得不到患者及家属的认可，患者不合作，患者及其家属的不尊重，受到患者的轻视、发难，甚至辱骂、殴打。

5．来自个人生活中的压力　结婚、生育、生病、婚姻纠纷、父母健康问题、子女健康问题等个人生活中的事件也会给护士造成压力。

三、护士工作压力管理

压力管理需要从全社会层面、组织层面和管理者个体层面出发。社会层面主要从社会政策方面进行；组织层面主要从组织内部，如工作任务再设计、制度完善等方面进行，需要组织整体的努力；个人层面主要是个体的自我管理。

（一）识别工作压力

明确工作压力主要来源于工作的内在因素、组织的作用、组织特征、工作发展需求、组织内部关系等。评估护理组织中是否存在增加护士工作压力的因素，如工作难度太大、组织气氛不够融洽等，并指出其对组织和个人工作绩效的影响。当工作压力过大时，护士可能出现个体工作习惯或行为方式等的改变，通常表现为工作拖延，工作量减少，缺勤增加，决策困难，粗心出错的次数增加，忽视职位的要求，难以与他人融洽相处，过于关注个人的错误和失败等。

（二）组织层面的压力管理方法

1．改善工作环境和条件　护理管理者力求创造高效率的工作环境，如光线、噪声、通风、装饰等方面，确保护士拥有做好护理工作的良好设备用物，力求护士与工作环境和工作条件相适应，提高护士的安全感和舒适感。

2．强化管理手段　完善工作制度建设，制定合理的工作程序，在人力资源招聘中注意选拔符合护理工作要求的人员，合理配置人力，明确岗位职责和任务，从而减轻因角色模糊、角色冲突引起的心理压力。此外，护理管理者还应帮助护士做好职业生涯规划，及时反馈绩效评估结果，与护士加强沟通，及时帮助解决生活中的困难，提供完善的保障制度。

3．加强组织文化建设　从护理文化内涵建设中，强调职工关爱，突出维护心理健康的重要性。可以通过设立职工关爱计划等专有项目，举办讲座、报告会，为护士订阅心理健康的期刊，开设宣传栏等，倡导职工关爱，提供压力管理的资讯，普及护士的心理健康知识，帮助护士提高应对压力的能力。

4．提供保健或健康项目　为护士提供保健或健康项目，鼓励护士建立健康生活方式，有条件的医院可为护士提供各种锻炼、放松设施，设计专门的锻炼计划，帮助护士释放和宣泄压力。聘请专门的心理咨询师，为护士提供心理咨询，帮助其提高社会适应能力，缓解心理压力，保持心理健康。

（三）个体层面的压力管理方法

1．正确认知压力 对于压力认知的偏差，往往会使护理管理者的压力管理走入误区，或者过于忧虑，或者轻视那些长期持续存在的微小压力，或者认为所有的压力都必须消除掉。而实际上，管理者压力大体分为三类：①有必要消除的压力，如因为工作无计划、拖沓所带来的压力；②没有必要消除的压力，如追求成功、力求创新的压力；③很难消除或者不可消除的压力，如社会偏见、职业风险带来的压力。管理者要正确认知压力，合理进行压力管理。

2．有效利用资源 护理管理者往往需要承担来自上层管理者和基层护理工作的双重压力，护理管理者要充分利用所带领团队的力量，适当授权，让下属为自己分担部分压力，避免事必躬亲，还要积极寻求技术支持、心理安慰等帮助。

3．建立良好的支持系统 倾诉是简单而有效的减压方法。压力管理专家研究发现，与管理者有关系的所有人中，最重要的减压支持资源是直接上级和自己配偶，上级可以帮助自己控制压力源，配偶则可以提供情感上的理解和安抚。寻求倾诉对象，获取他人支持对管理者减压具有非常重要的作用。

4．掌握自我减压技巧 常用的减压技巧有：①冥想放松。取舒适坐姿，冥想中从指尖开始放松身体的每一部分，每天坚持 10 min。②深呼吸减压。站、坐、平卧均可，保持脊柱直立，身体舒适；闭目放松，两手分别放于胸部和腹部；慢慢深吸气，使腹部隆起；缓慢呼气，尽可能将气体排出；每次持续 10 min，每天 1～2 次。③运动减压。适当运动可以消除疲劳，激发活力，调节大脑功能。适用的运动方式有游泳、有氧慢跑、跳绳、跳操、散步等，每天半小时左右。④其他。例如通过瑜伽、静坐、催眠、想象训练等方式减轻压力。

5．调动工作 必要时放弃这份工作，谋求更适合自己的岗位。

第五节 管理沟通与冲突

案例 5-5

作为某医院的护理部主任，陈主任管理着 500 名护士。今天是周一，陈主任像往常一样 7：30 来到医院。当护士们看到她走来时，没有像以往一样热情地打招呼，而是代之以冰冷的注视和沉默。陈主任回到自己的办公室，护理部副主任郭某就直言不讳地说："陈主任，上周您发出的那些邮件对大家的打击太大了，每个人都心烦意乱。"陈主任说："上周的中层干部会上大家都一致同意向医院的每个人通报医院财务预算的困难及裁员的可能性。我所做的只不过是执行这项决策而已。"郭某失望地说："您执行这个决策没错，但我以为您会直接找护士们谈话，告诉她们目前的困难，谨慎地透露这个坏消息，并允许她们提问。而您却给每个人都发了邮件，天哪，周五她们接到邮件后，整个周末都处于极度焦虑之中。她们打电话告诉自己的朋友和同事，各种揣测，各种传言，护士们也无心工作，我从没见过护士的士气如此低落。"

听了郭某的话，陈主任意识到自己犯了一个极大的错误。

问题：

1．请阐述这个案例中陈主任错在哪里？

2．她运用了哪种沟通方式？为什么她选择了这种沟通方式？

3．请结合本案例，分析陈主任用哪种沟通方式能达到最佳效果？在本案例中采用该沟通方式能起到什么作用？

案例 5-6

小林本科毕业于某大学护理学院，毕业后在一家综合性医院成为一名新护士。她本以为可以和其他同事成为好朋友，共同合作把护理工作做好，但是工作一段时间后，她发现表面上和和气气的科室，人际关系并不和谐，自己也融不进去“老员工”群体里。她经常被“老员工”安排做她们不愿做的事情，由于她性格内向，平时不爱说话，沉默寡言，“老员工”就认为她是在表达自己的不满。小林做事很细致，但不够快，有时就不能帮“老员工”干活。有的老资格护士就故意说她风凉话：“现在的年轻人，我们刚进来时那些老资格护士说一我们不敢做二，自己的事情做完了就帮她们做，所以她们会乐意教我们一些工作经验。哪像现在的年轻人，不爱干活，仗着自己学历高，一副自以为是的样子。”有一次护士长安排小林参加一个培训，就有护士暗示小林抢了某个老资格护士的培训机会。2 年后，本就性格内向的小林因为长期人际关系不和谐感到压抑苦闷，不得不向护士长递交了辞职信。护士长看了辞职报告才了解到小林的境况，后悔没有及早治理冲突，导致人才的流失。

问题：

1．请分析本案例中所描述的冲突的性质。

2．小林和“老员工”冲突形成的原因有哪些？小林和“老员工”应该怎样做更好？

3．请结合本案例分析，如果你是护士长，你该如何及早发现问题，并帮助小林融入群体？

一、管理沟通的概念、目的

（一）基本概念

1．沟通 指信息在两个或两个以上人群中传递和理解的过程。信息发送者凭借一定的媒介将信息发送给既定的对象即接收者，并寻求反馈以达到相互理解的目的。沟通既可以是单纯的信息交流，也可以是思想、情感、态度的综合交流。理想的沟通是经过信息传递之后，信息发送者发出的信息与接收者得到的信息在意义上是相互一致的，能达成共识。

2．沟通管理 指为了达到管理目的而进行的沟通，即管理者通过某种沟通方式将信息传递至内部成员、外部公众或社会组织，并根据信息接收者的反馈调整或者修正管理者行为的过程。管理沟通作为组织的信息交流行为，是管理的实质和核心内容，它广泛存在于组织的所有成员当中。

巴纳德曾说：“管理者的最基本功能是发展和维系一个畅通的沟通管道。”通用电气公司总裁杰克·韦尔奇曾说：“管理就是沟通、沟通再沟通。”管理者和被管理者之间的有效沟通是所有管理艺术的精髓。

（1）管理沟通的要素：管理沟通包括七个要素，即信息、信息源、编码、沟通渠道、解码、接收者、反馈，这七个要素共同作用构成一个完整的过程。完整的管理沟通过程首先是信息的发出者（信息源）产生管理沟通的意图或想法，这个意图或想法在这里称之为信息，对这个信息进行编码，然后将信息通过沟通渠道，即传递信息的媒介物传递给接收者。接收者接收信息后，对信息进行转译（解码），将信息变为可以理解的内容，并对信息做出反应，反馈给信息发出者，使其了解沟通是否准确。其中，信息的编码、解码和沟通渠道是管理沟通过程取得成效的关键环节。

(2) 管理沟通的特征：管理沟通除具备一般沟通的特性外，还具有一些其他特征，主要表现在以下几个方面。

1）过程与范围的一致性：沟通的行为和过程发生在管理的过程和职能范围内，与管理的过程和范围基本相同或相似。

2）目的与目标的一致性：管理沟通是特殊的沟通形式，其沟通的目的或目标是为了达到特定的管理目的或目标。

3）职能与任务的一致性：管理职能的实施，有赖于沟通的有效进行。管理沟通是为了执行管理功能、职能而进行的，其职能和具体任务与管理的职能和具体任务相同或相似。

4）内容与层次的相对一致性：管理沟通的内容根据重要性可划分为日常沟通、团队沟通、部门沟通、决策沟通等。这与沟通基本发生在个人之间、团队之间、部门之间、组织内部及组织外部等不同层次相似。

（二）管理沟通的目的

1．收集资料　通过与组织内部、外部的信息沟通，获得内部环境与外部环境变化的信息，如了解卫生政策的变化、护理专业的发展状况、患者对护理工作的满意度、护士的需要、工作的士气、各部门的关系、管理效能等，为做出正确决策提供依据。

2．分享信息　组织必须保证每名职工都能够理解组织的使命和目标，并转化和落实到日常工作中，保证组织内部的所有行动和活动与组织的使命和目标保持一致。职工对组织目标了解得越清楚，就越能够采取正确的行动，这离不开组织内外畅通的沟通和信息分享。

3．改变行为　当组织需要推行一种政策或开展某项工作时，管理者将知识、经验、意见等信息传递给员工，可影响员工的知觉、思想及态度，进而改变其行为。例如护士长将护理部关于护理质量的标准及本病房护理质量总结传达给全体护士，可提高护士对护理质量重要性的认识，促进护士采取适当的行为以改善护理质量。

二、管理沟通的作用、原则、类型

（一）管理沟通的作用

1．促进正确决策　管理者需要根据汇总的信息做出决策，良好的沟通能够帮助管理者及时、有效、全面、真实地获取信息来做出正确决策。因此，成功的沟通是管理者进行正确决策的前提和基础。

2．改善人际关系　沟通可以使个人思想和情感得以表达，增进彼此之间的了解，减少人与人之间的冲突，从而建立良好的组织工作气氛，还可满足组织成员的社会心理需求。

3．激发工作积极性　一个管理者必须通过沟通将自己的意图和要求告诉下属，并通过沟通了解下属的想法和需求，从而采取有效的策略进行指导、协调和激励。畅通无阻的上下沟通有助于激发员工的工作积极性、提高工作效率。

（二）管理沟通的原则

1．准确性原则　准确性原则指信息沟通所用的语言和传递方式能被接收者准确理解，是管理沟通的基本原则。准确性原则要求信息发出者应有较强的语言表达能力，语言文字准确；了解信息接收者的教育程度和语言习惯，使用其所能接受的语言，减少沟通障碍；所传递的信息要尽量言简意赅，避免含混不清。

2．及时性原则　任何管理沟通都有时间期限。例如一个组织的年度考核目标必须在年初甚至前一年年末传达至各相关部门，否则将可能影响组织目标的实现。及时的沟通可使下属更好地理解组织意图，支持组织工作，同时也可帮助上级及时掌握其下属的动态，加强管理。但是在特殊情况下，如精简人员时，应对信息传递时间予以控制，给予下属足够的时间做好心理准备。

3．完整性原则 完整性原则强调的是沟通过程的完整无缺。组织在设计管理沟通模式时必须保证每一个沟通行为过程要素齐全，既要有明确的信息发送者和接收者，还要有具体的沟通渠道和方式，尤其是不能缺少必要的反馈过程。管理沟通过程不完整，就会使原本设想好的管理沟通受阻，不利于组织的管理。

4．灵活性原则 组织内的沟通形式应该是灵活多变的，有些沟通可以是非正式的。事实上，在实际工作中大量的沟通是非正式的，因为有些信息并不适合用正式渠道来传递，例如护士长的任职消息在未正式发文之前不宜用正式渠道传递。管理者要结合使用正式和非正式的沟通渠道，才会产生最佳的沟通效果。

5．互动性原则 管理沟通是双向的交流过程，沟通双方处于平等交流地位。不是一方强迫另一方接收自己的信息，或人为地拒绝接收对方的信息，而是双方均应对沟通给予适当、及时、同步的反应，互相理解、充分把握对方所传递信息的意义，这样才能保证沟通顺利完成。

6．连续性原则 大多数管理沟通行为过程，尤其是例行的日常管理沟通活动，并非一次沟通就能完成，而是要通过反复多次的沟通，才能较好地履行和完成沟通工作。因此，在管理沟通过程中要注意保持沟通时间、沟通模式、沟通内容上的连续性。

（三）管理沟通的类型

管理沟通可按方式、方向或组织系统等不同而分成不同的类型。

1．按沟通的方式分类 按沟通的方式分类管理沟通可以分为口头沟通、书面沟通、非语言沟通和电子媒介沟通。

（1）口头沟通：口头沟通是指借助于口头语言实现的信息交流，是日常生活中最常采用的沟通方式，主要包括面对面交谈、口头汇报、会谈、讲座、演讲、讨论、电话等。口头沟通的优点是迅速，信息发出者能立即得到反馈，了解所发出的信息是否被正确理解，这是一种双向沟通；缺点是缺乏书面沟通的准确性与清晰性，存在较大的失真可能性。

（2）书面沟通：书面沟通是通过图表、文字的表达形式进行沟通，包括文件、报告、信件、书面合同等。此沟通方式的优点是具有清晰性和准确性，信息不容易在传递过程中被歪曲，接收者可根据自己的时间和速度详细阅读、理解信息，可长期保存并作为法律依据等；缺点是信息发出者不能及时得到信息接收者的反馈。

（3）非语言沟通：非语言沟通是指通过身体动作、体态、语气语调、空间距离等方式交流信息，进行沟通的过程。非语言沟通容易被人忽略，但其往往能够反映人的真实思想感情。研究表明，人们的沟通至少有2/3是非语言沟通。

（4）电子媒介沟通：电子媒介沟通是借助现代电子通信技术进行的沟通，目前已成为现代组织进行管理沟通的重要方式。先进的通信技术在工作中扮演着重要角色，它可以远距离、快速、大容量地传递信息，且可同时传递多人。目前常用的电子媒介沟通方式有：电子邮件、手机短信、即时电视会议和电话会议等。其中电子邮件是发展最快的电子媒介沟通方式。

2．按沟通的方向分类 按沟通的方向分类可以分为上行沟通、下行沟通、平行沟通和斜向沟通四类。

（1）上行沟通：上行沟通是指下级向上级进行的信息传递，如下级向上级请示工作、汇报进展、反映意见等。上行沟通是领导了解实际工作情况的重要途径，但下级因地位、职务的不同，在进行上行沟通时往往存在一定的心理障碍，不愿反映真实情况。因此，领导应鼓励上行沟通，例如护理部主任可以每月设立一个接待日鼓励护士进行上行沟通。

（2）下行沟通：下行沟通是指上级向下级进行的信息传递，如护理部将工作计划、规章制度等向护士长传达。下行沟通是组织中最重要的沟通形式，通常是为了达到控制、指导、激励和评价等目的。下行沟通的主要弊端在于：信息从上到下的传递过程中可能被层层过滤，从而影响信息的准确性，可通过健全组织的反馈系统进行弥补。

（3）平行沟通：平行沟通是指组织结构中同一层次的人员或部门之间所进行的信息传递和交流，包括群体内部同事之间进行的沟通，如同病房责任护士之间的沟通；与其他群体同等职位的人员进行沟通，如病房护士长之间的沟通。平行沟通在规模较大、层次较多的组织中尤为重要，有利于及时协调各部门之间的工作，减少矛盾，提高工作效率。

（4）斜向沟通：斜向沟通是指组织内部既不属于同一隶属关系，又不属于同一层级之间的信息沟通，如大学护理学院教师与附属医院病房护士长之间的沟通，或护士长与总务部门就购物、维修等进行的沟通。斜向沟通的目的类似于平行沟通，是为了促进相互之间必要的通报、支持和合作。这种沟通往往具有协商性和主动性。

3．按沟通的组织系统分类 按沟通的组织系统分类可以分为正式沟通和非正式沟通。

（1）正式沟通：正式沟通是一种通过正式的组织程序和组织所规定的正式渠道进行的沟通，是组织沟通的一种主要形式，如组织内的文件传达、定期召开的会议、上下级之间的定期汇报及组织间的公函来往等。正式沟通的优点：沟通效果好，沟通信息具有权威性，约束力强。重要的消息和文件，组织的决策等一般都采取这种方式进行传递。然而，正式沟通需要依靠组织程序层层传递，沟通速度慢，也存在着信息失真或扭曲的可能。在正式沟通的渠道中存在5种典型的沟通网络，即链式、轮式、Y式、圆周式和全通道式，这些沟通网络对组织效率有不同的影响，适用于不同的情况。每种沟通网络均有优缺点，护理管理者应根据组织结构及各种沟通网络的特点，均衡利弊，选择或综合使用各种沟通网络。

1）链式沟通：是一种单一途径的垂直沟通，反映了组织内管理层次职权的从属关系。链式沟通中，每个成员的沟通范围较窄，彼此沟通内容较分散，尤其是网络两端的人难以沟通，难以形成共同的群体意见。这种沟通形式适用于组织系统庞大，需要分层授权的管理机构。

2）轮式沟通：又称星式沟通，是一位主管与其他多人之间的沟通，沟通方向通常是垂直沟通。其最大的特点是有中心人物，其他成员都给这一中心人物提供信息，以使其了解、汇总全局情况，并能迅速地把自己的意见和决定反馈出去。轮式沟通是加强组织控制的有效方法，在组织接受了紧急任务，且需要严格控制时，轮式沟通效果较好。

3）Y式沟通：也属于垂直沟通的网络，有一名成员位于沟通网络的中心，充当沟通的媒介。这一网络大体相当于组织领导到秘书班子再到下级主管人员或一般成员之间的纵向关系，此时，秘书班子充当了沟通媒介。Y式沟通适用于领导的工作任务繁重，需要有人对信息进行过滤选择，提供决策依据，但又要对组织实行有效控制的情况。

4）圆周式沟通：又称环式沟通，其沟通的形式与链式沟通相似，但是首尾相连。在这个沟通网络中，成员之间地位平等，不能明确谁是主管，组织集中化程度低，且沟通渠道少，信息传递较慢。但该沟通网络中的成员间有较高的满意度和工作热情，适用于需要通过激发员工热情来实现组织目标的情况。

5）全通道式沟通：指全体成员之间穷尽所有沟通渠道的全方位沟通。这是一种不具层次结构的开放式沟通模式，民主气氛浓，群体成员满意度高，士气足，能高效地完成复杂任务。但是，由于网络渠道多，容易造成沟通混乱，尤其在任务简单时，沟通时间较长，影响组织工作效率。

（2）非正式沟通：非正式沟通是在正式沟通渠道之外进行的信息交流和传达方式。非正式沟通是基于组织成员的感情和动机上的需要而形成的。与正式沟通不同，非正式沟通的沟通对象、时间及内容等各方面，都是未经计划和不确定的。非正式沟通形式灵活，直接明了，速度快，省略许多烦琐的程序，容易及时了解到正式沟通难以提供的内幕消息，但其传递的信息容易失真、不确切、难以控制，并有可能形成小集团和小圈子，影响员工关系的稳定和组织的凝聚力。非正式沟通是客观存在的，管理人员在充分利用其传递信息优势的同时，还应采取措施避免或减少不必要的负面影响。

三、管理沟通的方法与技巧

在护理管理中，每天有大量的沟通活动，如发布指令、各种会议、护理交班、护理查房、护士长与护士个别谈话，也包括交班纪录、护理纪录等护理文件书写等。在沟通过程中，护理管理者应注意沟通方法的使用及技巧。

（一）发布指令

护理管理者在指导下属工作时，发布指令是最重要的、最有效的领导方式。指令内容与实现护理工作目标密切关联。指令带有强制性，隐含有自上而下的管理层次关系，要求下属一定环境下执行或停止某项任务。指令可有一般或具体，书面或口头，正式或非正式等类型。

1．指令发布前的技巧 为确保指令执行的效果，在指令发布前必须明确以下几个方面：①在发布指令前应广泛听取各方面的意见，避免指令不恰当。②指令必须简洁、清晰、明了，便于下属理解。③确定发布对象。由于每个人的特征、能力不同，能够承担的工作也有所不同，因此应明确指令发布的合适对象。例如，完成科研任务的指令要发布给学历高、科研能力强的护士完成。④如果是新的指令，应考虑是否需要培训，以切实落实指令。

2．确保指令有效传达的技巧 指令发布后必须确认指令是否有效传达，可通过：①让下属复述指令，确定下属已理解指令。②如果有需要，在发布指令时向下属做出示范。例如，病区护士长想规范某护理操作流程，可先在病区做示范以便护士们了解掌握。③把握指令传达的关键环节，经常检查是否有遗漏和误解，使管理工作处在一个最佳状态。

3．下属对指令的不同态度的应对技巧 指令发布后，由于对指令的理解和看法不同，下属可能表现出不同的态度，管理者应采取不同的方式进行有效应对。①认同：当下属认同指令时，可以适当授权，激励其工作积极性。②不关心：当下属对指令持无所谓态度时，不要责备，应了解下属关注的利益重心，引导下属将个人的利益和组织的目标相结合。③反对：当下属反对指令时，应积极沟通或对其进行训导，若无法改变其反对态度，可以考虑将工作分配给他人。护理管理者要尽量避免重新分派工作的情况出现，否则日后的指令可能会失去作用，管理者的地位和权威将难以维持。

（二）组织会议

在护理管理中，组织会议是进行组织沟通的一种重要方法，也是与会者在组织中的身份、影响和地位的体现。护理工作中的重大决策离不开会议这种沟通形式，通过会议可传递信息、集思广益，达成共识。组织者在召开会议之前、与会者在出席会议之前都要充分准备，以免流于形式。根据交流目的不同，会议可分为自上而下指导性的会议、汇报性质的会议和以商讨为主的会议。会议组织应根据会议性质的不同选择沟通的具体策略。

1．会议前准备的技巧 为使会议顺利进行并取得成效，会前应该做好充分的准备：①明确会议的目的、时间、地点、主持人、参会人员、讨论内容、议程，预测可能出现的问题及对策等。②提前通知参会人员会议的主要议题或将相关资料分发给参会人员，使其做好充分的参会准备。③会议组织方应提前准备好会议讨论稿或相关材料，以便参会人员开会时能进行高效讨论。④准备好必要的仪器设备，如电脑、投影仪等，并做好与本次会议相关的信息收集等。

2．组织会议的技巧 ①主持人应使用参与型领导方式，创造民主的气氛，调动参会者的积极性，鼓励大家发表意见，允许有不同意见的人表达自己的想法。②连续性的讨论会议应回顾上次会议情况，保持会议连贯性。③控制会议中出现的干扰因素，应围绕会议主题，集中解决主要问题，避免会议讨论偏离主题。例如，讨论如何激励护士的会议会偏离主题讨论到护士地位、护患冲突等问题，组织者应及时将讨论拉回到主题。④会议结束时，应尽量达成结论性的意见。对不能立即做出结论的问题，应明确再次讨论的时间和拟解决的方法。⑤会议应做好记录并妥善保存，以便后期查阅。

（三）个别谈话

个别谈话是指护理管理者通过正式或非正式的方式在组织内同下属或同级交谈，是管理沟通中的一个主要形式。护理管理工作中的许多具体问题，都适宜通过个别谈话加以解决。这种交流形式大都建立在相互信任的基础上，双方表露真实的思想，提出不便在其他公开场合提出的问题，有利于增进双方的信任感和亲切感，有利于统一思想、认清目标、体会各自的责任和义务。个别谈话的类型包括指示性、汇报性、讨论性、请示性等。

1．个别谈话前准备的技巧 ①选择适宜的谈话环境。个别谈话应选择安静不被打扰的场所，例如护士长办公室，创造对谈话有利、适宜、易于敞开心扉的气氛。②选择合适的谈话方式。谈话方式多种多样，应根据具体情境进行选择。如可以专门约好时间谈话，也可以在工作间隙交谈；可以开门见山地谈，也可以无的放矢地谈。③选择适当的谈话时机。个别谈话要根据谈话的目的、问题性质、迫切程度、谈话对象的心理素质、思想觉悟等选择适当的时机。如某护士在工作中出现差错，应及时与之谈话，防止其再次发生同样的错误；但是对于护士间矛盾等问题，则应该进行冷处理，待双方情绪稳定后，再进行教育帮助。

2．个别谈话的技巧 个别谈话具有很强的感情色彩，需要讲究艺术性，在谈话过程中应注意做到：①积极倾听。在陈述自己的观点和说服对方之前，先让对方畅所欲言并认真聆听是解决问题的前提。②激发谈话愿望。管理者需要注意谈话的态度、语气，给予对方信任和尊重，耐心听取谈话内容，鼓励对方交谈并表达真实想法。③抓住主要问题。礼节性地谈话之后，应逐渐转入正题，要注意把谈话中的公事与私事分开，不谈私事或将私事限制在最小限度内。④适时反馈。谈话中管理者可用表情、姿势、插语等对谈话内容表示感兴趣，通过及时、积极、适当的反馈，使谈话更融洽、深入。⑤善于把握沉默。谈话中的沉默传递着很多有用的信息，如反对、忧虑、犹豫、好奇等，要了解沉默的原因和性质，并妥善应对。如果对方是一时紧张出现思考盲点，不必立刻打破僵局，稍加耐心等待即可；如果对方有所顾虑或对某些问题一时不愿回答，应注意耐心引导和鼓励；如果对方出现明显对抗性沉默，则应尝试继续沟通的可能性，如无可能，则暂时友好地结束沟通。⑥保持良好、冷静的情绪。谈话过程中，管理者应学会克制自己的情绪，冷静、清醒地听取对方的讲话，并本着实事求是的原则，谨慎地表达个人意见。例如，某护士向护士长反映近期大家对护理管理工作的不满情绪，护士长须保持冷静客观的心态，不要急于发表意见，要冷静处理，妥善解决问题。

（四）护理查房

护理查房是临床护理工作中为了提高护理质量及临床教学水平而采取的一种管理沟通方式，是病房开展业务学习、沟通患者病情和检查护理质量的主要方式。通过护理查房，可以提高护士的理论及技能水平，同时也可以发现护理工作中存在的问题。

1．护理查房前准备的技巧 ①明确本次查房的目的、时间、地点、参加人员、主讲人、患者、记录人员、查房程序等。②应选择合适的患者，并得到患者的允许和配合，必要时请家属参加。③查房前主讲人做好充分的准备，并为参加查房者推荐有关参考资料。

2．护理查房的技巧 ①查房内容应以患者为中心。②床边查房时间不宜过长，要避免在床前对患者进行过多的评论及不必要的检查。③需要对患者回避的内容，应选择合适的地点进行。④参加查房人员不宜过多，人员多少应根据查房目的决定，可以灵活掌握。⑤查房过程中，主讲人进行护理报告，主持人应引导讨论方向，调动参加者参与讨论的积极性，并在查房结束时做出总结与评价。⑥护理查房应做好记录并妥善保存。

其他如书面报告、报表，口头或书面调查，访问等方法也均可应用于护理沟通中，有利于领导了解下属工作情况及其对现行制度、政策的意见。

四、冲突的概述

管理冲突毫无疑问是管理者必须掌握的重要技能。美国管理协会进行的一项调查表明，管理者平均花费20%的工作时间处理冲突。在管理技能重要性的排名中，冲突管理位于决策、领导和沟通技能之前。在一项有关管理成功与25项技能和人格因素的关系研究中，唯有处理冲突的能力与管理的成功成正相关。这些都充分表明了冲突处理在日常管理工作中的重要性，必须引起足够的重视。冲突可能影响组织团结、危害组织工作绩效，但并不是所有的冲突都是坏事，也有积极的冲突。处理冲突的能力是护理管理者需要掌握的重要技能之一。

（一）冲突的概念

冲突是指组织中的成员因为各种原因出现的意见分歧、争论或对抗，使彼此的关系出现紧张状态。冲突是普遍存在的，它可能发生在人与人之间，人与群体之间，群体与群体之间。冲突可源于目标不一致、认识不相同、情绪与感情的差异等多个原因。冲突的表现形式可以从轻微的抵触到激烈的罢工、骚乱和战争等。

（二）对冲突的认识发展

1．冲突的传统观点（20世纪30—40年代） 传统观点认为冲突对组织有害无益，会给组织造成不利影响，常与暴乱、破坏混为一谈。因此，传统观点主张尽可能地避免冲突，管理者有责任在组织中消除冲突。

2．冲突的人际关系观点（20世纪40—70年代） 这种观点认为冲突是所有组织中不可避免的自然现象，但是冲突不一定给组织带来不利影响，有可能对组织工作绩效产生积极影响。因此，应该接受冲突的存在，承认冲突在组织中存在的必然性和合理性。

3．冲突的相互作用观点（20世纪70年代至今） 这种观点代表当代主流思想，认为冲突可以成为组织内部工作的积极动力，是推动组织发展必不可少的因素。过于融洽、平和的工作氛围容易忽视变革的需要，使组织安于现状，而适当的冲突能使组织保持活力并利于组织创新。这种观点不仅接受冲突的存在，而且鼓励有益冲突的出现。

（三）冲突的分类

根据不同的分类方法，冲突可以分为多种类型。

1．按照冲突对组织绩效的影响分类 管理过程中，最主要的是根据冲突对组织工作绩效的影响分为建设性和破坏性冲突。

（1）建设性冲突：建设性冲突是指冲突各方目标一致，实现目标的途径手段不同而产生的冲突，它可以充分暴露组织中存在的问题，防止事态进一步演化，促进不同意见的交流和对自身弱点的检讨，有利于促进良性竞争。

建设性冲突的特点：冲突双方有共同目标，有解决现有问题的意愿，争论的目的是为了寻求较好的方法解决问题；冲突是以问题为中心，冲突双方愿意了解对方的观点；在争论过程中不断增加彼此的信息交流。

建设性冲突的积极作用：可以帮助组织或小组内部发现存在的问题，采取措施及时纠正；可以促进组织内部与小组间公平竞争，提高组织工作效率；可防止思想僵化，提高组织的决策质量；可以激发组织内员工的创造力，使组织适应不断变化的外界环境。

（2）破坏性冲突：破坏性冲突是指由于认识不一致，组织资源和利益分配不均，导致员工之间发生相互抵触、争执甚至攻击等行为，造成组织工作效率下降，最终影响组织发展的冲突。破坏性冲突对组织绩效具有一定的破坏性。

破坏性冲突的特点：争论不再围绕解决问题展开，人身攻击的现象时常发生，双方极为关注自己的观点是否取胜；双方不愿听取对方意见，千方百计陈述自己的理由；互相交换意见的情况不断减少，甚至完全停止。

破坏性冲突的消极作用：破坏性冲突可造成组织内成员心理紧张、焦虑，导致人与人之间相互排斥、对立，涣散士气，破坏组织的协调统一，最终削弱组织战斗力，阻碍组织目标实现。

在实际工作中，要提倡建设性冲突，控制和减少破坏性冲突。区别建设性和破坏性冲突的标准是组织的工作绩效。组织存在的目的是达到或实现工作目标，因此，判断冲突性质的依据是冲突是否促进组织目标的实现。尽管有些冲突对个人来说是破坏性的，但只要对组织实现工作目标有利，这种冲突就是建设性的。需要注意的是，即使对于建设性冲突，也要适当控制，疏密有度：太少则死水一潭，组织缺乏活力和进步；太多则将危及组织的正常工作和生存。

2．按照冲突发生的层次分类 在组织活动中，按照冲突发生的层次来划分，冲突可分为以下几种。

（1）个人内心的冲突：一般发生于组织中个人面临多种选择难以决策时，个人会表现得犹豫不决，茫然不知所措。如一些年轻的护士就面临着继续升学和怀孕生子的冲突。

（2）人际关系的冲突：是指组织中两个或两个以上的个人感觉到双方的态度、行为或目标的对立而发生的冲突。有研究显示，在临床护理工作中，护士长和护士由于排班、晋升、奖金分配、任务分派等原因较常发生冲突。

（3）团队间的冲突：是指组织内团队之间由于各种原因而发生的对立情形。它可能是同一团队内部成员间的冲突，导致成员分化成两个或多个小团队，从而把团队内的冲突转化为团队间的冲突；也可能是分别处于两个团队内的成员间个人冲突逐渐升级而成。

（4）组织层次的冲突：是指组织在与生存环境中的其他组织发生关系时，由于目标、利益的不一致而发生的冲突。如企业和它的竞争对手之间所发生的冲突。

（四）冲突的基本过程

冲突形成的过程包括五个阶段：潜在对立阶段、认知和个人介入阶段、冲突意向阶段、冲突行为阶段、冲突结果阶段。

1．潜在对立阶段 潜在对立阶段是冲突发生前的酝酿阶段。在这一阶段，冲突产生的条件已经具备，这些条件是冲突发生的必要条件和引起冲突的原因，但并不一定导致冲突的发生，主要包括以下三个因素。

（1）由沟通因素引起的冲突：沟通不良引起的冲突在日常生活和工作中随处可见。语言表达困难，语言使用不当等引起的误解，沟通过程中的干扰等均可造成沟通失败，成为冲突的潜在条件。此外，沟通过多或过少也会增加冲突的可能性。沟通增加在一定程度上可增进了解，但是过度沟通则会增加冲突的可能性。另外沟通渠道使用不当也是冲突产生的原因之一，例如护士可能未听清医生的口头医嘱而引起冲突，因此非紧急情况下医生应尽量采用书面医嘱。信息在传递过程中往往被过滤，使信息内容发生偏差，为冲突的产生提供了潜在可能性。

（2）由结构因素引起的冲突：结构因素包含多层含义，包括组织的规模、员工工作的专门化程度、工作职权的明确程度、组织成员目标的一致性、领导风格、组织奖惩制度等。研究表明，组织规模越大，工作专门化程度越高，发生冲突的可能性越大。在成员年轻化及人员流动性大的组织中，发生冲突的潜在可能性较大。组织中各部门职权范围界定不明，目标多样，领导风格苛刻独裁，均可加大组织的内部分歧，增加发生冲突的可能性。另外，奖励方法不公平，惩罚不一视同仁等，也必然会引起冲突。

（3）由个人因素引起的冲突：个人因素包括个性特征及价值系统，它们构成了一个人的风格。有证据表明，具有高权威性，过于武断和缺乏自尊的人容易引发冲突。另外，由于价值观和人生观的不同也会引起冲突。

2．认知和个人介入阶段 在认知和个人介入阶段，各种潜在的冲突条件进一步发展，引发个人的情绪反应并被人知觉，致使冲突发生。这时强调知觉的必要性，即冲突双方至少有一方知觉到冲突的存在。另外，只是知觉并不表示个人已介入冲突中，还需有情绪的卷入，即人们确实体验到焦虑、紧张或挫折感。比如护士与护士长一起讨论护理差错问题，言谈中双方出现了意见上的分歧，但这并不意味着护士与护士长必然会发生冲突。当双方感觉到紧张和焦虑的情绪时，冲突就产生了。在这个阶段，冲突变得明朗化了，双方如何看待彼此的冲突非常重要，这在很大程度上决定了冲突的性质，而双方感知的冲突的性质又极大影响了冲突的解决方法。

3．冲突意向阶段 在冲突意向阶段，感知到冲突的一方或双方将会就如何应对冲突有所思考，这就是冲突的行为意向。如果冲突双方积极地看待冲突，有可能共同寻求双赢的解决方法；反之，如果冲突双方消极地看待冲突，就可能决定采取较为激烈的方式解决冲突。很多冲突之所以不断升级，就在于冲突一方对另一方进行了错误归因。

4．冲突行为阶段 在冲突行为阶段，冲突双方开始有所行动，此时，冲突表现为外显的对抗形式，有不同的激烈程度，如语言对抗、直接攻击、抗争或暴力等。例如，护士通过罢工行为要求增加工资，夫妻之间由于孩子教育问题发生争吵等是冲突的外显形式。大多数情况下，过于激烈的冲突行为常常有损组织的绩效。冲突行为阶段往往也是开始出现冲突方式的时候。一般而言，一旦冲突表面化，双方会寻找各种方法处理冲突。

5．冲突结果阶段 在冲突结果阶段，冲突行为的结果显现出来。这些结果可能是积极的，也可能是消极的。如果这种冲突提高了决策的质量，激发了革新与创造，调动了群体成员的兴趣与好奇，促进了组织或小组目标的实现，那么这种冲突就具有建设性。如果冲突带来了沟通的迟滞，组织凝聚力的降低，阻碍组织或小组目标的实现，降低了组织的绩效，那么这种冲突就是非建设性或破坏性的，在极端的情况下会威胁到组织的生存。

五、处理冲突的策略与方法

建设性冲突和破坏性冲突的划分不是绝对的，如果处理不当，建设性冲突也可以转化为破坏性冲突。如何正确地认识和理解冲突，合理解决组织或小组内的破坏性冲突，保持组织内一定水平的建设性冲突，从而提高管理的有效性是管理人员的责任。冲突处理策略的形成是和冲突处理的内容、方法结合在一起的，即冲突处理的策略包含了冲突处理的方法，而冲突处理的方法是策略的重要组成部分，对冲突处理策略的实施起着支持作用。

（一）处理冲突的策略

目前常用的冲突处理策略包括回避、妥协、迁就、强迫和合作5种。护理管理者采取的冲突处理策略可直接影响护士的服务质量、对护理职业的忠诚度，以及患者对护理工作的满意度。

1．回避 回避是指冲突发生时采取漠不关心的态度，对双方的争执或对抗的行为采取冷处理的方式。当发生冲突没有严重到损害组织运行时，管理者可以采取这种方式处理冲突。此外，当管理者的实际权力不足以处理冲突，或各部门自主性较大时，选择回避态度较为明智。例如护士长面对护理部主任之间的冲突时宜选择回避的方式。回避可以避免问题扩大化，但常常会因为忽略了某种重要的意见、看法，使对方受挫，易遭对手非议，长期使用效果不佳。

2．妥协 妥协是指冲突双方互相让步，以达成协议的局面。冲突双方都放弃部分利益，在一定程度上满足对方的部分需要。妥协实际上是谈判的一个组成部分。妥协的特性是双方都必须付出某些代价，同时也有些许获益。与合作策略相比，妥协策略只是部分地满足双方的要求。妥协策略是常用的，也是被人们广泛接受的一种处理冲突的策略，因为它提供了一种切实解决问题的方法。

3．迁就 迁就是指一方放弃自己的利益来满足另一方的利益和需要，以维持双方关系的方法。当争端的问题不太重要或为长远利益考虑时，选择这种方法很有价值。迁就是最受对手欢迎的，但容易被对手认为是软弱或是屈服的表现。一味地迁就和牺牲自身利益也为大多数冲突解决者所拒绝。

4．强迫 强迫是指利用权力，迫使他人遵从管理者的决定。在一般情况下，强迫的方式只能使冲突的一方满意，如在处理和下属的冲突时，使用诸如调离、降级、解雇、扣发资金等威胁手段来处理。经常采用这种冲突处理策略往往会导致负面的效果，但是在紧急情况或为了组织长期的生存与发展，必须采取某些临时性的非常规措施的情况下，使用这种方式具有一定的作用。

5．合作 当冲突双方都愿意了解冲突的内在原因，分享信息，在满足自己利益的同时也满足对方的需要时，便会协商寻求双方都有利的解决方法。合作被认为是处理冲突的最佳方式，它代表了冲突解决的“双赢”局面，但是合作方式的采用与否受组织文化和领导风格的影响较大，一般来讲，组织中实施参与式管理的管理者比采用集权式管理的管理者易于采用合作的方式。

（二）处理冲突的方法

处理组织内冲突的方法一般有结构法、对抗法、促进法。

1．结构法 管理人员通常运用以下几种方法来处理冲突，即裁决法、隔离法、缓冲法。

（1）裁决法：管理者可通过发出指示，在职权范围内解决冲突。这种方法的明显之处是简单、省力。例如，两位护理部副主任分别提出了不同的护理质量改进方案，护理部主任则应该行使权力来确定执行哪种方案。

（2）隔离法：管理人员可以直接通过组织设计来减少部门之间的依赖性，将组织内各部门的资源和获取途径尽可能分开，从而使其各自独立，以减少各部门之间发生冲突的可能。不过，由于隔离需要花费精力和设备，该方法可能会增加成本。

（3）缓冲法：具体可分为以储备作缓冲、以联络员作缓冲和以调解部门作缓冲三种形式。①以储备作缓冲：是指管理者可以通过在组织内部设计适当的储备部门，以缓冲各部门之间的冲突。如某些病房的静脉轮流泵等无法在全院周转，得不到合理配备，有时甚至引发科室之间的矛盾，因此，医院管理者通过建立相关部门，统一储备、管理、调配这些设备，既能保证各病房的需求，又能缓解矛盾。②以联络员作缓冲：是指当两个部门之间存在冲突时，组织可以安排一些了解各部门工作情况的联络员，通过联系活动来协调各部门工作，从而处理部门之间的矛盾。如各科科护士长往往充当联络员的角色，负责处理有矛盾的两个病区之间的协作问题。③以调解部门作缓冲：是指对于比较大的组织，有专门的协调部门负责对部门间的冲突进行协调。例如很多医院的院长办公室就承担调解部门的角色。

2．对抗法 冲突管理中的对抗不是指敌方性的相互行动，而是用来描述一种处理冲突的设计性方法。在这种意义上，对抗是冲突双方通过直接交锋、公开地交换相关信息、力图消除双方分歧，从而达到一个双方都满意的结果的过程。对抗法实际上是一种双赢的局面。对抗法的主要形式有谈判和咨询第三方。

（1）谈判：当双方对某事意见不一致而又希望达到一致时，他们可能进行谈判。谈判开始前，需要对谈判双方的情况进行详尽的评估，评估冲突的性质、冲突发生的原因、冲突双方对冲突的理解、谈判的目标和抵触点，并制订谈判计划。谈判过程中应注意以下几点：①以积极主动、灵活应变的态度谈判。②建构开放和谐的谈判气氛。③针对问题，而不针对个人，避免攻击对方。④寻求使双方均满意的解决方法。⑤必要的情况下寻求第三方协调。

（2）咨询第三方：大多数对抗都采取双方谈判的形式，但是，第三方能提供建议，能促进双方解决冲突。第三方在策略上所起的作用包括：①保证每一方都有解决冲突的动机和积极性。②维持双方力量平衡，如果双方力量过于悬殊，就很难建立相互信任。③保持公开的沟通渠道，促进对话中的坦率气氛。

3．促进法　促进法一般用于处理认识性冲突，通过提高冲突的等级和数量，使冲突明朗化。认识性冲突能够帮助避免小团体思想，所以促进法也是处理冲突的一种实用的有效方法。

（1）辩证探究法：把认识性冲突导入决策过程的一种方法，由一位或一组倡议者提出并推荐一套行动方案，同时另一位或另一组倡议者提出并推荐另一套对立的行动方案，决策者在选择一种方案或综合方案之前考虑这两组建议。既然推荐的行动方案来自同一形势下的相反观点，决策者在考虑这两组建议时，必然产生认识性冲突。通过解决这种冲突，决策者能够做出反映冲突观点的统一决策。

（2）树立对立面法：树立对立面法是对所推荐的行动方案采用系统化的批评，单纯的批评已经能推动决策者产生认识性冲突，而不像辩证探究法那样提供可供选择的行动方案。解决认识性冲突的需要会促成对问题的更好理解，从而使决策更合理。在某些情况下，与辩证探究法相比较，树立对立面法能形成更好的决策。它可使决策者不把任何个人或群体的建议当作既定方案，并且对所推荐的行动方案中表示肯定或否定的资料更加敏感。

六、护理管理中的冲突与处理

（一）护士与护士之间的冲突

护士与护士之间的冲突，包括护士与护士之间的各种不和谐的、对抗性的相互关系。冲突使护士陷入不安，产生焦虑，影响护士的身心健康和工作满意度，增加了护士的旷工率和离职率，同时，增加差错发生的概率，影响护士的职业选择及护理队伍的稳定性。因此，正确识别并及时处理护士之间的冲突具有重要的意义。

1．护士与护士之间冲突形成的原因　护士与护士之间冲突发生的根源，首先可能是医疗保健及护理队伍中存在一定层次等级结构的结果。如正式编制的护士较合同制护士、年资较长的护士较新护士都具有一定的优越感，容易造成一些权力的滥用或分配不均，引起内部的不满、敌意等。其次，在工作中感到不被信任、不被尊重和缺乏交流也易引起冲突。护士工作压力大，如果没有一个互相信任，互相尊重，沟通顺畅的和谐工作环境，就容易产生不满和冲突。此外，由于护士之间常常有一些利益上的冲突，如奖酬分配、晋升、学习机会等，也容易引发矛盾。

2．护士与护士之间的冲突管理　作为护理管理者，应意识到护士的冲突普遍存在，并注意关心下属。在解决冲突时应综合考虑冲突产生的原因，及时处理破坏性冲突，积极引导建设性冲突，并注意团队及团队文化的建设。护理管理者在处理本单位冲突时应注意以下几点。

（1）充分认识冲突在组织内部的不可避免性，同时要认识到不是所有的冲突都是破坏性的，要允许在自己团队中存在一定程度的分歧。

（2）确认在本单位内长期抱怨、经常与人发生冲突的人，找出令其不满的原因并着手解决。因为长期抱怨的行为会造成组织内工作气氛的不和谐，涣散士气，引发冲突，降低组织的工作效率。

（3）护士之间发生冲突，护理管理者应设法让当事者站在对方的角度看待问题，增强同理心，加强彼此的沟通和理解，帮助护士自行处理冲突。同时，要让护士们知道护理管理者相信其有能力自己解决分歧。

（4）在处理护士之间的冲突时，要坚持两个原则：一是信息，二是公正。首先要创造一个解决问题的气氛，在倾听当事人陈述时，把自己看作是一个客观的观察者，而不是一个家长或仲裁者。在整个过程中不要批评或否认人的正常感情，如生气、激动、害怕等。其次，要注意解决问题的公平公正。在陈述自己的看法时，注意确认自己没有偏向任何一边，而是公平公正地进行解决处理。

（二）护士与患者之间的冲突

护士与患者之间的冲突是指护患双方在护患关系的基础上形成不协调的矛盾状态，是护患双方的因素共同造成的。为患者提供优质的健康服务是护理工作的核心内容，但是由于护患双方期望值不同、护患双方个人因素等，护士与患者之间的冲突常常发生。

1．护士与患者之间冲突形成的原因 有研究表明，在护士与患者之间的冲突中，患者原因占38.89%。这与患者对医疗护理期望值过高，对护理工作的不理解有关。患者常将疗效不满意认为是护理服务不到位造成的，甚至会把疾病所造成的苦痛迁怒于护士，就容易引发正面冲突。其次，有研究显示，38.02%的护患冲突是由于沟通不良引起，加之部分护士的技术操作水平欠缺，临床经验不足，增加了患者的痛苦而导致冲突。另外，由于医院规章制度不完善、人员配备不足及护士承担着一些容易引起冲突的非护理工作，如催费等，也加剧了护患冲突的可能。

2．护士与患者之间的冲突管理 护士是临床工作中与患者接触最多的医务人员，护士与患者之间的冲突在一定程度上不可避免。护士与患者之间冲突的出现，说明患者在接受治疗、护理服务过程中有不满意的地方，向医院提出意见和建议，这是患者的权利，也是对医院工作的一种客观评价和有效监督。处理护患冲突是每位护理管理者常遇到的问题，虽然护理管理者在解决冲突时不能一味地迁就忍让，但是要在解决冲突时做到有礼有节，客观公正，避免矛盾的进一步激化。护理管理者在处理护士与患者的冲突时应注意以下几点。

（1）做好调解工作，避免矛盾升级：护理管理者发现护士与患者发生冲突或接到患者投诉后，要以积极的态度接待，绝不可推诿回避；不能因事情不大而敷衍或搪塞患者，要用亲切的语气获得患者的信任。护理管理者，尤其是基层护理管理者，如病区护士长或护理组长，要第一时间做好调解工作，避免矛盾进一步升级。

（2）深入调查，尊重事实：在做调解工作的同时，需要到发生冲突的科室并对当事人进行深入调查。如查明确实是护士的责任，应尽快向患者道歉，取得患者的谅解；如果不是护士的责任，护士长也应真诚地与患者做好沟通，尽快解决冲突。

（3）强化服务意识，规范服务行为：在护士的日常工作中强化以患者为中心的服务意识，不断规范服务行为，有效地减少护患冲突的发生。护理管理者应采取有效措施提升护士的沟通能力和水平，提高护士的服务意识和技术操作水平，建立多种沟通渠道，尽量解决患者的困难，加强护患间的互相理解和配合，形成良好的护患关系。

（4）加强安全意识教育，及时采取防范措施：护士应总结分析易引起护患冲突的原因，不断总结经验，减少冲突发生的可能性；加强护士的安全意识教育，探索维护医护人员安全的管理机制；提高护患冲突的综合管理水平，及时采取有效的防范措施化解冲突。

（三）护士与其他医务人员之间的冲突

护士在临床工作中经常需要和其他医务人员打交道，而护士与医生是医院中人数最多的两大群体，在临床工作中也接触最多，因此，此处所说的护士与其他医务人员的冲突主要是指护士和医生之间的冲突。医护的密切合作对改善患者健康状况，保障医疗质量具有重要作用，但是由于角色期望的不同，医护之间矛盾也时常发生。

1．护士与医生之间冲突形成的原因 由于医护双方各自所处的地位、环境、利益、工作性质和内容、受教育程度及道德修养的不同，在治疗、护理患者的活动中，对一些问题和行为的看法和要求有所不同，从而导致双方在一些问题上产生冲突，造成医护关系的不和谐，影响治疗及护理质量。例如，有危重患者或患者周转快时，医生按自己的时间表去安排工作，经常会打乱护理工作的程序，护士感到自己的工作被打乱，而医生则感到危重患者的监护及管理达不到其期望，此时如果双方不能很好地沟通，便会产生冲突。

2. 护士与医生之间的冲突管理 随着现代护理学科的发展，医护关系的模式已逐步转变为“交流、协作、互补”型，即医护之间是高度协作、相互独立、分工合作的关系。护理管理者在处理护士与医生之间的冲突时，应注意与科主任共同合作，鼓励医护人员加强沟通、理解、尊重、支持、信任，尽可能满足彼此的角色期待，营造科室内良好的团队氛围。在排班时注意综合考虑护士与医生的个性特征，合理进行人员搭配，避免冲突的发生，促进团队的和谐共建。

本章小结

1．领导是个人用来影响团体成员，实现组织和集体目标的行为过程，其目的是使下属心甘情愿地为组织目标而努力，具有组织和激励两个功能。

2．领导者影响力可分为权力性影响力和非权力性影响力，它们具有本质的区别。权力性影响力易受传统因素、职业因素、资历因素的影响，而非权力性影响力易受品格因素、能力因素、知识因素、感情因素的影响。

3．领导理论可以分为特征领导理论、行为领导理论、权变领导理论等，应对每一种理论认真理解，并正确应用于临床实际。

4．压力管理有利于维持个人的身心平衡，提高工作效率，而理性地采取压力应对的方式，把压力控制在恰当的程度，能够激发护士的进取心和挑战意识，使护士能更好地履行责任，促使组织积极改进，提高工作效率。压力管理的基本原则有适度原则、个体化原则、引导原则、区别对待原则。

5．管理沟通包括七个要素：信息、信息源、编码、沟通渠道、解码、接收者、反馈，这七个要素共同作用构成一个完整的过程，具有准确性、及时性、完整性、灵活性、互动性、连续性六大原则，以促进管理者正确决策、改善人际关系、激发护士工作积极性。

自测题

一、单选题（在每小题列出的备选项中，选出最佳的答案）

1．在领导者的影响力中占主导地位，起决定性作用的是（　　）

A．权力性影响力　　B．非权力性影响力　　C．高深的资历

D．高尚的道德品质　　E．广博的知识

2．按照领导生命周期理论，对初步成熟的下属，以下适用的领导是（　　）

A．高工作、高关系　　B．高工作、低关系

C．低工作、低关系　　D．低工作、高关系

E．以上均不适用

3．根据权变领导理论，以下哪项**不属于**影响领导效果的情境因素是（　　）

A．上下级之间的关系　　B．领导者的年龄

C．领导者的职权　　D．工作任务结构

E．下属与领导者相互信任

4．以下哪项属于“过程型激励理论”（　　）
A．公平理论　B．权变理论　C．需要层次理论
D．强化理论　E．双因素理论
5．下列情况，适合使用上行沟通的是（　　）
A．下级向上级汇报工作进展
B．病房责任护士之间的沟通
C．护理部将工作计划、规章制度传达至各护士长
D．护理学院教师与附属医院病房护士长之间的沟通
E．护士长与总务部门的沟通
6．最分权化的沟通网络是（　　）
A．链式　B．轮式　C．环式　D．全通道式　E．圆周式
7．当冲突无关紧要的时候，或当冲突双方情绪极为激动，需要时间慢慢平静下来时，可采用的策略是（　　）
A．回避　B．合作　C．强迫　D．妥协　E．迁就
8．冲突的基本过程是（　　）
A．潜在对立，僵持阶段，行为阶段，结果阶段
B．僵持阶段，认知与个人介入，行为阶段，结果阶段
C．潜在对立，认知与个人介入，僵持阶段，结果阶段
D．潜在对立，认知与个人介入，行为阶段，结果阶段
E．潜在对立，意向阶段，僵持阶段，结果阶段

二、多选题（在每小题列出的五个备选项中，选择符合题目要求的答案）

1．领导效能的基本内容主要包括（　　）
A．社会效能、经济效能　B．文化效能、人才效能
C．综合效能、整体贡献效能　D．时间效能、用人效能
E．办事效能、整体贡献效能
2．下列对授权正确解释的是（　　）
A．授权是受命代理职务　B．授权是一种权力的延伸
C．授权是一种分配工作的过程　D．授权如同秘书协助领导者办事
E．授权是领导平等分工
3．激励水平公式中，激励等于（　　）的乘积
A．目标　B．投入价值　C．期望值　D．关联性　E．效价
4．构成领导效能的主要因素有（　　）
A．领导效果　B．领导目标　C．领导效率　D．领导效益　E．领导者
5．下列属于创新技术的有（　　）
A．头脑风暴法　B．形态方格法　C．综摄法
D．ABC 管理法　E．PDCA 循环法
6．管理沟通包括的要素有（　　）
A．自信与信息源　B．编码与解码　C．沟通渠道
D．接收者　E．反馈

7．有效沟通的原则应包括（　　）
A．信息明确　　B．组织结构完整
C．及时性　　D．非正式沟通策略
E．重视交谈与倾听技巧的原则

8．建设性冲突的特点有（　　）
A．争论不再围绕解决问题展开
B．双方有解决现有问题的意愿
C．互相交换意见的情况不再减少
D．冲突是以问题为中心
E．在争论过程中不断增加彼此的信息交流

9．护士面临的工作压力有（　　）
A．来自专业发展的压力　　B．来自社会环境的压力
C．来自组织内部的压力　　D．来自患者的压力
E．来自个人生活的压力

10．处理冲突的策略有（　　）
A．回避　　B．妥协　　C．迁就　　D．强迫　　E．合作

三、简答题

1．创新的基本步骤有哪些？
2．授权的原则是什么？
3．在护理管理中如何应用双因素理论？
4．压力管理的原则有哪些？
5．自我减压技巧有哪些？
6．影响沟通的因素有哪些？

（綦连花　文　静）

第六章　控　制

学习目标

识记：

1．说出控制、质量管理、护理管理、护理安全、信息管理和信息系统的基本概念。
2．陈述控制及护理质量管理的基本原则。
3．陈述护士职业安全评估。
4．陈述信息的作用、特征和种类。

理解：

1．解释控制在管理思想与理论的发展。
2．说明管理理论在护理管理中的应用。

应用：

1．应用控制的基本原则进行控制工作。
2．应用护理信息管理的方法，收集和管理护理信息。
3．能查阅资料，概括说明护理信息系统的发展趋势及其面临的挑战和机遇。

第一节　概　述

案例 6-1

魏文王问名医扁鹊说："你们家兄弟三人，都精于医术，到底哪一位最好呢？"

扁鹊答："长兄最好，中兄次之，我最差。"

文王再问："那么为什么你最出名呢？"

扁鹊答："长兄治病，是治病于病情发作之前。由于一般人不知道他事先能铲除病因，所以他的名气无法传出。中兄治病，是治病于病情初起时。一般人以为他只能治轻微的小病，所以他的名气只及本乡里。而我是治病于病情严重之时。一般人都看到我做在经脉上穿针管放血、在皮肤上敷药等大手术，所以以为我的医术高明，名气因此响遍全国。"

问题：

请从控制的角度对扁鹊的医术进行分析。

控制是一项重要的管理职能，是每一位护理管理者都要面对的重要工作内容。控制工作的主要内容包括确立标准、衡量成效和纠正偏差。有效的控制有利于整个管理过程的顺利运转，以确保按计划实现组织目标。

作为管理的五大基本职能之一，控制是管理过程的最后一个环节，组织的各项活动需按计划进行，确定的目标要按预定的要求实现，就必须加以控制。

一、控制的概念与类型

（一）控制的概念

控制（control）是“控制论”中的术语。美国著名数学家诺伯特·维纳（Norbert Wiener）在1948年创立了控制论这门科学。在控制论中，控制就是指为了改善或发展某个或某些受控对象的功能，通过信息反馈，加于该对象上的作用。控制的基础是信息反馈，一切信息的收集传递都是为了控制。

在管理学中，控制是管理者按照已定的计划和标准，监督检查工作的执行情况，规范组织行为，使其与组织计划、目标和预期的成效标准一致的系统行动过程。简言之，控制是管理者为实现组织目标监督组织的各项活动，及时采取措施纠正偏差的过程。上述概念包括三层含义：①控制是一个过程；②控制是通过监督和纠偏来实现的；③控制的目的是保证组织目标的实现。

控制可以定义为，监视各项活动以保证它们按计划进行并纠正各种重要偏差的过程。在护理管理中，控制就是护理管理者对下属的工作进行检查，了解目前工作是否按既定的计划、标准和方向运行，若有偏差就要分析原因采取改进措施，以确保组织目标的实现。

（二）控制的类型

按照不同的分类原则，控制的类型可分为许多种。例如，根据不同的业务范围，可以分为业务技术控制、质量控制、资金控制、人力资源控制等；根据控制的性质，可以分为预防性控制、检查性控制及矫正性控制；根据实施控制的来源，可以分内部控制和外部控制；根据控制信息的性质，可以分为前馈控制和反馈控制；根据控制的方式，可以分为正式组织控制、群体控制和自我控制；按管理者控制和改进工作的方式不同，可分为间接控制和直接控制。

当然，上述分类不是绝对的，有时一种控制可能同时属于几种类型，如医院对医务人员严格实行准入制度，杜绝无资质人员上岗，这一控制措施既是正式组织控制，也是前馈控制，更是预防性控制。由于任何系统的运行过程均表现为输入输出过程，故根据控制点位于整个活动过程中不同的位置可分为事先、过程和事后三种控制类型。另一种控制工作类型的划分，是依据纠正偏差措施的作用环节不同，分为前馈控制、同期控制和反馈控制，即管理中的控制手段可以在行动开始之前、进行之中或结束之后进行，因此，也可称为控制的三级结构理论。

1．前馈控制　前馈控制（feedforward control）又称预先控制或预防控制。这类控制早于行动，是在系统运行的输入阶段进行的控制。这种方法是最为经济的一种方法，它是运用所能得到的最新信息，包括上一个控制循环中所产生的经验教训，反复地对可能出现的结果进行认真预测，然后与计划要求进行比较，必要时调整计划或控制影响因素，以确保目标的实现，防止问题的发生，而不是当出现问题时再补救。例如，医院在购买大型医疗仪器设备前，就先建立一定的质量标准，既能保证购买到高质量医疗仪器设备，也能降低因医疗仪器设备出现故障的可能性而导致的损失。再如，医院制订重大医疗过失行为和医疗事故防范预案，做好医院安全管理工作，是属于预防控制。预防控制也用于人力资源管理，如制订雇员标准就是预防控制，某三甲医院只招聘有护士执业证书且身体健康的护士作为新员工，这种预防控制有助于减少在岗护士因无资质或疾病导致的生产力低下和一些不必要的损失。

前馈控制的工作重点是防止所使用的各种资源在质和量上产生偏差，是通过对人力、物力、财力、空间、时间、技术和信息等支撑条件的控制来实现的。在护理管理中，控制提供护理服务之前的背景质量（有的称为管理质量、要素质量），如设施环境、护理人员的数量和素质、各级组织与管理、开展护理业务技术标准、规章制度、药品和物资供应、组织文化、后勤保障和工作时间安排等，均属此类控制。

2. 同期控制 同期控制（concurrent control）又称过程控制或同步控制，是在计划执行中进行控制。此类控制的纠正措施是用在计划执行过程中，即管理者通过现场监督检查、指导和控制下属人员的活动。因此，同期控制主要是对执行计划过程中质量的控制，当发现偏差时立即采取纠正措施。例如：护士在护理活动过程发生错误时，护士长予以纠正；各班护士在履行每日职责时发现有错误及时纠正；护士每日核对医嘱，有错及时纠正等。这种控制就是持续监督员工的行为和活动，使其与成效标准保持一致，当发现错误时，立即提出建设性建议并采取纠正措施，又可分现场控制和遥控控制。

现场控制适用于基层管理人员，尤其是需要快速反应的工作，如顾客投诉、产品服务（包括售前、售中、售后）等，这类问题复杂多变，预先控制防不胜防，只有做好现场控制，随机应变，才能达到目标。现场控制需要充分授权，例如，各级护理管理人员的现场检查、督导，尤其是科室护士长的每日查房，护理部组织的午间、夜间及节假日查房均属于现场控制，其目的是为了保证护理工作顺利进行，尤其是薄弱时段的护理工作。现场控制也适用于员工的自我控制，例如，护士在为患者输血时，发现输血袋渗漏现象，立即与血库联系退换等有关事宜，就属于现场控制。

3. 反馈控制 反馈控制（feedback control）又称成果控制或事后控制，这类控制作用发生在行动之后，是在计划完成后进行的评价性控制。反馈控制主要是对行为之后的质量进行评价，并与控制标准相比较，发现已经产生或即将出现的偏差，分析其原因和可能对未来的影响，及时拟订纠正措施并予以实施，损失虽已发生，但可防止偏差继续发展或再度发生。此类控制是一个不断提高的过程，其重点是以终末结果作为未来行为的基础。反馈控制也是一个不断进行的过程，管理过程中的各种信息会直接影响控制的结果，因此，质量信息的反馈应当做到灵敏、准确、及时，使反馈控制为管理者提供关于计划效果的真实信息，也可通过对计划执行结果的评价达到增强员工积极性的目的。例如，在护理管理中，护理部每月的护理质量检查结果反馈，护理差错、事故的分析均属于反馈控制。护理质量控制中的一些统计指标、管理指标，如压疮发生率、基础护理合格率、护理差错事故发生次数等统计指标亦属此类控制。反馈控制的目的在于避免已发生的不良结果继续发展或防止其再度发生。反馈控制有滞后性的弱点，增加了控制的难度，因而要求反馈的速度必须大于控制对象的变化速度，否则，控制难以发挥作用。

以上三种控制虽然各有特点，但在实际工作中往往是交叉使用的。前馈控制是以未来作为导向，用来防止预期问题的发生；同期控制是发生在一项活动进行之中的；反馈控制发生在活动结束之后。预先控制虽然可以预先做好准备，但有些突发事件是防不胜防的，这时必须辅以现场控制，否则将前功尽弃。同样，不论是预先控制还是现场控制，都需要事后控制来检验。另外，在系统发展过程中，对前一个阶段来说是事后控制，但对后一阶段往往是预先控制。

控制三级结构给管理者提供了考虑控制内容的框架及控制工作的切入点。同样，质量也是由三级结构组成：①形成服务质量的基础条件质量，如护士数量和人员素质、护理设施与用具、医疗设备与药品器材、各项管理制度等，提供了保证护理服务质量的可能性；②每天的各项护理活动和护理人员的各种行为，形成了实施过程的环节质量；③患者对护理服务的最终评价是基础条件质量通过实施过程质量转化的结果，相当于终末产品质量。因此，将质量分为基础质量、环节质量、终末质量进行分层管理，针对性强，有利于组织、检查和评比，同时也反映了质量的基本规律。三级质量管理是人们容易理解和接受的方法。

二、控制的功能与原则

（一）控制的功能

任何组织、活动都需要进行控制，主要是因为环境条件的变化，使计划在执行过程中可能出现偏差。

1．控制工作在执行组织计划中起保障作用 计划是针对未来的，由于环境和条件总在变化，加上管理者自身素质、知识、技能、经验等条件的限制，制订计划时不可能完全准确、全面；计划在执行中也会出现变化，会发生未曾预料的情况。控制可以依据计划规定的标准对执行情况进行监测，发现偏差时进行纠正，或修正计划、目标，或制订新的控制标准，这样控制即发挥了执行和完成组织计划、实现组织目标的保障作用。因此，控制职能同计划职能之间具有内在联系，管理学家把二者看成是一把剪刀的两个刀刃，缺少任何一个，都会失去剪刀的作用。

2．控制工作有利于实施合理授权 有效的管理者应该注意合理授权给下属，然而经常出现管理者不愿意授权的情况，主要是因为害怕下属犯错误而需自己承担责任，有时宁愿自己做事来避免授权。如果形成一种有效的控制系统，可以提供被授予权力的下属工作成效的反馈信息，同时管理者可以监督上级的权力是否被滥用，也可以督促下属，以保证其应该采取的行动合理及完成应该达到的目标。

3．控制工作在管理的各项职能中起关键作用 有效管理的基本职能（计划、组织、人力资源管理、领导、控制）构成一个相对封闭的循环，控制是管理职能循环中的最后一环。它通过纠正偏差的行动，与计划、组织、人力资源管理、领导职能紧密结合，使管理循环过程顺利进行。尽管计划可以制订出来，组织结构可以得到有效调整，员工的积极性也可以调动起来，但这仍然不能保证所有的行动都按计划执行，不能保证组织的目标一定能达到。如果没有控制，就无法掌握组织运行情况，所以控制不仅可以维持其他职能的正确活动，而且在必要时可以改变其他职能的活动。如当护理质量控制发现预定目标和标准不能实现时，管理者可能调整原计划、重新确定目标或标准，也可能调整组织机构，或重新配备合适人选，还可能加强领导和指导，以便纠正偏差，完成工作任务。因此，控制与其他管理职能紧密联系，起着关键的作用。

4．控制工作可以使组织超越现状 通过控制还可以在计划完成、目标实现的基础上，发现问题、总结经验，制订出继续改进和提高的目标，使组织超越现状，以做到更好、更完美、更卓越。因此，在现代管理中，控制不仅有监督、纠偏作用，还有促进组织持续改进的意义。

总之，在现代管理中，人、财、物等要素的组合关系多种多样，受时空变换和环境影响很大，内部运行和结构有时变化也很大，又因组织关系错综复杂，随机因素较多，在一个复杂的系统中，为了实现组织目标和顺利执行计划，求得组织的竞争和发展，建立有效的反馈机制和进行控制是非常关键的。

（二）控制的原则

1．目的性原则 管理控制的目的，一方面是使组织的实际工作按预定的计划进行并实现预期目标，另一方面是使组织的活动有所创新、不断前进，以达到一个新的高度，即持续改进，追求卓越。因此，良好的控制必须具备明确的目的，控制工作应紧紧围绕上述目的展开，采用的各种手段和措施也是为了实现上述目的。

2．客观性原则 控制应该客观，但控制活动是通过人来实现的，就是再好的管理者也难免受到主观因素的影响。两种常见的心理作用会影响管理者的客观控制：一种是首因效应，也称优先效应，是指人们往往注重对人的第一印象，第一印象的好坏直接关系到以后对此人的评价；另一种是晕轮效应，是指人们容易以某人的某一个举动而认可或否定他的所有举动，即俗语所说的“一好百好”或“一无是处”。因此，为了能客观地、准确地评价工作成果，需依据相应的定量或定性的标准进行控制，只有这样，才能避免主观因素的干扰。

3．重点性原则 对组织的整体控制不可能做到面面俱到，也没有必要。这是因为各部分、各环节、各因素，在实现控制目标中的地位和所起的作用不同，因此，要选择对全局影响大的重要因素、重点部分或关键环节进行控制。如在护理管理中有许多方面的工作需要进行控制，加强专业思想教育、提高护理质量、管理好病房内的物品等，但关键环节是提高护理质量，而服务态度和护理技术水平是护理质量的决定因素，因此对护理质量的控制应着重加强这两方面的控制，才能提高护理管理控制的效率。

4．灵活性原则 通常情况下控制须按计划目标去实现，但是当预先制订的计划出现错误或环境发生重大改变时，则需要管理者灵活去控制。否则，如果事先设计的控制系统仍按原计划运转，会造成更大的损失和严重的后果。

5．及时性原则 控制的及时性体现在及时发现偏差和及时纠正偏差两个方面，其目的是减少时滞，避免更大失误，保证控制的有效性。为了及时发现偏差，必须及时收集信息和及时传递信息，只有这样，才能及时掌握实时的信息，提高控制时效；及时发现偏差是实行有效控制的第一步，但如果仅仅停留在这个阶段，控制不可能达到其目的，只有果断地采取措施，通过适当的计划调整、组织安排、人员配备、现场指导等办法来纠正偏差，才能保证组织目标实现。

三、控制的方法

管理实践中采用的控制方法比较多。一般将控制方法分为预算控制技术和非预算控制技术。预算是组织对未来一定时期内预期取得的收入和计划花费的支出所列的清单。预算控制是指根据预算规定的收入和支出标准来检查和监督各部门的经营活动，保证各部门、各项活动在实现利润的过程中对资源的利用。如企业用金额和生产数量反映企业的各项计划，医院用金额反映病房财政收支计划等。非预算控制技术又分为质量控制技术和数量控制技术。质量控制技术通常用语言评价人的成效，包括管理审核、内部审核、外部审核、个人观察、成效评估等技术；数量控制技术通常用数字评价人的成效，通常采用甘特图、盈亏平衡分析、基于活动的成本管理分析、偏差分析、决策树等。

护理管理中常用的控制方法有行为控制法和组织文化与团体控制法。

（一）行为控制法

管理控制中最主要的方面就是对人员的行为进行控制，这是因为在任何组织中最重要的资源是人，任何高效的组织都配备着有能力高效完成指派任务的优秀人才，这可以从周围许多组织的情况得到证明。怎样选择人员、怎样使员工的行为更有效地趋向组织目标，这就涉及人员行为的控制问题。行为控制法包括直接监督、目标管理和行政控制。

1．直接监督 是行为控制最直接、最有效的方式。通过这种方式，管理者可以根据需要监督下属的行为，告诉他们哪些是合适的行为或不合适的行为，并采取纠正措施进行干预。护士长或带教老师对新上岗的护士、实习生、进修生的控制多采用此种方式。通过个人监督进行控制所获得的信息具有较高的准确性，是一种有效的激励员工和提高效率的方法。当然，此种方法管理成本高，不利于下属创造性的发挥，且对监督者的知识、经验和沟通能力有较高要求。

2．目标管理 把总目标分解成不同层次的子目标，并确定各自的考核标准，输入被控系统，然后将被控系统的执行结果与预期的目标及考核标准进行对照检查，以发现问题、实行目标管理，是一种为提高效率而进行的系统化目标设定过程，也是对下属实现特定组织目标或业绩标准、执行运营预算的能力进行评估的系统。目标管理作为一种控制方法的特点是清晰、明确，各级管理者容易做出判断；由于整个组织或系统的目标分解成为各个子系统的目标，如果各个子系统能达成目标，就能够确保整个组织达成目标，这在某种程度上提高了控制的可靠程度。

3．行政控制 行政控制是一种由规则和标准操作程序组成的综合系统进行的控制，其目的是塑造和规范组织和员工个人行为。行政控制通过规则和标准操作程序指导行为，并对员工在碰到需要解决的问题时应该做什么做详细的说明。制定规则和操作程序是管理者的职责。当员工遵守管理者制定的规则时，他们的行为是标准化的，即行为是以相同的方式一遍遍重复进行，而且可以对工作结果进行预测。培训员工遵守已经证实在特定场合最有效的规则行为，是使员工行为标准化的有效方式。行政控制也有不利的方面：首先，可能使组织出现官僚主义现象，对环境变化反应迟钝；其次，可能使员工变得墨守成规，如果组织和员工将注意力放在错误规则上的话，即过度标准化，将会使组织偏离轨道。因此，管理者必须对自己使用行政控制的方式始终保持一种敏锐的洞察力。当组织行为是程序化的且容易理解时，行政控制非常有用；当管理者必须对环境变化做出快速反应或做出非程序化决策时，不宜用行政控制。

（二）组织文化与团体控制法

组织文化是组织在长期生存和发展过程中所形成的价值观、群体意识、工作作风和行为准则的总和。团体控制是通过分享价值观、规范、行为标准和共同愿望，对组织内个人和群体施加控制。组织文化不是通过外部强制发挥作用的约束系统，而是通过员工内部价值观和规范，进而由这些价值观和规范约束指导他们行为。组织文化是通过创始人价值观、社会化过程、仪式和典礼，以及故事和语言等形式传递给组织成员的。例如，对新护士进行授帽、宣誓等仪式均属于此种控制。

管理者的一项最重要的工作就是选用最合适的控制方法。在护理管理过程中，哪种控制方法最有效，需具体问题具体分析，不能生搬硬套。

第二节 护理质量管理

案例 6-2

某医院护理部对该院爱婴区进行质量控制时发现，该科室护士对母乳喂养的健康教育的相关知识不熟悉，产妇在住院期间，对母乳喂养相关知识的知晓率仅为70%。

问题：

该病区护士长应采取何种措施来提高护理服务质量？

护理质量是医院质量的重要组成部分，护理质量管理是护理管理的核心，有效实施并持续不断地完善、改进护理质量管理，对促进人们健康和医院的发展起到重要作用。

质量是医院发展的基础，是医院管理的核心工作。护理质量是衡量医院服务质量的重要标志之一，是护理工作的核心，是一个不断发展、持续改进的过程。在医疗市场竞争日益激烈及人们生活水平不断提高的今天，如何把握护理质量管理的重点，确保护理质量稳步提升，提高患者的满意度，是护理管理者的中心任务，也是医院护理工作的主要目标。因此，理解质量管理的基本概念是具备现代质量管理最新思想的前提。

一、质量管理概述

1．质量管理的概念 质量管理是对确定和达到质量所必需的全部职能和活动的管理，其中包括质量方针的制定及所有产品、过程或服务方面的质量保证和质量控制的组织、实施。按工作所处阶段的不同，质量管理可分为基础质量管理、环节质量管理、终末质量管理。质量管理是组织为使产品质量满足不断更新的质量要求，达到顾客满意而开展的策划、组织、实施、检查、审核及改进等活动的总和；质量管理的核心是制定、实施和实现质量方针与目标，主要形式是质量策划、质量控制、质量保证和质量改进。

2．质量控制和质量保证 质量控制即对质量的管理。质量控制主要采用数理统计方法将各种统计资料汇总、加工、整理，得出有关统计指标、数据，来衡量工作进展情况和计划完成情况，找出偏差及其发生的原因，采取措施达到控制的目的。质量保证是向顾客保证企业能够提供高质量的产品。质量保证帮助企业建立质量信誉，同时也大大强化了内部质量管理。

3．全面质量管理的特点 它具有全面性，控制产品质量的各个环节，各个阶段；它是全过程的质量管理、全员参与的质量管理、全社会参与的质量管理。全面质量管理在护理管理中有利于落实整体护理、提高护理管理水平、调动护理人员的积极性。

二、护理质量管理概念与基本原则

（一）护理质量管理的概念

世界卫生组织（WHO）给护理管理的定义是："为了提高人民的健康水平，系统地利用护士的潜在能力和有关的其他人员、设备、环境和社会活动的过程。"该定义强调了以下几个要素：①护理管理的最高目标是提高人民的健康水平；②护理管理是一个系统过程，管理的对象处于一个系统之中；③护理管理的要素包括以护士为主的有关人力资源、物资设备资源、环境和社会资源。

护理质量是指护理人员为服务对象提供护理服务活动及其服务效果满足护理服务对象需要的优劣程度，具有广泛性和综合性、协作性和独立性、技术性和实践性、系统性和连续性的特点。护理质量管理是指运用现代科学管理方法，按照护理质量形成的过程和规律，对构成护理质量的各要素进行计划、组织、协调和控制，以保证护理服务达到规定的标准，满足和超越服务对象需要的活动过程，其原则是以患者为中心、预防为主、护理质量标准化、系统管理、分级管理持续质量改进，即根据护理工作的特点，应用质量管理的方法与工具，一切从患者出发，进行全面质量管理的服务过程和工作过程。开展护理质量管理，首先，应建立护理质量管理体系并保证有效运行；其次，制定护理质量标准作为管理的依据；再次，对护理过程中构成护理质量的各要素，按标准进行质量控制；最后，要进行持续改进护理质量，最终达到满足服务对象需要的目的。

（二）护理质量管理的意义及特点

1．护理质量管理的意义 护理工作是为保持和促进人的健康服务的职业，对患者的生命健康负有重大责任，护理工作必须体现以健康为中心的服务思想，对人民大众的健康负责，不断提高技术水平和服务质量，有利于更好地满足顾客需要。护理质量是医院综合质量的重要组成部分，护理质量管理的意义特殊：首先，护理服务的主要对象是患者，护理服务活动同人的健康甚至生命息息相关，护理质量的好坏直接关系到患者的生死安危，在一切质量中，生命质量第一，人的安危第一，因此护理质量管理负有重大的社会责任。其次，护理质量涉及医院的各个部门和医疗工作的各个环节，与医院的发展息息相关。随着我国改革开放的不断深入，医疗市场竞争日趋激烈，高品质的服务质量成为医院赖以生存的基础，提高护理质量管理有利于创造品牌效益和树立组织形象；不断完善护理质量管理，使护理质量管理有条件和能力实现规范化、现代化和国际化，有利于提高组织的市场竞争能力，在医院的全面建设和发展中必将起到积极作用。科学的护理质量管理是促进护理学科发展的重要保证，有效的管理可以为学科发展指明方向，加快学科发展的进程，有利于护理队伍建设，有利于护理学科的发展。

2．护理质量管理的特点　①服务对象的特殊性；②护理服务范围拓宽；③护理服务的群体性；④内涵的多样性和复杂性。

（三）护理质量管理的基本原则

1．以患者为中心的原则　所有的护理质量管理目的都是满足并超越患者的期望，使患者满意。

2．领导作用原则　确定组织宗旨和方向，善于协调。

3．全员参与原则　每一位护理人员都应该具有质量意识。

4．过程方法原则　所有的护理质量管理工作都是通过过程来完成的，它是识别和管理组织内部的过程。

5．系统方法的原则　护理质量管理需要系统地分析、策划、实施，系统地管理。

6．基于事实的决策方法原则　以客观事实为依据：来源于真实的信息、充分的数据。

7．持续改进的原则　追求卓越，形成 PDCA 循环。

三、护理质量管理基本标准

（一）标准与护理质量标准

1．标准与标准化的概念

（1）标准（standard）：是为在一定范围内获得最佳秩序，对活动或结果规定共同的和重复使用的规则、导则和特性的文件。标准是衡量事物的准则，是人们共同遵守的原则或规范，是对需要协调统一的技术或其他事物所做的统一规定。它以科学技术和实践经验为基础，经有关方面协商同意，由公认的机构批准，经特定的形式发布，具有一定的权威性。我国的标准分国家标准、行业标准、地方标准和企业标准四级。

（2）标准化（standardization）：是为在一定范围内获得最佳秩序，对实际或潜在的问题制定共同和重复使用规则的活动，也是科学地制定标准和贯彻执行标准的全部活动过程，即标准的形成和执行过程。标准是标准化的核心，并非一成不变，它从实践中来又回实践中去，并随实际需要和条件的变化经常深化与扩展。因此，标准化的过程是一个周而复始的过程，每个周期的终点就是下一活动的起点，每完成一个循环就使标准得到进一步完善和提高。其主要表现形式有以下几种。

1）统一化：是对重复性的同类工作和事物规定统一的质量要求，以保证护理服务质量。

2）规格化：是物质性质量标准的主要形式。其实质是将物质技术质量定型化和定量化。

3）系列化：是同一项工作中各个工作环节同时进行标准化的一种形式，主要是使医疗服务的各个工作环节达到技术质量和服务质量系列配套的标准化工作。

4）规范化：主要是选择性技术的质量标准化形式，如手术方案、护理诊断及措施、抢救方案等。

（3）标准化管理：标准化管理是一种管理手段或方法，即以标准化原理为指导，将标准化贯穿于管理全过程，以增进系统整体效能为宗旨、提高工作质量与工作效率为根本目的的一种科学管理方法。其基本特征如下。

1）一切活动依据标准：标准一经颁布，就应成为对重复性的同类工作和事物规定的统一的质量要求。

2）一切评价以事实为准绳：依据管理标准来衡量，要以事实为准绳，要依据标准中的一系列指标数据和要求对照事实全面评价。

2．护理质量标准 是依据护理工作内容、特点、流程、管理要求、护理人员及服务对象特点、需求而制定的护理人员应遵守的准则、规定、程序和方法，一般由一系列具体标准组成。如《中华人民共和国护士管理办法》《综合医院分级管理标准》。护理质量标准是护理质量管理的重要依据，衡量护理工作优劣的准则，工作指南。护理质量标准按照范围分类包括业务质量标准与管理质量标准；按照目的分类分别是方法性标准、衡量性标准；按照管理过程结构分类为要素质量标准、过程质量标准、终末质量标准。

要素质量标准是构成护理工作质量的基本要素，如各类岗位职责、护理常规、操作规范、书写质量规范等；过程质量标准又称环节质量标准，针对护理过程中各环节，是各种要素通过组织管理所形成的各项工作能力、服务项目及其工作程序或工序质量；终末质量标准：护理工作终末质量指患者所得到的护理效果的综合质量，是护理活动、服务效果的综合质量，指标包括急救物品合格率、业务学习考核合格率等。在护理质量评价中强调基础、环节、终末质量评价三者的统一。

（二）制定护理质量标准的原则

1．科学性与先进性原则 制定质量标准要有科学依据及大量事实经验为基础，以能够满足患者需要，有利于规范护士行为，提高护理质量，促进护理学科发展为根本目的。

2．实用性与合理性原则 从客观实际出发，按照医院当前基础条件下的护理水平制定护理质量标准，标准值基于事实又略高于事实，即标准应经过努力才能达到。

3．可衡量性原则 标准尽量用数据来表达，即量化指标。

4．民主性管理原则 制定质量标准应具有群众基础，所属护理成员应参与这个过程，共同确定质量要素和标准，体现民主管理。

5．严肃性与相对稳定性原则 标准一经发布，就成为规则、准则，就应具有权威性与约束力，强制性与指令性标准就成为真正意义上的质量管理法规，其他规范性标准也应发挥其规范质量行为的作用。因此，需要保持各项标准的相对稳定性。

（三）拟订标准的步骤

1．调查研究，收集资料 即调查国内外有关标准资料、标准对象的历史现状，有关科研成果、实践经验和技术数据统计资料，以及有关的意见和要求等。

2．拟订初稿，讨论验证 在对资料综合分析的基础上，拟订标准的初稿。初稿完成后交有关人员讨论、修改，然后在试行的基础上再加以补充、修订。

3．报批审定，公布实行 将拟订的标准交决策机构审批，然后颁布实行。

四、护理质量管理过程

（一）护理质量管理的内容

1．基础护理管理

（1）基础护理管理的概念：基础护理管理即对基础护理工作质量进行监督、检查、协调和控制的方法。基础护理质量是医院等级评审的内容之一，是衡量医院管理和护理质量的重要标志之一。

（2）基础护理管理的内容

1）一般护理技术管理：包括患者出、入院处置，各种床单位的准备，患者的清洁与卫生护理，生命体征测量，各种注射的穿刺技术，无菌技术，给药法，护理文件书写等管理。

2）常用抢救技术管理：主要包括给氧、吸痰、洗胃、止血包扎、骨折固定、心电监护、心内注射、胸外心脏按压、人工呼吸机的使用等管理。

（3）基础护理管理的主要措施

1）加强教育，提高认识：应加强对护理人员的教育，不断提高其对基础护理技术重要性的认识。

2）规范基础护理工作，制定基础护理操作规程：在制定操作规程时应遵循以下原则。①根据每项技术操作的目的、要求、性质和应该取得的效果来确定；②技术操作必须符合人体生理解剖特点，避免增加患者的痛苦；③严格遵守无菌的原则；④必须有利于保证患者的安全；⑤必须有利于节省人力、物力、时间，使患者舒适，符合科学性原则；⑥文字应简单明了，便于护士掌握并在临床上推广。

3）加强培训、考核：通过训练和考核使护士熟练掌握每项技术的操作规程，实现操作规范化，提高效率和质量。

4）加强检查、监督：建立健全质量监控制度，并认真组织落实。发现问题及时采取纠正措施，提高基础护理效果。

2．专科护理管理

（1）专科护理的概念及特点

1）专科护理是指临床各专科特有的基础护理知识和技术。

2）专科护理具有以下特点：①专业性强。专科护理技术使用范围窄，专业性强，往往仅限于本专科，有的甚至只限于某一种疾病。②操作复杂。专科护理多配有仪器设备，技术复杂，操作难度大，要求高，护理人员除要掌握专科基础知识和技术外，还要懂得仪器的基本原理和操作程序。③高新技术多。随着科学技术的发展，大量高新尖的技术被用于临床诊断、治疗和护理，这就要求护理人员要不断学习和掌握新的专科知识，这是专科护理技术的一个重要特点。

（2）专科护理的内容

1）疾病护理：包括各种专科疾病护理，如心肌梗死、脑血管疾病、糖尿病等，以及各种手术患者的护理技术。

2）专科一般诊疗技术：包括各种功能试验、专项诊疗护理技术，如机械通气气道护理技术、泪道冲洗技术等。

（3）专科护理管理措施

1）疾病护理管理：专科疾病护理常规是实施专科疾病护理的依据，也是专科疾病护理管理的基础工作。疾病护理常规的制定应遵循以下原则。①科学性和先进性：制定的疾病护理常规应既具有科学性，又能反映当代临床护理的先进技术。②可行性和适应性：制定的疾病护理常规既要切合实际，实用可行，又能满足技术发展的要求，具有一定的适应性。③以患者为中心：疾病护理常规的制定应以患者为中心。

2）专科诊疗技术管理：重点抓好技术培训和技术规程建设。①专科护理技术培训是专科护理管理的重点。护理部应切合实际制定专科护理技术培训计划，并保证计划的落实，提高专科护理技术水平。②制定各项专科诊疗技术规程。专科护理技术的专业性强，护理技术规程可由各科室根据专科特点，组织技术骨干进行制定。

3．新业务、新技术管理

（1）新业务、新技术的论证：对拟引进和开展的新业务、新技术，开展前应进行查新和系统的论证，详细了解原理、使用范围、效果等，以保证其先进性。

（2）建立审批制度：护理新业务、新技术的开展必须建立一整套严格的审批制度，以利于培训学习和推广应用。

（3）选择应用对象：选择应用的对象应具备开展新业务、新技术的基本条件。

（4）建立资料档案：开展新业务、新技术的资料应及时进行整理并分类存档。

（5）总结经验，不断改进：在开展新业务、新技术的过程中，要不断总结经验，反复实践，在实践中创新。

4．护理信息管理

（1）护理信息的收集：护理信息的收集是护理信息管理的基础。护理信息的收集可以从院内采集，如护理工作的各种报表，其他辅助科室的统计数字等；也可从院外收集，如国内各种护理学情报杂志、各种学术交流会议等。

（2）护理信息的处理：在收集护理信息的基础上，通过对信息的处理来实现对信息的管理。通过对原始信息进行加工、整理、分析等，做到去粗取精、去伪存真，从而有利于信息的传递、储存和利用。

（3）护理信息管理的措施

1）护理部应组织学习护理信息管理的有关知识和制度，加强对护理信息管理重要性的认识，自觉地参与护理信息管理。

2）护理部应健全垂直护理信息管理体系，做到分级管理，实行护士－护士长－科护士长－护理部主任负责制。

3）加强护理人员的专业知识、新业务、新技术的学习，提高护理人员对信息的收集、分析、判断和紧急处理的能力。

4）各级护理管理人员应及时传递、反馈信息，经常检查和督促信息管理工作。

5．预防护理缺陷的管理

（1）医疗事故的概念及评定标准

1）医疗事故是指医疗机构及其医务人员在医疗活动中，违反医疗卫生管理法律、行政法规、部门规章和诊疗护理规范、常规，过失造成患者人身损害的事故。

2）医疗事故分为四级。①一级医疗事故：造成患者死亡、重度残疾的；②二级医疗事故：造成患者中度残疾、器官组织损伤导致严重功能障碍的；③三级医疗事故：造成患者轻度残疾、器官组织损伤导致一般功能障碍的；④四级医疗事故：造成患者明显人身损害的其他后果的。具体分级标准见国家卫生行政部门颁布的《医疗事故分级标准》。

（2）护理缺陷的概念：护理缺陷一般指在护理活动中发生技术、服务、管理等方面的不完善或过失。它是影响医疗、护理质量的重要因素。

（3）常见的护理缺陷

1）违反护理规范、常规：①药物名称、剂量查对失误，如不认真查对，将治疗单上的小数点位置或零的个数看错，造成患者因用药剂量过大而中毒，甚至死亡；②患者姓名、床号查对失误，如走错病室、服药或进针前不认真查对等。

2）执行医嘱不当：①盲目执行医嘱，如执行医嘱前没进行查对，或查对后由于专业知识有限未发现错误，盲目执行有问题的医嘱；②未按要求执行医嘱，如对患心脏病的患者输液速度过快，造成急性肺水肿甚至死亡。

3）工作不认真，缺乏责任感：①护士责任心不强，如不按时巡视病房，患者病情变化时未能及时发现，延误抢救，造成严重后果等；②语言不严谨，如在患者及家属面前说话不考虑后果，不注意语气与形象，不体谅患者感受等；③护理记录缺陷，如护理记录缺乏真实性，记录不完整、不规范，以及病案管理不妥等。

（4）护理管理不善造成的缺陷

1）抢救设备、药品管理不善，贻误抢救时机：如抢救设备、药物不齐全，影响抢救；药盒标签与内装药不符合，造成用药错误等。

2）疏于对护士的业务培训和技术考核：护理人员的护理技能欠缺，技术水平不高，观察不到位，工作态度不严谨等。

3）护理人员法律知识缺乏、法律责任意识不强：如未履行告知、保密等义务造成护患纠纷等。

（5）预防护理缺陷的管理要点及防范措施

1）对护理人员加强责任心教育，预防缺陷发生；

2）发挥护理指挥系统的管理职能作用，建立分层质控和各项检查制度；

3）严格贯彻操作规程和各项检查制度；

4）提高护理人员业务能力和技术水平，注意护理人员个人素质的培养；

5）抓好易发生缺陷的薄弱环节和关键环节；

6）保证临床护理教学质量，防止实习生发生护理缺陷；

7）完善护理记录书写，加强病案保管；

8）建立护理缺陷登记报告制度，发生缺陷后，积极采取补救措施；

9）发生护理缺陷的各种记录、检验报告及造成事故的药品、器械等均应妥善保管，不得擅自涂改、销毁，以备鉴定；

10）护理缺陷出现后要正确、及时处理，认真严肃、实事求是，重在总结教训、接受教育。

（二）护理质量管理方法

现在临床常用的护理质量管理的方法有PDCA循环、品管圈（QCC）法、失效模式与效应分析（FEMA）、根本原因分析（RCA）法、六西格玛管理（six sigma management）、五常法（5S管理法）及以患者满意度为导向的护理质量管理方法等。其中PDCA循环是护理质量管理最基本的方法。

1．PDCA循环 是管理学中的一个通用模型，最早由休哈特（Walter A．Shewhart）于1930年构想，后来被美国质量管理专家戴明（Edwards Deming）博士在1950年再度挖掘出来，并加以广泛宣传和运用于持续改善产品质量的过程中。它是全面质量管理所应遵循的科学程序。全面质量管理活动的全部过程，就是质量计划的制订和组织实现的过程，这个过程就是按照PDCA循环，不停顿地周而复始地运转的。PDCA循环在当今企业管理中得到广泛应用，这个循环包括了质量系统活动必须经历的四个阶段八个步骤，是全面质量管理，反映质量管理客观规律和运用反馈原理的系统工作方法。

（1）PDCA循环的内容与步骤：PDCA循环包括计划（plan）、执行（do）、检查（check）、处理（action）四个阶段（图6-1）。

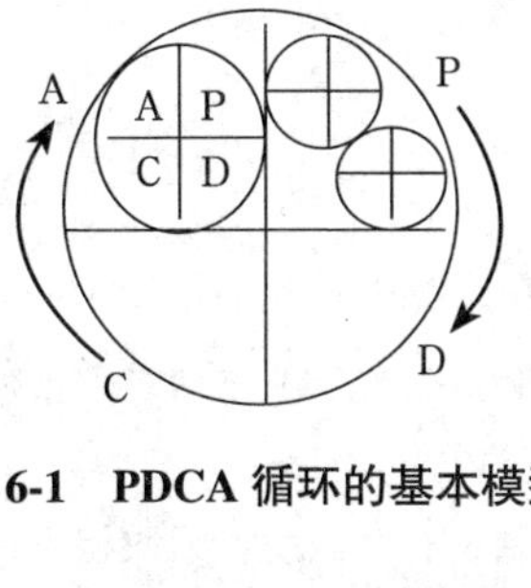

图6-1 PDCA循环的基本模型

1）计划阶段（P，plan）：计划阶段包括制订质量方针、目标、措施和管理项目等计划活动。

这一阶段分为四个步骤：①调查分析质量现状，找出存在的问题；②分析调查产生质量问题的原因；③找出影响质量的主要因素；④针对主要原因，拟订对策、计划和措施。

2）执行阶段（D，do）：执行阶段是管理循环的第五个步骤。它是按照制订的质量目标、计划、措施具体组织实施和执行。

3）检查阶段（C，check）：是管理循环的第六个步骤。它是把执行结果与预定目标进行对比，检查计划目标的执行情况。在此阶段，应对每一项阶段性实施结果进行全面检查，注意发现新问题、总结经验、分析失败原因，以指导下一阶段的工作。

4）处理阶段（A，action）：包括管理循环的第七、第八两个步骤。第七步为总结经验教训，将成功的经验形成标准，将失败的教训进行总结和整理，记录在案，以防再次发生类似事件。第八步是将不成功和遗留的问题转入下一循环中去解决。

这种循环周而复始，原有的质量问题解决了，又会产生新的问题，问题不断产生，又不断解决，循环不止（图 6-2）。这就是质量管理持续改进的过程，也是护理质量管理必须遵循的工作方法（表 6-1）。

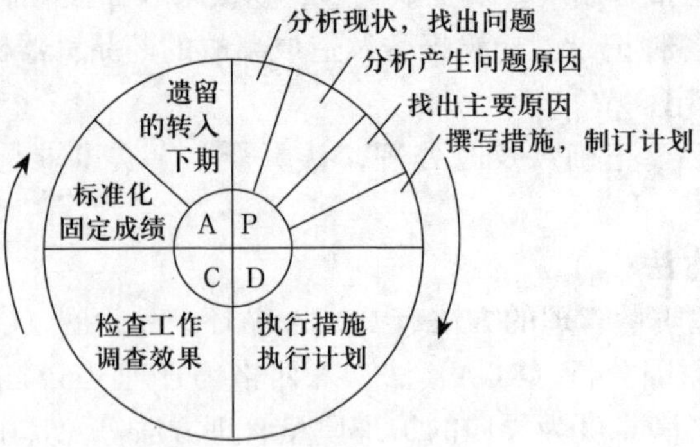

图 6-2　PDCA 实施步骤

表6-1　PDCA实施的四个阶段八个步骤

阶段	步骤	主要方法
P	①分析现状，找出问题	排列图、直方图、控制图
	②分析各种影响因素或原因	因果图
	③找出主要影响因素或原因	排列图、相关图
	④针对主要原因，拟订对策、计划和措施	回答 5W1H： 为什么制订该计划（Why） 达到什么目标（What） 在何处执行（Where） 由谁负责完成（Who） 什么时间完成（When） 如何完成（How）
D	⑤执行计划或组织实施，按预定计划和措施分头贯彻执行	
C	⑥检查计划执行结果，检查效果，把实际工作结果和预期目标对比，检查计划执行情况	排列图、直方图、控制图
A	⑦总结成功经验、巩固效果，制定有关制度，采取相应措施，以便巩固	制定或修改工作规程、检查规程或其他有关规章制度
	⑧把未解决的或新出现问题转入下一个循环	

（2）PDCA 循环的特点

1）大环套小环，小环保大环，推动大循环：PDCA 循环作为质量管理的基本方法，各级部门根据组织的方针目标，都有自己的 PDCA 循环，层层循环，形成大环套小环，小环里面又套更小的环。大环是小环的母体和依据，小环是大环的分解和保证。各级部门的小环都围绕着组织的总目标朝着同一方向转动。通过循环把组织上下的各项工作有机地联系起来，彼此协同，互相促进。

2）阶梯式运行，每转动一周就提高一步：PDCA 四个阶段周而复始地运转，每循环一圈就要使质量水平和管理水平提高一步，呈阶梯式上升（图 6-3）。PDCA 循环的关键在于"处理阶段"，就是总结经验，肯定成绩，纠正失误，找出差距，避免在下一循环中重犯错误。

3）门路式上升：PDCA 循环不是在同一水平上循环，每循环一次，就解决一部分题目，取得一部分成果，工作就前进一步，水平就进步一步。每通过一次 PDCA 循环，都要进行总结，提出新目标，再进行第二次 PDCA 循环，使品质治理的车轮滚滚向前。PDCA 每循环一次，品质水平和治理水平均前进一步。

4）三全管理：在运行过程中充分体现"三全"即全面、全员、全程的质量管理。

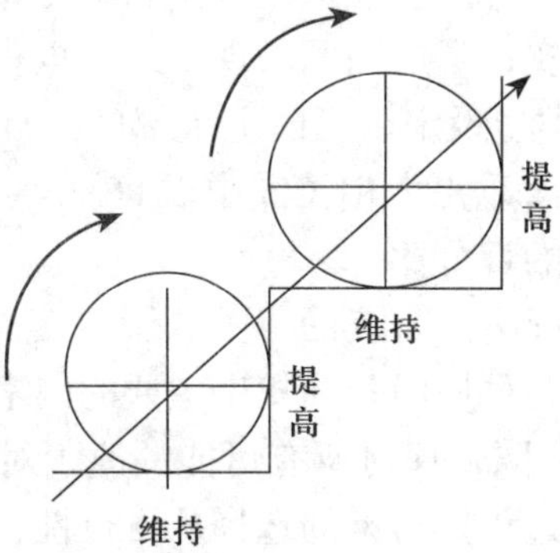

图 6-3 PDCA 循环上升示意图

2. 品管圈法

（1）品管圈（quality control circle，QCC）概述：是指同一工作现场的人员自动自发地进行品质管理活动所组成的小组。该小组由相同、相近或互补的工作场所的人员自动自发组成（一般 5～12 个人，人员太多，将会影响讨论的品质），然后全体合作、集思广益，按照一定的活动程序，应用品质管理（QC）的手法工具对自己的工作现场不断进行维持与改善的活动，它对提升医院质量管理有着积极的作用。

1962 年，日本石川馨教授（发明了鱼骨刺图）首先创建了质量管理小组活动，也称为 QC 小组活动或 QCC 活动，1964 年，美国质量管理专家朱兰博士向世界各国介绍了日本的 QCC 活动，推动了世界各国 QCC 活动的开展和普及。

通过 QCC 活动，除了可以改善工作品质，解决部门存在的问题外，更重要的是通过对员工进行品管手法的培训教育，使改善工作变成一种工作习惯，并提供展示个人才能和价值的平台，在改善过程中即可显现出成果，让员工享受品质改善的成就感、价值感。

（2）QCC 活动的基本步骤：QCC 活动步骤遵循 PDCA 活动程序，计划（plan）、执行（do）、检查（check）、处理（action）四个阶段十个步骤。

P 阶段（计划）：选定主题、拟订活动计划、把握现状、设定目标、解析、拟订对策。

D 阶段（执行）：对策实施与检讨。

C 阶段（检查）：效果确认。

A 阶段（处理）：标准化、检讨与改进。

1）选定主题：每期品管圈活动，必须围绕一个明确的主题进行，结合现场工作，从品质、成本、效率、安全、服务、管理等方面来选题，主题的选定以品管圈活动在3个月左右能解决为原则。选题步骤可用的QCC手法：①列出工作场所的问题点——头脑风暴、亲和图；②对问题加以讨论及理解——记名式团体技巧法、查检表；③对问题进行评价——评价表、记名式团体技巧法、优先次序矩阵；④选定主题；⑤说明衡量指标的定义及计算公式；⑥说明主题选定的理由。

2）拟订活动计划：开展QCC活动强调目的性、规划性，应首先拟订一个活动的计划书，它将贯穿QCC活动的整个过程，并有效监督活动进程，从而保障活动的顺利进行。按照QCC活动步骤的时间顺序拟订各步骤所需时间，在一个完整的PDCA循环中，一般P阶段（由选定主题到拟订对策）占活动总时间的30%，D阶段（对策实施与检讨）占活动总时间的40%，C阶段（效果确认）占活动总时间的20%，A阶段（标准化、检讨与改进）占活动总时间的10%；也可根据实际情况和品管圈的经验及能力适当调整。时间安排好后，应决定圈员的工作分配，应充分发挥每一个圈员的潜能和聪明才智，安排适当的工作任务。最后绘制甘特图或活动计划表。

3）把握现状，找出问题的症结：选定课题并拟订计划表后，就进入QCC活动关键的一步——现状把握，主要是掌握事实，了解问题的现状、严重程度，为设定目标提供依据。

4）设定目标：根据主题的类型设定，可由上级部门制订、文献检索查证或者利用公式计算。现况值由查检表中得出；改善重点由柏拉图中以80/20原则得出；圈能力是本主题所有圈员的圈能力平均分占圈能力满分的百分比。

5）解析：利用特性要因分析法、系统图、关联图等工具，从人员、机器、环境、方法、原料五方面分析产生主要问题的各种原因，并找出主要的因素。

6）拟订对策：针对选出的要因，探讨所有可能的改善对策，并进一步从中选取最合适的方案进行排序，决定实施顺序的过程。对策的选择从可行性、效益性和经济性三方面考虑，利用创造性思维方式，制订切实可行的、有效的措施。

7）对策实施与检讨：按照拟订的对策，分工合作进行实施，收集、总结实施后的数据，利用直方图进行对策实施后的结果检讨。

8）效果确认：检查对策实施后所取得的效果。QCC活动取得的效果一类是“有形成果”，另一类是“无形成果”。

有形成果的计算：

目标达成率=[（改善后数据－改善前数据）÷（目标设定值－改善前数据）]×100%

进步率=[（改善后数据-改善前数据）÷ 改善前数据]×100%

无形成果一般用雷达图表示，从成员的解决问题的能力、责任心、沟通协调、自信心、团队凝聚力、积极性、品管手法等方面进行对比，说明每位成员自身素质的提高及团队能力的提高。

9）标准化：制定巩固措施，防止问题再次发生。标准化即在QCC活动取得的成果的基础上将改善后的工作的每一操作程序进行分解，使其科学化、制度化，为今后的工作提供标准。

10）检讨与改进：提出遗留问题及下一步打算，对本次QCC活动的整个过程进行全盘的反省与评价，并运用PDCA进行持续改进与提高。

任何的改善都不可能是十全十美，一次QCC活动不可能解决所有的问题，总会存在不足。找出不足之处，持续进行质量改进，才能更上一个台阶。通过检讨与改进明确残留问题或新发生问题，同时追踪本次标准化的遵守状况，定期检查改善的效果。

3．失效模式与效应分析

（1）失效模式与效应分析的基本概念：失效模式与效应分析（failure mode and effects analysis，FMEA），又称为失效模式与后果分析、失效模式与影响分析等，是一种操作规程，旨在对系统范围内潜在的故障或风险加以分析，以便按照严重程度加以分类，或者确定失效对于该系统的影响，寻找预防或改进措施，把故障消灭在萌芽状态。

医疗失效模式与效应分析（health failurc mode and effects analysis，HFMEA）是由美国退伍军人局及国家患者安全中心共同研发的前瞻性危机分析系统。它通过系统性、前瞻性地检查某个流程可能发生故障的途径，重新设计该流程，以消除故障发生的可能性，使故障的不良结果降到最小。HFMEA 在医疗风险管理中的应用主要包括预防技术故障或设备缺损，提高患者治疗的安全性，以及识别患者和医疗服务者存在的潜在危险因素等。HFMEA 作为医疗机构全面质量改进过程的一部分，旨在提高医疗安全。

（2）失效模式与效应分析的基本步骤

1）组建 HFMEA 项目团队：团队包括主要的管理者、员工及流程相关知情人。在这一步骤中应制订团队目标、时间框架、期望结果，并确定每位团队成员的角色，明确工作流程，制作流程图。

2）失效模式分析并确认根本原因：①确定失效模式的严重度等级。严重度（severity，S）是指某种潜在失效模式发生时产生影响的严重程度，取值范围为 1～10 分，1 表示“伤害非常不可能发生”，10 表示“严重伤害非常可能发生”。②确定失效模式的发生概率等级。发生率（occurrence，O）是指某项潜在的失效模式的发生概率。发生率越高，潜在失效模式发生可能性越大，取值范围为 1～10 分，1 表示“非常不可能发生”，10 表示“非常可能发生”。③确定失效模式的检测度等级。检测度（likelihood of detection，D）是指当某项潜在失效发生时，根据现有的控制手段及检测方法，能准确检出的概率。失效越难检测，这个流程就越脆弱。检测度取值范围为 1～10 分，1 表示“非常可能被检测到”，10 表示“非常不可能被检测到”。④计算风险优先级别，决定每个失效模式的严重度和发生的可能性，采用风险矩阵计算风险指数，并进行风险排序。风险优先数（risk priority number，RPN）是严重度（S）、发生率（O）和检测度（D）的乘积。失效模式的行动优先次序为：RPN 越高，越需立即行动；当严重度指标是 9～10 时，不论 RPN 值是多少，都必须立即采取行动。当改善行动实施后，须重新计算 RPN，持续改善直至 RPN 在可接受范围为止。列出需要改善的失效模式，确认失效模式的根本原因。

3）拟订行动计划：针对每一个失效模式的根本原因进行逐一分析，并进行改进措施或流程。

4）效果及分析：经过实施改进措施或流程，对实施后的结果进行分析总结，避免在系统流程中的故障和风险，提高质量安全。

（3）失效模式与效应分析在临床护理质量管理中的应用：失效模式与效应分析是前瞻性危机分析系统，主要通过系统性、前瞻性地检查某个流程可能发生故障的途径，重新设计该流程，以消除故障发生的可能性，使故障的不良结果降到最小。FMEA 在护理风险管理中的应用主要针对新设备、新流程中，预防设备缺损或流程缺陷，提高患者治疗的安全性，以及识别患者和护理人员存在的潜在危险因素等。失效模式与效应分析可从流程涉及的医疗人员、环境与医疗设备等，检视危害患者安全的高风险因子，找出潜在失效模式、失效原因与失效影响，进行危害分析，提出改善方案，从而避免对患者的伤害，提高医疗质量。

4．根本原因分析法

（1）根本原因分析法的基本概念：根本原因分析（root cause analysis，RCA）是一项结构化的问题处理法，用以逐步找出问题的根本原因并加以解决，而不是仅仅关注问题的表征。根本原因分析是一个系统化的问题处理过程，包括确定和分析问题原因，找出问题解决办法，并制订问题预防措施。在质量组织管理方面，根本原因分析能够帮助管理者发现组织问题的症结，并找出根本性的解决方案。

（2）根本原因分析法的基本步骤：首先成立 RCA 小组，找出为什么会发生质量缺陷，并记录每一个可能的答案。然后，再逐一对每个答案追问一个为什么，记录下原因，并对所有的原因进行分析。通过反复问为什么，能够把问题逐渐引向深入，直到发现根本原因。找到根本原因后，就要选择改变根本原因的最佳方法，从而在根本上解决问题。根本原因分析法常用的工具有因果图、头脑风暴、鱼骨图。

（3）根本原因分析法在临床护理质量管理中的应用：根本原因分析法作为一种质量管理的模式，已广泛应用于护理不良事件的管理中，其核心是一种基于团体的、系统的、回顾性的不良事件分析法，找出系统和流程中的风险和缺陷并加以改善，从错误中反思，学习与分享经验，可以做到改善流程，事先防范，从多角度、多层次提出针对性的预防措施，预防同类不良事件的再次发生，以此改变传统质量管理中只解决单一事件，治标不治本的缺点。

需进行根本原因分析的事件：①警讯事件（sentinel event）；②医院发生医疗不良事件（medical adverse event）、近错失事件（near miss）或未酿成伤害的事件（no harm event），而被院部认为与流程、制度相关者需要进行全面调查；③每月个人相同意外事件发生达 2 次以上者；④患者发生意外事件严重度达 2 级以上者。

5．五常法

（1）五常法的基本概念：五常法又称 5S 管理法，指常组织、常整顿、常清洁、常规范、常自律，来源于 5 个以 S 为首的日本字（表 6-2）。

表6-2　5S对照表

日文	原义	中文	例子
Seiri	整理	常组织	抛掉不需要的东西或回仓
Seiton	整顿	常整顿	所有的东西都有名和家
Seiso	清扫	常清洁	清洁责任的划分及认同
Seiketsu	清洁	常规范	储存的透明度和防止出错方法
Shitsuke	素养	常自律	履行个人职责

（2）五常法的执行策略及方法

1）全员参与：全体员工必须接受五常法课程培训，成立五常法团队，定期组织会议，制订每年的活动大纲，检讨成就，并保存有关记录。

2）目视管理：制订标准、审核机制、资源预算、宣传及推广策略。制订五常法责任分区，以目视管理作为标准。

3）持续改善：定期参加五常法协会、五常法认证审核，确保五常法管理达优质水平。

4）交流分享：欢迎各界员工到各部门参观交流，亦积极派员工参加各部门之间的参观及交流活动。

五、护理质量评价

护理质量评价是护理质量管理的重要一环，评价一般指衡量所定标准是否实现或实现的程度，是对护理工作成效大小、工作优劣、进展快慢、对策正确与否等做出判断的过程，评价不仅在工作结束之后，并贯穿在工作的全过程，评价的最终目的在于持续改进护理质量。

评价的形式因内容不同而异，主要有现场考查、考核、问卷、查阅资料等。根据评价时间分定期评价和不定期评价；根据内容分为综合性和目标性专题评价；根据评价主体分为医院外部评价、上级评价、同级评价、自我评价和服务对象的评价。院内护理质量评价主体一般是以护理部质量控制组、科护士长、护士长三级质控组织为中心，全体护士参与的质量控制组织机构。

（一）护理质量评价的内容

1．护理人员的质量评价

（1）基本素质评价：从政治素质、业务素质、职业素质三个方面来综合评定基本素质；从平时医德表现及业务行为看其政治素质及职业素质；从技术考核成绩、理论测试等项目来考核业务素质。

（2）行为过程评价：主要是对护理活动的过程质量进行评价。考核护士在护理全过程的各个环节是否体现以患者为中心的思想，是否贯彻患者至上的服务宗旨。

（3）行为结果评价：结果质量是对护理服务结果的评价。护理人员的质量评价内容多为定性资料，如护理工作和服务态度满意率、护理人员年终考核合格率等，以求获得较全面的护理人员服务质量评价结果。

（4）综合评价：即将几方面的标准综合起来进行评价，凡与护理人员工作结果有关的活动都可结合在内。

2．临床护理活动的质量评价

（1）基础质量评价：即要素质量评价，主要着眼于评价执行护理工作的基本条件，包括组织机构、设施、仪器设备及护理人员素质等。①质量控制组织结构：可根据医院规模，设置二至三级质量管理组织，并能定期进行质量控制活动；②护理单元设施：按“综合医院评审标准”来评价；③仪器：器械设备齐全、性能完好，急救物品完好率应达100%；④护理人员：数量、质量、资格应符合医院分级管理要求；⑤环境：各护理单元是否安全、清洁、整齐、舒适、设施齐全；⑥各种规章制度制定及执行情况：有无各项工作质量标准及质量控制标准。

（2）环节质量评价：评价的主要内容及常用评价指标如下。

评价的主要内容：①开展整体护理情况，是否应用护理程序组织临床护理活动；②心理护理和健康教育数量及质量；③执行医嘱准确率、临时医嘱执行是否及时；④观察病情及治疗反应，是否动态地修改护理计划，表格记录情况；⑤是否以患者为中心，开展主动护理；⑥与后勤及医技部门的协调情况。

常用评价指标：①护理技术操作合格率；②基础护理合格率；③特护、一级护理合格率；④各种护理表格书写合格率；⑤一人一针一管执行率；⑥常规器械消毒灭菌合格率。

（3）终末质量评价（护理结果评价）：评价护理活动的最终效果，指每个患者最后的护理结果或成批患者的护理结果质量评价。

（二）护理质量评价的方法

1．建立质量管理的机构　质量管理和评价要有组织保证，落实到人。在我国医院一般是在护理部下设立质量管理委员会。质量管理委员会一般由主管护理的副院长或护理部主任领导，各科室护士长参加，分项（如护理理论、临床护理、文件书写等）或分片（如门诊、手术室等）检查评价。检查评价多采用定期自查、互查互评或上级检查方式进行。院外评价经常由上级卫生行政部门组成，并联合各医院评价组织对医院工作进行评价，其中护理评审组负责评审护理工作质量。

2．加强信息管理　应注意获取和应用信息，对各种信息进行集中、比较、筛选、分析，从中找出影响质量的各种不同因素，再从整体出发，结合客观条件做出指令，然后进行反馈管理。

3．采用数理统计方法发现问题 建立反映护理工作数量、质量的统计指标体系，使质量评价更具有科学性。在运用统计方法时，应按照统计学的原则，正确对统计资料进行逻辑处理。

4．评价导向

（1）以要素质量为导向的评价：主要是评价构成护理服务要素质量的基本内容，包括与护理活动相关的组织结构、物质设施、资源和仪器设备及护理人员的素质等，具体表现如下。①环境：结构、布局是否合理，患者所处的环境是否安全、清洁、舒适等。②护理人员工作安排：人员素质及业务技术水平是否合乎标准，护理工作方式的选择、管理者的组织协调是否以患者为中心。③与护理相关的器械、设备的使用和维护：器械、设备是否处于正常的工作状态，药品和物品数量是否固定、质量保证是否处于完好状态。④护理人员服务患者的情况：护士是否掌握患者的病情，制订的护理计划和护理措施是否有效，对患者是否实施连续、全程的整体护理。⑤护理文件书写是否规范、及时、完整；医院的规章制度是否落实；后勤保障工作是否到位等。常采用的评价方法有现场检查、考核、问卷调查、查阅资料等。

（2）以优化流程为导向的评价：就是以护理流程的设计、实施和改进为导向对护理质量进行评价。护理流程的优化不仅使护理人员做正确的事，而且还知道如何正确地做事。护理流程优化内容涉及管理优化、服务优化、成本优化、技术优化、质量优化、效率优化等指标，具体表现如下：①护理管理方面：护理人员配置、排班是否满足患者的需求，护理技术操作流程是否简化、安全等；②服务方面：接待患者是否主动热情，对患者的安置、处置是否妥当及时，入院、住院、出院健康教育是否主动、全面，患者能否理解并接受等；③技术方面：急救流程、操作流程、药物配置流程、健康教育流程等；④成本方面：固定资产、水电、一次性护理耗材等的使用情况。常采用的评价方法为现场检查、考核和资料分析。

（3）以患者满意度为导向的评价：患者作为护理服务的直接对象，对护理工作质量的评价是最直接和较客观的。以患者满意度为导向的护理质量评价是将监测评比重点放在患者的满意度方面，将监督、评价的权利直接交给患者，既维护了患者的权益，又最大限度地实现了护理工作以满足患者需求为目的的服务宗旨。评价内容包括：护理人员医德医风，工作和服务态度，技术水平，护患沟通情况，满足患者的生活、精神、心理需要方面，住院全过程的健康教育，病区环境管理，护士长的管理水平等。

常采用的评价方法有：①与患者的直接沟通，这是获取患者满意程度的最佳方式，通常采用公休座谈会、电话回访、来信来访等形式；②问卷调查，可通过信函、传真、电子邮件、网上调查、现场发放调查表等形式进行；③患者投诉，可通过医院设投诉电话、投诉信箱来方便患者投诉，广泛获取患者意见，此外，还可以通过新闻媒体的报道、权威机构的调查结果、行业协会的调查结果等获取患者满意度的信息。

5．常用的评价方式 常用的评价方式有同级评价、上级评价、下级评价、服务对象评价（满意度）、随机抽样评价等。

6．评价的时间 评价的时间可以定期，也可以不定期。定期评价可按月、季度、半年或一年进行，由护理部统一组织全面检查评价；不定期评价主要是各级护理人员、质量管理人员深入实际，随时按质量管理的标准进行检查评价。

（三）常用的质量评价统计方法

1．分层法 分层法是质量管理中整理数据的重要方法之一。分层法是把收集来的原始质量数据，按照一定的目的和要求加以分类整理，以分析质量问题及其影响因素的一种方法。运用分层法时应根据分层的目的，按照一定的标准进行区分，把性质相同分列一组，使数据反映的事实更明显、更突出，以便找出问题，对症下药。

2．调查表法 调查表是为收集数据而设计的图表。调查表法就是利用统计表进行整理数据和粗略分析原因的一种工具。其格式多种多样，可根据调查的目的不同，使用不同的调查表。

3．排列图法 排列图法又称主次因素分析图法，是把影响质量的因素进行合理分类，并按影响程度从大到小的顺序排列，做出排列图，以直观的方法表明影响质量的主要因素的一种方法，用于找出影响质量因素的主要原因。排列图由两个纵坐标、一个横坐标、几个按高低顺序依次排列的长方形和一条累积百分数曲线组成。

（1）收集在一定时期内护理缺陷的因素和出现频次，并按各因素出现数据大小顺序排列。

（2）计算累计数（频数）、百分数（频率）、累计次数、累计百分数。

（3）在图上画出左、右两个纵坐标，左侧标出缺陷件数，右侧标出累计百分数。

（4）在横坐标上，按各类不同缺陷的件数多少用不同高度的小直方形表示。

（5）画帕累托曲线，在各直方形右上角上方相应部位画上累计百分数的圆点，依次连接这些圆点所形成的曲线即为帕累托曲线。

应用排列图主要是确定影响质量的主要因素。一般把所有因素分为A、B、C三类。在累计频率80%与90%处各画一条横线，把图分成三个区域，累计频率在80%以内的诸因素是主要因素（A类），累计频率在80%～90%的是次要因素（B类），在90%以上的是一般因素。由于A类因素已包含80%存在的问题，此问题解决了，大部分质量问题就得到了解决。

4．直方图 直方图又称质量分布图，是将一个变量的不同等级的相对频数用矩形块标绘的图表，一般用横轴表示数据类型，纵轴表示分布情况。用直方图可以解析出质量数据的规则性，比较直观地看出质量特性的分布状态，便于判断其总体质量分布情况。

5．因果分析图 因果分析图又称特性因素圈、树枝图、鱼刺图。因果分析图运用系统分析方法，以结果出发，首先找出影响质量问题的大原因，然后再从影响质量的大原因中找出中原因，再进一步找出影响质量的小原因……以此类推，步步深入，一直找到能够采取改进措施为止。

6．控制图 控制图又称管理图，是画有控制界限的图表，用来检查质量波动是否处于控制状态的一种工具。控制图根据质量特性的数据统计可分为计量数据的控制图和计数数据的控制图两大类。控制图法不是事后检查，它贯穿于护理工作的全过程，能及时发现异常现象，对于检查护理工作质量是否稳定有重要作用。控制图是一种坐标图，用于区分质量波动是偶然因素还是系统因素引起的统计工具。纵坐标是表示质量指标值或目标值，横坐标表示时间，画出3～5条横线，即中心线（均值，实线）、上下控制线（均值 ±1 倍标准差）、上下警戒线（均值 ±2 倍标准差）。当质量数据呈正态分布时，统计量中心线表示平均值，其他为虚线。图中折线是指标值以时间为顺序的连线。根据使用对象不同其意义不同：用于合格率时，指标值在控制线（均值 ±1 倍标准差）以上说明计划完成良好；用于感染率、护理缺陷发生率时，指标值在控制线（均值 ±1 倍标准差）以下表明控制良好，一旦靠近上警戒线时表示失控，应引起高度重视。

（四）临床护理服务评价的注意事项

1．标准恰当 制定的标准恰当，评价方法科学适用。

2．防止偏向 由于评价人员个人的原因，易使评价结果发生偏向，应对此加以克服。

3．提高能力 为增进评价的准确性，需提高评价人员的能力，必要时进行培训，学习评价标准、方法，以确保评价结果的准确性、客观性。

4．积累资料 积累完善、准确的记录及有关资料，既节省时间，便于查找，又是促进评价准确性的必要条件。

5．重视反馈 评价会议前准备要充分，会议中应解决关键问题，注意效果，以达到评价目的。评价结果应及时、正确地反馈给被评价者。

6．加强训练 按照标准加强对护理人员的指导。

第三节 护理安全管理

案例 6-3

1. 医生在未告知责任护士的情况下安排家属去门诊取检查结果，责任护士未及时巡视病房，患者下床小便时不慎坠床。

2. 一患者在上完厕所后站立时晕倒，致额头摔伤。

3. 夜班接待一癫痫患者，未留人陪伴，未采取约束措施，患者抽搐发作时从床上摔下致眉弓处受伤，CT 检查无异常，因沟通及时有效，未发生不良后果和护患纠纷。

问题：

假如你是该科室护士长，从患者安全方面出发，你会如何处理此类事情？

一、护理安全相关概念

1．护理安全（nursing safety） 是指在实施护理服务全过程中，严格遵循护理核心制度及操作规程，确保患者不发生法律和法定规章制度允许范围以外的心理、人体结构或功能上的损害、障碍、缺陷或死亡。它包括了一切护理缺陷和一切不安全的隐患，涉及参与护理活动的每个个体及环节。

2．护理安全管理（nursing safety management） 是指护士运用技术、教育、管理三大对策，采取有效措施，把隐患消灭在萌芽状态，把差错事故减少到最低限度，防范意外，创造一个安全、高效的护理环境，确保患者生命安全。护理安全管理是护理质量管理的重要内容，也是医院安全管理的一部分。

3．护理缺陷 凡在护理工作中因责任心不强，粗心大意，不按规章制度办事或技术水平低而发生差错，对患者产生直接或间接影响，但未造成严重不良后果者，称为护理缺陷。

（1）Ⅰ类缺陷（严重缺陷）：是指护理人员的失职行为或技术过失，给患者造成一定的痛苦，延长了治疗时间。

（2）Ⅱ类缺陷（一般性缺陷）：是指护理人员的失职行为或技术过失，未对患者造成影响，或对患者有轻度影响，但未造成不良后果者。

（3）Ⅲ类缺陷（护理缺点）：在临床工作中是指虽然有某一环节的错误，但被发现后得到及时纠正，并未发生在患者身上的现象。

4．护理隐患 指在整个护理过程中可能会导致患者损伤或伤残事件的不确定性和可能发生的一切不安全因素。

5．护理不良事件 护理不良事件是指不符合常规护理和治疗，预期结果之外所发生的非正常事件，包括护理缺陷及事故、严重护理并发症（非难免压疮、静脉炎等）、严重输血反应、严重输液反应、特殊感染、跌倒、坠床、管路滑脱、意外事件（烫伤、自杀、走失等）等情况。

二、患者安全管理

（一）患者安全概念

患者安全（patient safety）：指在医疗过程中采取必要的措施，避免或预防患者出现不良结果或受到伤害，包括预防错误、偏差与意外。医疗、护理安全注重的是医务人员自身的安全，通常是指医疗护理过程中有无过失、差错、事故，对患者的安全考虑较少；患者安全所涵盖的范围更大，以患者为中心，从患者的角度出发，从医院的行为、流程、设备、环境、建筑等各方面考虑是否存在危害患者安全的因素，体现医院对患者的人文关怀。

（二）患者安全评估

1．患者个人特点　包括年龄、性别、教育程度、个性特征等。如教育程度及个性特征会影响个体对事物的认知与理解能力，从而会影响护理效果；老年人器官功能退化、感觉功能减退，儿童对新事物的好奇等容易导致意外伤害的发生。

2．患者身心功能状态　疾病种类、特征、病程、症状，患者自理程度、感觉功能及情绪状态等，都可成为影响患者安全的因素。如患有眩晕症、意识障碍、视力缺陷的患者可能导致发生跌倒的风险；情绪状态不良的患者，会对环境中的危险缺乏警惕性，从而易受到伤害。

3．环境因素　各种诊疗手段、治疗方法、医院设施及药物等也是患者安全的影响因素。如有创性检查，药物的副作用及毒性反应，病床设计不合理，缺乏照明设施，医院环境中各种物理、化学、生物学物质等，都会对患者造成安全隐患。

（三）患者安全管理

患者安全管理目的是“使患者免于由于医疗照护过程中的意外而导致不必要的伤害”。提升患者安全的重点在于降低系统中不安全的设计、操作及行为。发达国家医院的做法如下。

1．建立国家患者安全管理中心　其任务是制定患者安全目标并追踪其进展情况，制定研究计划，定义典型的安全系统，开发、宣传并评价医疗错误的识别和分析工具，开发教育公众有关患者安全的办法，并提出相关建议等。

2．健全医疗错误报告系统　为了识别医疗错误并从中吸取教训，设立全国强制性报告系统，同时鼓励医疗机构及其从业人员发展并参与自愿报告系统。对于强制报告，政府应当收集导致患者死亡或严重伤害的不良事件的有关信息，并及时做出反应。自愿报告系统是强制报告系统的补充，将关注更为广泛的医疗错误，主要是没有造成患者伤害或只造成很小伤害的事件，对通过自愿报告系统收集的信息加以保密，不得作为患者在法庭上抗辩的依据。

3．制定保证患者安全的操作规范　通过管理机制（如注册、认证和鉴定），制定并执行保证患者安全的操作规范，制定医务人员、医疗机构及其所使用工具（药物和仪器）的最低行为标准。

4．实施安全计划，执行操作规范　为保证患者安全，医疗机构应当发展“安全文化（culture of safety）”，工作重点是提高医疗行为的可靠性，以保证患者安全。医务人员应当树立“安全第一”的观念，医疗机构必须建立连续监测患者安全的系统。

（四）护理中不安全因素的来源

1．患者因素　患者不遵守医院的规章制度，不配合医务人员的管理和各种诊疗护理操作，如私自离开医院，不按时返回，从而产生安全隐患。患者个人因素也可影响患者对安全的认知、态度和行为，继而影响患者安全，如患者的个性特征、病情、既往就医经历、对环境的适应能力等。

2．护理行为因素　低技术水平、低年资护士容易发生安全隐患，发生护理差错。护理人员缺乏敬业精神，服务意识差，责任心不强，工作态度不严谨，违反工作制度及操作规程，如无菌操作不严格，交接班不认真，书写各种护理记录不规范，甚至错记、漏记、私自伪造数据等；法律意识不强，如在接待患者时说话不谨慎，或在护理操作时动作不规范，不熟练，引发患者和家属对治疗效果不信任，护理资料书写不正规、不及时，从而引发医疗纠纷。这些因素会增加护理安全隐患的发生概率。

3．系统因素　医院护理安全管理规章制度不健全，如新设备的引进应有一个培训、适应、磨合的过程，而新护士、轮转科室的护士业务培训未能及时跟上，对护理工作各个环节的安全隐患缺乏预见性；人力资源不足，超负荷工作，造成护理人员、设备、空间相对不足，护士身心疲惫，过度工作和劳累会引起注意力和警惕性的下降，导致错误的增加；规章制度及操作规程执行的不完善，没有严格执行规章制度和操作规程；社会对医护人员尚缺乏公正的评价，医院生存的环境令人不满意。这些因素可增加护理安全的风险。

三、护士安全管理

护理安全与护理风险不同，护理风险是指可能会发生的护理危险，是一种职业风险。护理安全与护理风险有因果关系：护理风险意识低，护理风险系数高，护理安全系数就低，反之，护理安全系数就高，护理安全保障可靠性大。因此，护理管理者要确保护理安全必须首先提高护理人员的护理风险意识。

1. 护士职业安全评估

（1）生物性因素：护士面临的生物性危害因素主要包括细菌、病毒、支原体等微生物。这些微生物主要通过血液、呼吸道、皮肤接触等途径导致护士感染。

（2）物理性因素：护士面临的物理性危害因素主要包括机械性损伤、温度性损伤、锐器伤、辐射性损伤及噪声等。如易燃、易爆物品，烤灯和高频电刀所致的烧灼伤；针头、刀片所致刺伤和切割伤等。

（3）化学性因素：护士面临的化学性危害因素主要是化学性药物的损伤。如吸入药物粉尘、皮肤直接接触及误食药物等。

（4）心理社会因素：是指护士工作对其自身造成的心理社会方面的不良影响。如抢救情境造成的心理紧张、高负荷工作状态造成的身体能量耗竭、护患纠纷造成的潜在暴力损害及面对患者的痛苦与死亡等情境的负性刺激。

2. 护士职业安全管理　针对医院护理安全方面存在的问题，建立和完善统一的护理安全管理体系，结合医院的实际情况，进行定期检查或不定期抽查，召开会议，制定相应的预防与控制措施，规范护理工作流程的各个环节，分析和解决存在的问题，及时纠正处理，以确保护理安全。护理人员的职业防护措施主要有以下几方面。

（1）针刺伤预防：全面处理针头，提倡单手回套针帽；不将手指伸入容器内；手持针头和锐器时不要将锐利面对着他人；为不配合的患者注射时，应取得他人协助；将用过的针头丢入合适的防刺穿的容器内；针头用过后及时处理，勿刺伤自己及他人；不得徒手处理破碎的玻璃。

（2）消毒灭菌剂预防：甲醛消毒灭菌，在无菌箱中进行，消毒后开窗通风，去除残留的甲醛气体。戊二醛消毒液，应存放于有盖的容器内，且室内通风好，以减少与有害气体的接触，接触戊二醛应戴橡胶手套，防止消毒液溅入眼内或吸入等。

（3）麻醉废气的管理：包括降低麻醉剂污染，加强麻醉废气排污设备及工作人员自身防护。如选择密闭性能好的麻醉机，进行定期检测，防止气源管道漏气，加强麻醉废气排污设备管理，改善手术室通风条件，加强工作人员自身防护，特别是孕期或哺乳期妇女的自身防护。

（4）放、化疗药物预防：医疗机构应制定严格的防护方案并提供安全的防护用品和设备；遵守抗癌药物操作规程；配药前洗手，穿隔离衣、戴一次性口罩和帽子、双副手套；操作台面铺一次性防护垫；自安瓿内抽吸药液前，应轻弹其颈部，使附着的药物降至瓶底，消毒划痕处，掌握正确打开方法，以防划破手套；溶解药物时，溶液沿管壁缓慢注入瓶底；瓶装药物稀释及抽取药液时，应插入双针头以排除瓶内压力，防止针栓脱出造成污染；抽取药液后，在瓶内进行排气和排气后再拔针，以免药液排于空气中。污染废弃物处理包括用过的废安瓿、小瓶、一次性注射器和输液器要放入有特别标记的密封厚塑料袋或防漏容器，防止蒸发污染空气并及时焚烧。对污染的分泌物、排泄物（如尿液、粪便）等处理时，需戴口罩、帽子、手套；为防止呕吐物污染病室，患者需使用专用容器与塑料袋，用后严格消毒处理。

（5）噪声预防：对新建工作间应从声学设计角度考虑采用隔音设施；对仪器、设备定期普查、检修、上润滑剂，尽量减少推、拉次数，减少噪声发生。

（6）精神缓解：管理者引导护士善于保持积极向上的愉悦心境；注重培养护士对挫折的承受能力，鼓励学习心理学，摆脱心理困扰，以更大热情投入工作；给护理人员创造一个舒心的工作环境等。

护理安全管理是护理质量管理的重要组成部分，是提供优质服务的基础。加强安全管理是保证患者生命安全的必备条件，是切实维护医患双方正当权益的前提。目前，护理安全管理还没有形成一套完整的系统评价指标体系。今后，护理安全管理将探讨护理风险对医疗护理安全影响的内在联系，界定护理安全管理范围，分析研究护理人员对护理安全和护理风险的认识与不安全事件发生概率的关系，构建一套系统的、有效的并具科学性、实用性、可操作性的护理安全质量评估体系，形成标准化的护理安全质量管理，提高临床护理人员风险意识，强化护理管理人员安全质量管理观念等。

第四节 护理信息管理

案例 6-4

某医院 2015 年 8 月开始，进行全院信息化推广，现在正在向无纸化迈进。

问题：

1．对护理信息化进程的发展，你是如何理解的？

2．如果你是医院的领导者，你对医院的护理信息化建设有什么规划？

人类社会正在进入一个全新的信息时代，信息对整个社会的发展发挥着重要作用。信息管理是人们为了收集、处理和利用信息而进行的社会活动，它已经成为组织管理的一种重要资源管理，是现代化管理的依据和基础，同时，它也成为护理管理的必然趋势，它对护理实践中产生的信息进行管理，以优化卫生资源分配，节约管理成本。

一、信息的概念、特征、种类

（一）信息的概念

信息对于我们每个人来说，并不陌生。在实际生活中，每个人都在不断地接收、加工和利用信息。

1．狭义的信息概念 狭义的信息是指具有新颖性、价值性等特点的消息，以及被人们认为具有某种经济、政治、军事或其他社会价值的信息。

从哲学角度来说，信息是事物存在状态和运动属性的表现形式。“事物”泛指人类社会、思维活动和自然界一切可能的对象。“存在状态”指事物的内部结构和外部联系。“运动”泛指一切意义上的变化，包括机械的、物理的、化学的、生物的、思维的和社会的运动。“运动属性”是指事物在时间和空间上变化所展示的特征、态势和规律。

2．广义的信息概念 广义的信息泛指人类社会传播的一切内容，如各种数据资料、书本知识、消息、被表述出来的感觉和认知，以及一些尚未被辨识的事物之间的某些联系等，都可以被称为信息。人们通过获得、识别自然界和社会的不同信息来区别不同事物，得以认识和改造世界。

（二）信息的特征

1．信息的普遍性和客观性

（1）普遍性：信息在自然界和人类社会活动中广泛存在，只要有事物的地方，就必然存在信息。

（2）客观性：信息是客观现实的反映，不随人的主观意志而改变，如果人为地篡改信息，那么信息就会失去它的价值，甚至不能称之为“信息”了。

2．信息的传递性和共享性

（1）传递性：信息是可以通过各种媒介在人－人、人－物、物－物等之间传递。

（2）共享性：同一信息可以在同一时间被多个主体共有，而且还能够无限被复制、传递。

3．信息的价值性和时效性

（1）价值性：信息的价值主要体现在两方面。①可以满足人们对精神领域的需求，如学习材料、娱乐信息等；②可以促进物质能量的生产和使用，如通过获取有效的供销信息提高产品流通效率等。

（2）时效性：由于信息的动态性，一条信息的使用价值必然会随着时间的流逝而衰减。时效性实际上是与信息的价值性联系在一起，如果信息没有价值也就无所谓时效。

4．信息的依附性和载体的可变换性

（1）依附性：信息不能独立存在，需要依附一定的载体，而且同一个信息可以依附不同的载体。

（2）载体的可变换性：信息可以转换成不同的载体形式而被存储下来或传播出去，供更多的人分享。因此，信息的载体依附性也同时使信息具有可存储、可传播和可转换等特点。信息载体包括以能源和介质为特征，运用声波、光波、电波传递信息的无形载体，以及以实物形态记录为特征，运用纸张、胶卷、胶片、磁带及磁盘传递和储存信息的有形载体。

（三）信息的种类

1．以产生信息的来源分类 可分为自然信息、生物信息和社会信息。

（1）自然信息：非生物物体传播出来的信息。

（2）生物信息：动物、植物之间相互传递的信息。

（3）社会信息：与物质文化和生活相关的信息。

2．以信息的表现形式分类 可分为文本信息、声音信息、图像信息和数据信息等。

二、医院信息管理系统

（一）医院信息管理的概念和内涵

1．医院信息管理（hospital information management） 就是在医院活动中围绕医疗服务而开展的医院信息的收集、处理、反馈和管理等活动，即通过信息为管理服务，把管理决策建立在信息的充分利用基础上。

医院信息管理有双重含义，即可以分别理解为“医院信息的管理”和“医院的信息管理”。

2．医院信息管理的重点

（1）全面、系统、深入地研究管理医院所需的信息内容。

（2）建立健全信息制度。

(3) 探索更有效的信息处理方式。

(4) 普及信息和管理知识，提高管理者素质。

(二) 医院信息系统的作用与功能

1. 医院信息系统的作用 ①优化工作流程，提高工作效率；②科学经营管理，提高经济效益；③加强过程控制，提高医疗护理质量；④增加医院透明度，提高医院信誉；⑤实现卫生资源共享，提高信息利用水平。

2. 医院信息系统的基本功能 ①能收集和永久储存医院全部数据；②能随时提供管理和医疗需要的各种数据；③具有支持医院运行和医学研究工作的数据库和软件；④具有数据管理和数据通信的功能；⑤具有安全性、可扩充性和友善的用户界面。

(三) 医院信息系统的内容

(1) 管理信息系统（management information system，MIS）：包括医疗、财务、后勤、人力管理等，目的是达到管理决策支持、医院绩效管理、成本核算等。

(2) 临床信息系统（clinical information system，CIS）：①非护理现场临床信息系统。②护理现场临床信息系统，如医生工作站、护士工作站、移动工作站、实验室信息管理系统（LIS）、放射信息管理系统（RIS）、医学影像存档与通信系统（PACS）、麻醉系统、ICU 等专科系统等，主要是体现在临床电子病历、临床决策支持、临床路径、临床科研与循证等。

(3) 区域医疗信息网络（regional health information network，RHIN）。

三、护理信息管理系统

(一) 概述

护理信息管理系统应用是护理理论在护理实践中的应用。护理信息管理系统的建立作为护理信息学的重要成果之一，最初来源于护理部信息管理系统。从 20 世纪 70 年代中期到 80 年代中期，荷兰、英国、美国、加拿大等相继研发与应用了医院护士预约 / 排班系统与人力资源管理系统。在临床工作中，最初使用计算机可以追溯到 1967 年英国伦敦医院实时计算机项目，接着在美国、欧洲、加拿大、日本等国家有了更深入的发展，这些应用包括：医嘱处理、产出护理执行单、收集护理观察记录、制订护理计划、患者监控、护士排班与人力资源分配、移动护理、电子病历等。

我国护理信息化应用开始于 1987 年石家庄空军医院研制了“微型计算机辅助实施责任制护理系统”软件，20 世纪 90 年代中期，开始投入应用于住院护士工作站管理系统。目前国内常用的护理信息管理系统主要有护理人员档案管理系统、护士长排班系统、护理质量控制评分系统、护理差错事故分析系统、护理工作统计系统。此外，有些医院、高等院校、软件公司等单位，已开发出了具体领域的护理综合信息管理系统平台，并投入使用，如移动护理车、移动门诊输液管理系统、重症监护信息系统、手术室移动护理信息系统、麻醉护理信息系统等。

(二) 护理信息的特点及分类

1. 护理信息的特点 护理信息除具有信息的一般特点外，还有其专业本身的特点。

(1) 生物医学属性：护理信息主要是与患者健康有关的信息，因此具有生物医学属性的特点，在人体这个复杂的系统中，由于健康和疾病处于动态变化状态下，护理信息具有动态性和连续性。如脉搏就包含着大量的信息，既反映人体心脏的功能、血管的弹性，还反映血容量等信息。

(2) 大量性和复杂性：护理信息涉及面广，信息量大，种类繁多，且信息内容复杂，有临床护理信息、护理管理信息、医疗文件信息、数据信息、图像信息、声音信息、有形和无形信息等。这些信息的正确判断和处理，直接关系到护理质量和管理效率。此外，日常护理工作中常有突发事件，有时无规律可言，这也增加了信息的复杂程度，因此需要护理人员具备敏锐的观察、判断和分析能力。

（3）准确性：护理信息直接关系到患者的健康和生命，必须及时获取、准确判断，以做出迅速的反应。而医院护理信息的收集需要多个部门和人员的配合，加之护理人员分布广泛，对信息的收集和传递造成了一定的困难。护理信息中有的信息可以通过客观数据来反映，如患者出入院人数、护理人员出勤率、患者的生命体征变化、患者的平均住院日等，而另外一些信息属于主观反应，如患者的神志、意识、心理状态等，它们直读性差，需要护理人员准确地观察、敏锐地判断和综合地分析，以及时掌握病情变化。

2．护理信息的分类 计算机在护理领域被广泛应用以来，发挥了重要的作用。随着临床护理信息应用系统、护理专家管理系统、教学系统及护理管理信息系统等体系日趋完善，护理信息的管理已向更加规范化、科学化的方向迈进。

（1）临床护理信息：医院各科室每天都在进行着各种业务活动，计算机信息系统不仅能提高工作效率、减轻护理人员的劳动强度，同时也能快速、完整地收集各项护理数据，并且能及时、准确地进行传递。例如，临床护理信息应用系统以患者为出发点，设计了从患者入院登记、处理医嘱、经费核算、病历归档到患者出院随访等方面的程序，通过对患者治疗、检查、随访等资料的采集，可及时了解患者的病情变化，使患者得到及时正确治疗、护理和健康指导，被临床广泛应用。

（2）护理管理信息：是护理管理者发布决策、文档管理及获取临床信息的信息管理系统，是医院信息系统和护理信息系统的子系统。例如，护理部主任、护士长在每天只需利用几分钟，即可通过办公室的计算机终端接收到大量信息，从而了解医院工作全貌或各科室工作情况。

（3）护理教育信息：教学计划、教学内容、学生考核、教学质量、典型病例及讨论分析记录等资料的存储、输出等均可利用计算机来完成。现在多媒体授课已成为主要教学形式，此外，还有远程教育，计算机辅助教学系统辅助练习、模拟考试、阅卷等。目前，一些适用于护理教学管理的系统软件已相继研发，如临床护士计算机辅助训练系统、妇产科护理学微机题库管理的设计、计算机辅助护理学基础教学等。

（4）护理科研信息：随着计算机文献、情报检索的实现，为护理科研提供了快速、便捷、灵活且内容新、范围广、数量大的信息检索查询系统，而资料积累、统计学处理软件系统又使护理研究数据更准确、更全面、更科学。例如，护理文献数据及其检索系统、中国医院数字图书馆，就是利用计算机网络查询检索专业情报资料的管理系统。循证护理学的发展就是应用国际互联网收集各个国家护理研究的全面、最新的成果，达到了资源共享，并提高了文献利用率和科研成果转化应用到临床实践的时效，大大促进了护理科研和护理学科的发展。

（5）社区护理信息：社区护理起源于西方国家，是由家庭护理、地段护理及公共卫生护理逐步发展、演变而成的。随着计算机在社区护理的应用，目前世界很多国家的社区卫生信息（CHIS）建设已进入网络化和一体化时代。通过社区数据的获取、存储和传递，将家庭、社区和医院紧密联系起来。如我国江苏省苏州市沧浪区（现苏州市姑苏区）于2003年首创了“虚拟养老院”，其显著特点是将信息化引入居家养老服务，建立全方位的信息化的居家养老服务体系。而基于物联网技术，还出现了“智慧养老”的概念，实际上其含义就是利用物联网技术，通过各类传感器，使老人的日常生活处于远程监控状态。这样使社区家庭护理更加方便，节约了人力资源，减轻了社会负担。

（三）护理信息管理的内容及措施

1. 护理信息管理的内容

（1）护理信息的收集：护理信息的收集是护理信息管理的基础。护理信息可以从院内采集，如直接来自患者的数据资料，也可以从所存储的数据中获取，如护理工作的各种报表，其他辅助科室的统计数字等。

护理信息收集的原则：①及时性，是指负责执行信息收集的护理人员要有时间观念。护理工作，特别是对急、危、重症患者的处理，时限性很强，要求对信息迅速收集、加工、传输和反馈，这样才能保证患者的抢救和治疗。同样对管理信息也必须把握时间性，如信息上报不及时，管理者就无法做出正确的决策，也就失去了管理的意义。②准确性，即要求信息必须如实反映情况，否则就会贻误诊疗和抢救工作。保证信息的质量，就要建立一些查对制度和抽查制度，明确信息的含义、制定信息填报的标准等。③实用性，就是收集的信息资料必须要有实用性，要符合实际工作需要，避免烦琐内容和资料堆集。这就要求信息工作人员对收集来的护理信息进行加工处理、去粗取精、去伪存真、由表及里，运用统计学分析的方法，找出问题的实质。这样的信息才能指导医务人员对患者做出全面正确的处理，作为治疗或领导制定正确决策的依据。④通畅性，就是对护理工作活动或管理活动产生的各种信息在流通过程中不断源、不梗阻，保证上传下达。要保证信息的畅通性，就要有健全的规章制度和工作程序，有明确的岗位责任制，使信息的收集、加工、传输和反馈都能常规运行，这在信息管理上是非常重要的。

护理信息的收集方法：一般有口头交流、文书报告、声像设备、计算机检索等方式。①口头交流：通过与患者、家属的谈话，召开座谈会、交班会，护理查房等口头交流的形式收集、获取信息资料；②文书报告：通过各种文书资料，如各种文献、文件、报表，会诊记录，病历，交班报告，手术记录单等方式收集的信息资料；③声像设备：利用电话、对讲机、呼叫设备、录音、录像、幻灯等设备存储和收集的信息资料；④计算机检索：通过计算机网络进行查询信息、检索文献，获取个人或组织需要的信息资料。

（2）护理信息的处理：在收集护理信息的基础上，通过对原始信息进行加工、整理、分析等，来实现对信息的管理，做到去粗取精、去伪存真，从而有利于信息的传递、储存和利用。

信息处理过程一般包括收集、加工、传输、存储、检索、输出六个步骤。①收集：就是收集原始信息，这是很重要的基础工作，原始信息的全面性和可靠性决定信息处理的成败。②加工：是信息处理的基本内容，是进行信息的分类、排序、计算、比较、选择、分析等方面的工作。这几项工作都根据管理任务的需要，通过加工提供给管理者有效的信息。③传输：通过传输形成了整个医院或护理网络的信息流，这种信息流在部门之间的流动，就形成了医院或护理系统的管理活动。信息在部门之间流动都是按照一定的制度程序进行的。如医生将医嘱开出后，用药品种、剂量信息可直接传输到药剂部门，药剂部门按职责必须及时发放所需药品。一旦传输失灵，则物流产生梗阻，就会影响医疗工作的正常进行。④存储：经处理后的信息，有的并非立即使用，有的当即使用后，日后还要参考备查，这就要把信息存储起来，如患者病历、人事档案等。⑤检索：对储存的大量信息，为查找方便，就要有一套科学的信息检索方法，如病案索引、文献索引等。⑥输出：将处理好的信息，按照要求，通过不同载体（如音、像、图、文等方式）将其显示出来的过程。

2. 护理信息管理的措施

（1）护理部应组织学习护理信息管理的有关知识和制度，加强对护理信息管理重要性的认识，自觉地参与护理信息管理。

（2）护理部应健全垂直护理信息管理体系，做到分级管理，实行护士 – 护士长 – 科护士长 – 护理部主任负责制。

(3) 加强护理人员的专业知识、新业务、新技术的学习，提高护理人员对信息的收集、分析、判断和紧急处理的能力。

(4) 各级护理管理人员应及时传递、反馈信息，经常检查和督促信息管理工作。

本章小结

1. 控制是指管理者监督和规范组织行为，使其与组织计划、目标和预期的绩效标准一致的系统行为过程。它包括监督组织各项活动，在出现偏差时及时采取纠正措施。控制是一个过程，是通过监督和纠偏来实现，其目的是保证组织实现目标。

2. 控制根据时间节点划分分为系统运行输入阶段的前馈控制、计划执行中进行的同期控制、计划完成后进行的反馈控制。管理实践中采用的控制方法比较多，一般将控制方法分为预算控制技术和非预算控制技术。管理者的一项最重要的工作就是选用最合适的控制方法，在护理管理过程中，需具体问题具体分析，不能生搬硬套。

3. 为促进护理学科的发展及质量品质的改进，新时期护理管理者不断借鉴和应用现代质量管理的方法与工具来改进与替代传统的经验管理，以适应医学模式的转变，使护理质量管理规范化、科学化、精细化。在护理质量管理过程中要以要素质量、优化流程、患者满意度为导向，采取科学、合理的评价方法进行持续质量改进。

4. 患者安全是指在医疗过程中采取必要的措施，避免或预防患者出现不良结果或受到伤害，包括预防错误、偏差与意外。医疗、护理安全注重的是医务人员自身的安全，通常是指医疗护理过程中有无过失、差错、事故，对患者的安全考虑较少；患者安全所涵盖的范围更大，以患者为中心，从患者的角度出发，从医院的行为、流程、设备、环境、建筑等各方面考虑是否存在危害患者安全的因素，体现医院对患者的人文关怀。

5. 护理安全与护理风险不同，护理风险是指可能会发生的护理危险，是一种职业风险。护理安全与护理风险有因果关系：护理风险意识低，护理风险系数高，护理安全系数就低，反之，护理安全系数就高，护理安全保障可靠性大。因此，护理管理者要确保护理安全必须首先提高护理人员的护理风险意识。

6. 护理信息的收集是护理信息管理的基础。护理信息可以从院内采集，如直接来自患者的数据资料，也可以从所存储的数据中获取，如护理工作的各种报表，其他辅助科室的统计数字等。在收集护理信息的基础上，通过对原始信息进行加工、整理、分析等，来实现对信息的管理，做到去粗取精、去伪存真，从而有利于信息的传递、储存和利用。

自 测 题

一、单选题（在每小题列出的备选项中，选出最佳的答案）

1. 随着医院质量体系的不断完善，手术室做了诸多的自然灾害及医疗事故预案，属于（　　）

A. 前馈控制　　B. 同步控制　　C. 现场控制

D. 反馈控制　　E. 自我控制

2．控制的原则要遵循（　　）

①目的性原则　②客观性原则　③重点性原则　④灵活性原则　⑤及时性原则

A．①②③④⑤　B．①②③④　C．①②③

D．④⑤　E．③④⑤

3．护士长或带教老师对新上岗的护士、实习生带教多采用的方式是（　　）

A．直接监督　B．行政控制　C．目标管理

D．阶段控制　E．现场控制

二、多选题（在每小题列出的备选项中，选择2～5个符合题目要求的答案）

1．根据控制的方式不同，可将控制分为以下类型，其中错误的是（　　）

A．正式组织控制　B．群体控制　C．自我控制

D．前馈控制　E．现场控制

2．数量分析方法是建立在现代系统论、信息论、控制论等科学基础上的决策方法，具有的特点包括（　　）

A．是一个数学模型　B．不容易推广普及　C．不受人为因素的影响

D．具有较强的客观性　E．可以提高管理的科学性

三、思考题

1．如果你是一所三甲医院综合ICU的护士长，你将如何对重症患者环节进行质量控制？

2．学校如果派你所在的班级参加你院该年度的歌唱比赛，为了保障该比赛的顺利进行，你与你的组员该如何更好地完成该任务？（小组讨论。）

3．如果你是某医院手术室的护士长，你将如何提高医护人员外科手消毒的依从率和手术开台的准点率？（采用品管圈的方式进行解决问题。）

4．某院护理部，在第三季度的质控中发现临床发生导管脱落、静脉炎、用错药物等不良事件比上季度多30%。你认为护理部应选择哪种方法改进护理技术质量的管理？可以采取哪些具体措施？

5．患者，男，67岁，因家庭原因割腕自杀未遂，于2017年11月12日5：10收入院。入院后要求家属留陪1人。患者情绪稳定，11月13日14：30家属未请假自行离开，患者于11月13日23：00左右跳楼身亡。作为护士长，为预防此类事件发生，你将如何做？

6．一心理障碍患者，长期医嘱予阿普唑仑口服，每晚1片，两个班次护士发药未看服到口，患者自觉病情好转，自行停药并私自收集。第三天，被中班护士发现并收回，护士及时与医生联系后停止医嘱，未造成不良后果。作为科护士长，为防止此类事件再次发生，你会怎么做？

7．简述信息、信息管理的概念和信息的特征。

8．简述信息在护理管理中的作用，护理信息收集的原则与方法。

（刘　贤）

第七章 护理研究

学习目标

识记：

1. 说出护理研究的概念、分类及功能。
2. 说出护理研究的基本过程。
3. 陈述选题的概念、重要性及研究问题的来源。
4. 陈述撰写护理论文的原则。

理解：

1. 举例说明护理研究的伦理原则。
2. 举例说明护理论文各部分的写作格式及要求。

应用：

1. 针对临床中存在的某一问题，能够运用所学知识，使之形成完整的研究问题，并能正确评价及清楚地陈述该研究问题。
2. 能够运用所学知识初步撰写综述和案例报告。

第一节 护理研究概述

案例 7-1

情景一：作为血液透析科的专科护士，你护理的大多是尿毒症患者，他们每周需要进行2～3次的血液透析，而频繁的透析使穿刺部位极易出现血管狭窄和血管瘤。

情景二：你在血液科工作，发现凝血功能障碍的患者在拔针后，容易出现皮下血肿、淤青。

问题：

为避免以上情况出现，你会怎么办？

南丁格尔说："护理是科学和艺术的结合。"其中护理的科学性体现在运用科学的护理研究方法反复探索、回答和解决护理领域的问题。21世纪的今天，护理学已经发展成为一门独立的学科。护理学科必须通过开展研究提升其学术性，丰富其知识体系，构建结构清晰、逻辑严密的专业理论体系。

一、护理研究的概念、分类和功能

（一）护理研究的概念

护理研究（nursing research）就是通过科学的方法，系统地研究或评价护理问题，从而揭示护理现象的本质，探索护理活动的规律，解决护理实践中的问题，为护理决策提供可靠的、有价值的证据，以提升护理学科重要性的系统过程。护理科研同其他科学研究一样，具有探索性和创新性，这个本质特征规定了科研工作者应具有主动性、自觉性和计划性，规定了科研工作的正常程序。护理科研的正常程序能够正确地指导研究工作顺利进行，使护理科研活动符合科学规律，取得科学的结果。

（二）护理研究的分类

护理研究根据其涉及的范围分类，可分为基础护理研究、专科护理研究、护理管理研究、护理教育研究、人文社会护理学研究和家庭、社区护理研究六大类。

1．基础护理研究　基础护理研究是对护理学的基本理论、基本知识和基本技能进行的研究。基础护理研究的内容十分广泛，例如基础护理新技术的研究、家庭基础护理技术的研究、营养护理的研究、发热或疼痛护理的研究等。

2．专科护理研究　专科护理研究是研究护理专业自身发展的有关问题，包括对各专科的护理技术、特护措施、护患关系、应用新技术和新仪器等方面的研究。

3．护理管理研究　护理管理研究是对有关护理行政管理、领导方式、护理人才流动和人力安排、工作考核和护理质量控制等方面问题开展的研究。

4．护理教育研究　护理教育研究是对护理教学的课程设置、师资培养、教学内容、教学方法、教学评估、护士在职教育及继续教育等开展的研究。

5．人文社会护理学研究　人文社会护理学研究是对护理心理学、护理美学、护理伦理学、护理社会学、系统论与整体护理临床思维科学等开展的研究。

6．家庭、社区护理研究　主要是对社区健康教育、老年患者的护理、疾病的康复护理、临终关怀、家庭护理等方面的研究。这是一个比较新的研究领域。

（三）护理研究的功能

1．描述现状　指描述与某一活动有关的现象或现状。通过描述可以澄清某种现象或问题是否确实存在，其程度如何，有什么特点及规律等。例如，通过问卷调查某医院护士人文素质现状，以了解护士在哪些素质方面还存在不足等。

2．探索未知　是指在描述研究的基础上，进一步了解某现象或问题与各因素之间的关系。例如，在了解了某医院护士的人文素质状况后，进一步探索护士人文素质的影响因素有哪些，以及各因素之间有什么关系等。

3．解释现象　通过有计划地收集资料，对某种现象或问题做出合乎逻辑的推论或判断。例如，通过对ICU综合征的初步研究发现，睡眠障碍、体液失调等是其相关因素。将这些发现集合在一起，可形成这样的假设或推断：睡眠障碍和体液失调是导致ICU综合征的主要原因。

4．控制和预测　通过描述现状、探索未知、解释现象三个步骤的研究，发现了某现象或问题的程度、相关因素或原因、后果之后，就可以对该问题进行干预控制。例如，对于ICU的患者，采取措施保证其充足的睡眠，保持体液平衡，就可以降低ICU综合征发生率。

二、护理研究的发展史

护理作为一门新发展起来的学科，开展研究的历史并不长。无论国内还是国外，护理研究的发展均经历了一个循序渐进的过程。

（一）国外护理研究发展概况

1．南丁格尔时代（19世纪中期）　第一位从事护理研究的学者是南丁格尔。克里米亚战争爆发后，南丁格尔赴前线护理伤员，这期间南丁格尔通过深入观察和周密记录，分析所遇到的医院感染相关问题，提出改善医院环境，减少医院感染的建议，撰写控制医院感染的研究报告，成为当时战地医院质量改革的重要依据，也是最早的护理研究活动。南丁格尔的《护理札记》成为最早的护理研究报告。

知识链接 7-1

南丁格尔玫瑰图

克里米亚战争时，南丁格尔极力向英国军方争取在战地开设医院，指出英军死亡的原因是在战场外感染疾病，以及在战场上受伤后没有得到适当的护理而致伤重死亡，真正死在战场上的人反而不多。而且她还用一种圆形的直方图来表达军医院季节性的死亡率。她的方法最终打动了当时的高层，包括军方人士和维多利亚女王本人，于是医事改良的提案得到支持。这种图表形式被亲切地称为“南丁格尔玫瑰图”，南丁格尔自己常昵称这类图为“鸡冠花图”（图 7-1）。

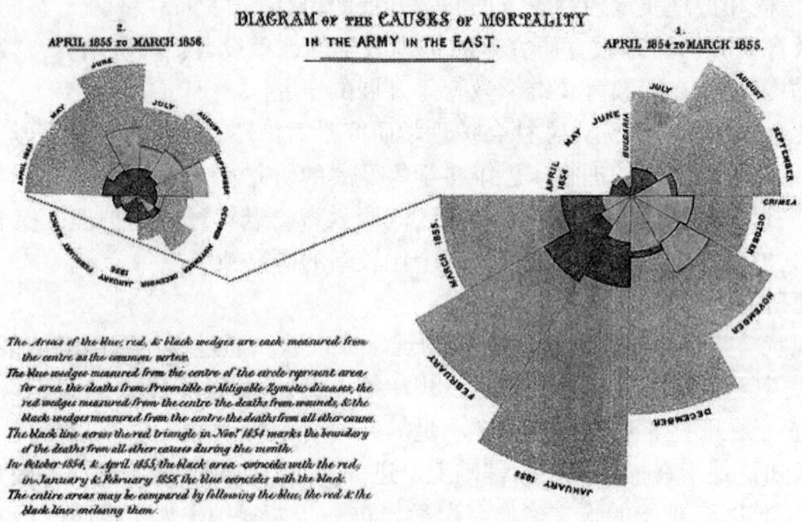

图 7-1　南丁格尔玫瑰图

2．早期的护理研究（1900—1949 年） 该阶段的研究主要围绕护理教育进行，其研究结果促成 1923 年耶鲁大学成立护理系。临床护理研究方面的重点是改进护理工作的程序和各项工作之间的资源分配问题。20 世纪 40 年代，研究内容和水平有了很大发展，增加了结合临床探讨护理人员的合理安排、护理的功能、护士的角色及护患关系等方面的问题。

3．20 世纪 50 年代 该时期美国的护理研究发展迅速。1952 年，美国《护理研究》杂志创刊；美国大学的护理硕士开设研究方法论课程，使研究人员的知识结构培养有了较大发展；1953 年，美国哥伦比亚大学首先开办了“护理教育研究所”。

4．20 世纪 60 年代 美国的护理研究进入了稳步发展的阶段，尤其是护理博士教育的发展，对推动护理研究起到重要作用。护理教育研究的重点在于比较不同学制的护理教育，护理研究注意与护理概念、模式和护理理论结合，并出现了较多改进临床护理方法的研究。

5．20 世纪 70 年代 该时期护理研究从教育、管理、课程、护士转向患者护理，杂志数量增加，博士生人数增加，强调教育中加强有关研究的内容。

6．20 世纪 80 年代 该时期研究重点放在促进健康、预防疾病、成本效益、危险人群的护理策略上，研究技巧不断提高。

7．20世纪90年代以后　该时期研究重点包括：服务对象预期结果有效性的临床判断；为改革护理实践在不同的地点对不同的人群重复研究，继续发展护理理论。21世纪护理研究将进一步发展以显示护士在健康照顾中的角色，并通过健康结果的评价反映出护理的哲理。

（二）国内护理研究发展概况

我国护理研究工作起步较晚。1954年《中华护理杂志》创刊，1985年后陆续增加了《实用护理杂志》《护士进修杂志》《护理学杂志》《护理研究》等一系列刊物。

1984年恢复高等护理教育，全国各高等医科院校陆续开展护理本科教育。1992年以来我国开始护理学硕士教育。2004年开始护理学博士教育，培养了高层次的护理研究人才，研究论文的数量和质量有了迅速的提高，护理研究的发展得到稳定提升。

同时，各省市护理学会、高等院校、各种杂志社开办了多期护理科研培训班，举办了多种学术会议。

目前我国护理研究领域存在不足与挑战：护理科研成果在临床实践中推广困难；护理研究在政府层面获得科研立项的机会甚少。为此国家应大力倡导护理学科建设，在政府层面建立护理研究中心或护理科研基金项目，健全完善管理机制，继续加强护理高等教育。

三、护理研究的意义与发展趋势

（一）护理研究的意义

在护理事业的发展过程中，护理研究一直扮演着重要角色。通过护理研究可以增加护理学科知识体系，促进本学科的发展；通过护理研究可以为循证护理提供更多的科学依据，改进并指导护理实践；通过护理研究可以评价护理质量，促进护理质量的提高；通过护理研究可以培养护理人才，缩短我国与国外护理或国内其他成熟学科的差距，尽快提升护理人员的社会地位和学术地位。

（二）护理研究的发展趋势

1．促进循证护理实践　鼓励护理人员通过循证护理实践提高护理质量，同时现有的研究的质量也需要提升，从而为临床护理实践和决策提供科学的依据，并为护理知识和护理技术的发展和完善提供具体而有实证的依据。

2．加强护理评价研究　强调护理活动的有效性和经济效益，在不影响护理质量的前提下，研究如何利用有限的资源达到最满意的健康服务效果。

3．强调护理研究的科学性、实用性和准确性　注重生物生理的研究，进入临床护理试验性研究阶段，为护理科研活动提供科学的基础。

4．强调多学科合作研究　多学科的合作研究是整个研究领域的发展趋势。临床护理人员、护理研究者与相关学科的专业人士、研究者的合作，可以帮助研究人员更好地从各个角度理解研究目标，可以共同解决生物行为领域、心理社会领域的基础问题。

5．运用多种研究方法　从单一的量性研究扩展到质性研究或混合法研究，利用不同的资源信息对研究目标进行全方位深层次理解，减少单一研究方法的不足。

6．扩展研究结果的传播范畴　充分利用互联网、电子期刊、电子数据库、电子邮件等技术，避开时间和空间的限制，加快护理研究成果的传播及转化，实现资源共享，为护理研究人员的相互交流提供一个良好环境。

7．关注文化因素和健康缺陷的状况　目前健康缺陷已成为护理和卫生保健其他领域的核心关注点，因此专业人员将对医疗或护理干预的生态有效性和文化敏感性尤其注重。

8．患者参与医疗照护决策中　共同决策（shared decision making）是当今卫生保健发展的另一个趋势，尤其鼓励患者参与自身医疗照护的决策，并在其中承担核心角色。

四、护理研究的伦理原则

案例 7-2

体检还是试验

1995 年，美国哈佛大学公共卫生学院在中国安徽农村进行 15 项人体医学研究计划，对象是大别山区岳西县的农民。根据计划，数以万计的农民参加“体检”，先后被抽了 2 次以上血样。抽血之前，他们并没有向参与研究的中国人说明有关研究的危险性，同时也未确定接受试验者是否自愿接受测试。这些参与农民也不知道自己和家人的血样被送到何处，以及被用于何种用途。此后，这一事件被美国媒体曝光，美国联邦政府官员发出了数封措辞严厉的斥责信，指责哈佛大学的科研做法是严重的违规行为！

问题：为什么说哈佛大学的科研做法是严重的违规行为？

随着护理学科的发展，护理研究不断发展和深入，而护理研究中的研究对象绝大部分又是人，因此如何保护我们的研究对象是每个护理研究者应重点考虑的问题之一。国际上关于人体试验著名的伦理规范包括 1947 年出台的《纽伦堡法典》(*Nuremberg Code*)，1964 年世界医学大会通过的《赫尔辛基宣言》(*Declaration of Helsinki*)。另外，国际护理专业协会一直非常重视护理研究中的伦理问题，美国护理学会研究委员会于 1968 年提出了一系列的研究原则，呼吁护理教育要重视指导学生保护人权；1972 年加拿大护士协会呼吁研究者对研究对象要注意保密和征得同意等。

知识链接 7-2

《纽伦堡法典》与《赫尔辛基宣言》

1947 年的《纽伦堡法典》(*Nuremberg Code*) 中有明文规定，人体试验研究绝对需要受试者知情同意，试验期间受试者有权终止试验。1964 年世界医学大会通过的《赫尔辛基宣言》(*Declaration of Helsinki*) 强调“在为研究对象实行检查、治疗或人体试验时，应向研究对象充分解释，研究对象完全了解且自愿同意后方可执行”。《赫尔辛基宣言》制定了涉及人体对象医学研究的道德原则，它是一份包括以人作为受试对象的生物医学研究的伦理原则和限制条件，也是关于人体试验的第二个国际文件。

护理研究的伦理原则包括四个方面：尊重人的原则、利益原则、公正原则和知情同意原则。

(一) 尊重人的原则

尊重人的原则指医学研究应当充分尊重人的生命、健康、隐私与人格等固有的尊严、人权和基本自由，而且应当以维护参与者的利益高于单纯的科学或社会利益为原则。其主要内容包括：

1. 自主决定权 自主决定是否参与研究，可在任何时间退出研究或拒绝回答研究问题，了解有关研究的目的和研究过程。

2．隐私权　隐私权是指公民享有的私人生活安宁与私人信息依法受到保护，不被他人非法侵扰、知悉、搜集、利用和公开等的一种人格权。在护理研究中，未经受试者允许，研究者不得将其隐私（包括态度、信仰、行为、意见及各种档案等）泄露给他人。

3．匿名权和保密权　在护理研究中，研究者在收集研究资料或对外公布研究结果时不得使用研究对象的真实姓名；未征得研究对象的同意不得向他人公开其个人信息。

（二）利益原则

利益原则指维护研究参与者的利益。利益原则要求必须做到以下几点。①避免伤害：指研究对象在参与研究的过程中不可受到伤害，包括生理、心理、社会等各个方面。②免于被剥削：指在一个研究中应该保护参与者，不让他们的利益受到损害或使他们处于未被清楚告知或未充分准备就绪的状态。③从研究中获益：研究者应该尽量告诉参与者，参与研究对他个人有什么好处，或者对社会有什么贡献，以增强参与者对研究的意愿。④评估风险与收益比：力求增大利益和降低风险。若研究风险大于利益，应该修改和调整研究方案或手段；如果利益与风险持平或利益大于风险时，研究者应该证明实施该研究的合理性。

（三）公平原则

公平原则指在人人平等的原则指导下，确保所有人得到公正与公平的对待，以及将利益与风险作为公平的分配。其主要内容包括：

1．公平选择研究对象　让研究对象以公平的机会进入研究情境，以保证其所接受的利益及风险的概率均等。过去由于社会文化、种族、性别的歧视，使得当时的研究对象多是穷人、监狱犯人、濒死者，研究对象的权利往往被忽视。伦理原则认为研究对象的选择应取决于研究问题本身，而不是研究对象的地位、研究对象是否容易获得及是否容易被操控等。

2．公平对待研究对象　研究者应尊重与研究对象之间达成的协议；研究对象有权利澄清研究的信息；若研究可能造成任何生理或心理上的伤害，则研究对象应从研究者方面得到合适的专业性协助；在研究前未说明的事项或研究中发生的问题，应根据实际情况必要时向研究对象清楚地加以说明；对于不参加研究或中途退出的研究对象，不能歧视或产生偏见。

（四）知情同意原则

知情同意原则是指研究对象有权利知道研究者将在他们身上或利用他们的资料做什么，以及该研究将对他们有什么影响，由此研究对象自主做出选择（同意或不同意）。知情同意原则要求研究者在选择研究对象时要向其提供以下主要信息：①研究项目的名称和研究目的；②研究的主要方法、步骤，研究对象的具体参与情况，研究过程要花费的时间；③参与该研究将得到的益处；④研究对其正常生活和工作带来的影响；⑤当出现不良反应时，研究者将如何处理；⑥保密性：向研究对象说明所有涉及个人隐私的资料将得到很好的保密；⑦自由选择：研究者应向研究对象做充分的解释，提供足够的信息供其权衡利弊，自主决定是否接受试验，个人可以拒绝参加，参加后也可随时退出，并保证不向研究对象施加任何形式的强迫利诱，不会因此而受到不良待遇，原则上要取得研究对象的书面同意方可开展研究。下面以表 7-1 为例，具体说明知情同意书的书写格式。

表7-1 知情同意书

住院患者营养风险筛查 您好！ 多谢您参与本研究调查。我们是 ×× 大学护理系的学生，正在进行住院患者营养风险筛查的研究。我们希望通过研究结果了解住院患者存在营养风险的比率是多少，以及提出措施及早干预营养风险者。您只需回答表中所有的问题即可。 以下为此研究的注意事项： 1．您有权利拒绝回答任何您不想回答的问题。 2．没有您的允许，此项研究课题所提供的信息将不会告诉任何人。此外，您的身份会被保密，将来没有任何文章、报告中的研究对象可以被指认为是您。 3．无论您是否参与此研究、退出此研究或拒绝回答任何不想回答的问题均不会影响您在本院所得到的治疗护理，不会对您产生任何不利后果。 4．对于此研究您有任何的疑问可以随时向我们提出，我们将会给您满意的答复。 联络人及电话如下：×××，电话…… 我参与此研究是自愿的，我明白我有权利在任何时候退出此研究。 研究对象签字__________ 日期__________ 法定代理人签字（如需要）______ 日期______ 与研究对象的关系______ 我已将研究内容向研究对象做了解释，并已经得到他（她）对于知情同意的理解。 研究者签字__________ 日期__________

为了使研究对象的权利得到更好的保护，进一步规范学术行为，开展研究之前，要经过伦理委员会的审查和许可。若不遵守这个原则，就有可能受到惩罚或法律的制裁。

知识链接 7-3

伦理审查委员会的组成及职责

1966 年，美国公共保健服务机构首次发布声明：以人为研究对象的研究，必须经伦理委员会的审查。1974 年，美国保健、教育和福利部通过研究法案，以人为研究对象的研究，必须经伦理委员会的审查。我国国家卫生行政部门设立医学伦理专家委员会，省级卫生行政部门设立伦理审查指导咨询组织，各级研究机构（医疗卫生机构、科研院所等）设立机构伦理委员会。按照国际惯例，伦理审查委员会至少由5名具有不同文化、经济、教育、性别和种族等背景的成员组成，同时包含生物医学领域和管理学、伦理学、法学、社会学等社会科学领域的专家。

伦理审查委员会的主要职责：对研究方案进行科学性和伦理学两方面的审查，做出批准、不批准或修改后再审查的决定；对已批准的研究进行监督和检查，处理受试者的投诉和不良事件。

第二节 护理研究的基本过程

护理研究同其他科学研究一样，都是在现有知识的指导下，对尚未研究过的问题或未深入探讨的问题进行系统研究。护理研究的基本过程包括：①提出研究问题，确立研究目标，形成假设；②开展文献检索，分析国内外研究状况和趋势，明确理论或概念框架；③选择研究设计，构建研究技术路线，明确研究工具；④确定研究对象；⑤收集研究资料；⑥分析研究资料；⑦撰写论文。

一、提出研究问题

提出研究问题，确立研究目标，形成假设是研究的第一步，也是至关重要的环节。提出研究问题也称为选题，选题是研究工作的第一步，它决定研究设计、研究调查和研究分析的全过程。正确地选择课题，是科学研究中具有战略意义的首要问题。选题应遵循五个原则：科学性，即符合现代科学理论和伦理；创新性，即在理论技术方法上有更新；重要性，即针对重要领域的重要问题；可行性，指选题应有可能完成；实用性，指选题有理论和实用价值。

研究目标要求具体化，简洁明了，在研究目标的阐述中应包含研究对象、研究变量（自变量、因变量），并注意区别研究目标和研究意义。

研究假设是指对已确立的研究问题，提出一个预期性的结果或暂时的答案，是研究者对要进行研究的问题做出的一种因果关系的预测。但并不是所有的研究都需要提出明确的研究假设，这要取决于研究的设计。如：干预性研究、预测性研究往往需要提出研究假设；描述性研究不一定有研究假设；而质性研究在研究开始时就无研究假设。

二、开展文献检索

科研应以海纳百川的宽阔胸襟，借鉴吸收人类一切优秀文明成果，推动建设更加美好的世界。检索文献和选题是相互结合进行的，是非常重要的一步。在一项研究课题开始之前，必须先了解与课题相关的信息。通过查阅文献，能够获得以下信息。①回溯性信息：了解前人做过的工作，已有哪些成就，其优缺点是什么，还有哪些问题或其中哪些部分尚未解决，解决的关键所在，前人走过哪些弯路，有什么经验教训。②启发性信息：了解国内外技术发展动态、水平、趋势，优势与定位，所存在的问题及可能的解决途径。因此，检索文献的目的在于了解研究历程，了解研究动态，了解发展趋势，了解研究程度，了解问题主次及了解研究重点。

三、选择研究设计

确定研究问题后，需要选择研究设计。研究设计是研究过程中对研究方法的设想，是整个研究工作的极其重要的组成部分。研究设计的主要内容有：

1. 随机分组　是指按照机遇原则，运用掷硬币、抽签、随机数字表或系统随机化等方法，使每个受试对象都有同等机会进入试验组和对照组，使干扰因素均衡分布，试验不受主观因素干扰或其他误差影响。

2. 设对照组　对照是试验所控制的手段之一，其目的在于消除无关变量对试验结果的影响，增强试验结果的可信度。试验组和对照组在尽可能均衡的条件下进行观察，可降低误差，提高精确度。

例 7－1

“沙盘游戏疗法对癫痫患儿心理障碍的干预效果研究”中的随机分组

该研究的目的为探讨沙盘游戏对癫痫患儿心理问题的治疗作用。研究对象为某医院门诊无其他严重躯体疾病及精神病史的癫痫患儿 40 例，将其随机分为试验组（20 例）与对照组（20 例）。试验组在药物治疗的同时进行 20 周沙盘游戏心理治疗，对照组仅进行药物治疗。

（来源：余文玉，肖农，刘润宁，等．沙盘游戏疗法对癫痫患儿心理障碍的干预效果研究 [J]. 重庆医科大学学报，2017，42（10）：1258-1261.）

3．观察指标 观察指标是用来反映研究的某些现象可测得的项目、数据、资料等。观察指标是研究实施方案设计中需要落实的重要内容。观察指标的基本要求有客观性、合理性、敏感度和技术实现的可能性。客观性：所选择的指标既客观存在，又能通过一定的观察方法获取；合理性：所选的指标既反映客观现象，又反映研究问题的本质；敏感度和技术实现的可能性：所选的指标既能敏感地反映观察对象的客观现象，又能保证观察指标的获取。

例 7－2

观察指标举例

研究新降压药，血压就是重要的观察指标。

身高和体重是反映儿童发育状况的指标。

态度、抑郁是反映一个人情绪的重要指标。

4．确认变量 变量是指与研究相关的、可以测评的可变因素或条件。例如：两种不同教学方法对初一学生语文成绩的影响，其中教学方法和语文成绩都是变量。变量包括自变量、因变量、干扰变量、其他变量。自变量即影响研究目的的主要因素，导致结果的产生；因变量（也称依变量）即研究目的，受自变量和其他因素影响。因此，自变量和因变量是相互依存的。干扰变量即除自变量以外可能影响因变量、因而对试验可能起干扰作用的因素。干扰变量会干扰研究结果，必须加以排除或控制。

例 7－3

“剖宫产初产妇术后早期乳房按摩对泌乳的影响”的研究变量

自变量：乳房按摩（操作者清洗双手，用手掌侧面轻按乳房壁，从乳房根部向乳头方向按摩，力量以产妇感到舒适为宜。按摩完成后，一部分乳汁可流出，一部分乳汁淤积在乳头处，用右手4指捏住乳头反复牵拉乳头数次。同法按摩另一侧。3～5次/天，每侧乳房每次按摩3～5分钟，持续3天）。

因变量：产妇泌乳量。

干扰变量：乳房条件、婴儿吸吮情况、休息情况、饮食情况等。

（来源：赵春丽，王洪娟．剖宫产初产妇术后早期乳房按摩对泌乳的影响[J]．护理学杂志，2005，20（24）：28-29.）

四、确定研究对象

确定研究对象，即样本，是总体的代表。总体是根据研究目的确定的具有相同性质的研究对象的全体；样本就是按一定方法从总体中随机抽取的部分个体。确定研究对象需要确定研究对象的属性，包括：①研究的总体；②研究样本的特征；③研究样本的纳入标准和排除标准；④样本数量及计算依据；⑤如何抽样；⑥如何分组。

例 7-4

“矫正鞋垫对脑瘫儿童平衡能力及粗大运动功能的影响”的研究对象

该研究的研究对象：选取2015年9月至2016年9月期间在郑州大学第三附属医院儿童康复科门诊及住院治疗的脑瘫患儿60例作为研究对象。患儿纳入标准包括：①均符合2014年全国小儿脑瘫会议制订的脑瘫诊断标准，且临床分型为痉挛型；②粗大运动功能分级系统（gross motor function classification system，GMFCS）为Ⅲ级或Ⅲ级以上；③患儿认知良好，能听懂简单指令；④患儿家属对治疗方法知情同意，并能积极配合治疗，治疗时间满3个月。患者剔除标准包括：①合并有其他影响站立或步行能力的神经肌肉或骨关节等疾病；②患儿认知能力差，不能听懂简单指令，不能配合治疗或不能完成既定方案治疗等。采用随机数字表法将上述患儿分为观察组及对照组，每组30例。2组患儿性别、年龄、身高、体重及GMFCS分级等情况经统计学比较，发现组间差异均无统计学意义（$P>0.05$），具有可比性。

（来源：孙二亮，袁俊英，朱登纳，等．矫正鞋垫对脑瘫儿童平衡能力及粗大运动功能的影响[J]. 中华物理医学与康复杂志，2018，40（2）：129-131.）

五、收集研究资料

资料的收集是指研究者经过周密的设计后通过不同的方法从研究对象处获取资料的过程。它是课题研究的基础性工作，是验证研究方案、证明研究结论的根据。护理研究中收集资料的方法很多，常用的有问卷法、观察法和生物医学测量法等。通过上述方法从研究对象处直接收集到的资料称为原始资料，为了获得研究问题的真实性，原始资料必须准确，不可随意更改。另外，资料收集时也需要对收集资料的人、资料的来源对象、资料的收集内容、收集资料的时间等进行周密严谨的设计。如果多人进行资料收集，则需要对收集资料者进行统一培训，以使收集资料的流程和向患者的解释说明内容达到统一标准。

收集资料之后，需要对研究资料进行整理。整理研究资料是对收集到的第一手资料进行审核、评定、分类的过程，是对资料的初步加工，其目的是辨别真伪，去粗取精，以确保研究资料的有序化、典型化。

六、分析研究资料

科研资料收集积累到一定程度，达到科研设计目标时，就可分析研究资料。分析研究资料的目的是揭示研究现象和事物本质间的规律性联系，说明获得研究结论的深层次原因，以保证研究结论的科学性和可靠性。分析资料主要有两类方法，即质性分析和量性分析。质性分析涉及叙述性、非数字资料，是对资料进行归纳综合；量性分析的大部分研究资料要进行统计学分析。统计学分析时对不同类型的科研资料所采用的统计方法均不同（表7–2）。定量资料（如体重、身高）的描述性统计分析通常采用均数、中位数、方差、标准差等指标表示，推断性统计分析常采用 t 检验、Z 检验、方差分析或秩和检验（当资料分布类型为不确定或者呈非正态分布时，可选用秩和检验）；定性资料（如性别、婚否）的描述性统计分析通常采用率、相对比、构成比，推断性统计分析常采用卡方检验、秩和检验。

表7-2 不同类型科研资料常用的统计分析方法

类型	统计描述	统计推断
定量资料	均数、几何均数、中位数、众数、方差、t检验、Z检验、标准差、变异系数	t检验、Z检验、标准差、变异系数方差分析、秩和检验
定性资料	率、相对比、构成比	卡方检验、秩和检验

七、撰写论文

科研论文是以原始的实验、调查数据及临床资料为依据，经过科学的整理、归纳及分析等一系列思维活动后所形成的文字记录和总结。一篇完整的论文其基本框架包括题名、署名、摘要、关键词、前言（研究背景和立题依据、文献回顾、研究目的和意义）、研究对象和研究方法、结果、讨论和结论、致谢、参考文献等部分。

撰写论文的基本要求有：①科学性，是论文的立足点；②资料要真实；③方法要正确；④数据要可靠；⑤计算要准确；⑥论据要充分。

撰写论文是科研工作的最后一个步骤。护理人员通过撰写高质量的护理论文可以充实和发展新的护理理论，指导临床实践。护理论文是护理科技信息传播的主要手段，是个人贡献的重要标志之一，也是个人智力开发和学术水平提高的必要途径。

第三节 选 题

科研应紧跟各领域发展步伐，顺应实践发展，以满腔热忱对待一切新生事物，不断拓展认识的广度和深度，以新的理论指导新的实践。爱因斯坦说："提出一个问题往往比解决问题更重要。因为解决问题也许仅是一个数学上或试验上的技能而已，而提出新的问题，新的可能性，从新的角度去看旧的问题，都需要有创造性的想象力，而且标志着科学的真正进步。"选题是研究的第一步，是研究过程的重要环节，也是最难的一步。

一、选题的概念、重要性

1．选题的概念 选题是开展科研工作的首要步骤，是根据选题的原则，遵循选题的程序，确定研究的具体科学技术问题的过程，即选题就是要确定一个研究问题，那些在学科领域中尚未被认识和解决的有科学研究价值的问题，并且去研究和探索其本质：①是什么？②为什么？③怎么样？从而对所研究的问题和现象进行清楚描述、解释、预测和控制。

2．选题的重要性

（1）选题是科研工作的第一步，是科研的战略起点，决定着科研工作的主攻方向，规定着应采取的方法和途径。

我们在研究客观资料的过程中，会有各种各样的想法，但这些想法尚处于分散状态，必须有一个选择、鉴别、归拢集中的过程。从对事物的个别认识上升到一般的共性认识，从对象的具体分析中寻找彼此间的差异和联系，从输入大脑的众多信息中提炼形成自己的理念，并使其明确下来。这个从分散到集中、从分析到综合的认识发展过程，就是选题的确定过程。有了选题就有了明确的研究方向和目标，同时也就会采取与之相对应的正确的研究方法和途径。

（2）选题是全部科学探索的出发点，是一项重要的研究工作。

我国著名哲学家张世英说过："能提出像样的问题，不是一件容易的事，却是一件很重要的事。"人们常说，论文选准了题，就等于成功了一半。这些都说明了选题的重要意义。所谓选准了题，是指所选课题有重要价值，值得去研究探讨，该选题与研究者的知识结构相适应，研究者经过深入研究有取得成功、获得成果的把握，对所选课题有能力、有条件完成，并能写出很好的研究论文。因此说选题是全部科学探索的出发点，是一项重要的研究工作。

(3) 选题在一定程度上标志着研究者科研能力的高低，是科研人员才能的体现。

选题意味着发现问题和提出问题，而发现问题和提出问题的能力，是一个人认识能力和认识水平的表现，是一个人创造能力大小的标志。发现问题和提出问题是叩开未知世界大门的前提。越是前沿性和尖端性的选题，越需要深厚的研究功底和精湛的学术造诣。所以选题水平可以直接反映出科研能力的高低。

二、选题的步骤

选题是指确定研究对象和选择研究课题的全过程。要正确选择课题，提高科研劳动的成功率，必须严格选题的规范，重视选题的每一个环节和程序，使选题工作做得严谨周密。科研选题一般应经过以下几个程序和步骤：提出科学问题，查阅文献资料，形成科学问题，最后形成科研课题。科研课题的来源是科学问题，但并不是所有的科学问题在这个时代里都能成为科研课题。由于客观物质条件、科学背景知识及认识主体能力等多种因素的制约，研究者只能从众多的科学问题中筛选出与其相适宜的科学问题作为科研课题。

三、研究问题的来源

护理研究范围涉及与护士或护理工作相关的一系列问题或现象，用于构建护理学科知识体系，指导护理实践活动。因而，护理选题范围与护理研究领域范围一样广泛，也可以包括与护士或护理工作相关的一系列问题或现象。当然，对于许多初做研究的人而言，做科研难，选题更难，会感到无处着手，找不到合适的研究问题。以下几种途径可以帮助寻找研究问题。

1. 临床护理实践　这是常用的选题渠道，是研究课题的主要来源。由于护理学领域中有许多问题尚未阐明，当在实践工作中遇到一些现象或问题不能用已知的知识解释时，对于有科研意识的护理工作者，就有可能成为初始意念，进而成为科研选题。临床中遇到的问题通常是以下几种情况：①普遍性问题或现象，即在日常工作中经常遇到的问题，试图寻求解决问题的方法或途径（如何描述、解释、预测、控制）；②新问题或新现象，感到困惑或不解的问题，试图寻找问题的答案（为什么、如何解决）；③改进工作方法或程序，即工作中感到烦琐、困难或不顺手的地方，试图寻求改进解决问题的方法（如何优化）。

例 7-5

临床护理实践选题举例

护理教科书规定测腋温需擦干腋汗后测量，但实际工作中，护士为患者测腋温时常省去擦腋汗这一操作程序。那么腋汗对腋温测试数值是否有影响呢？

《腋汗对腋温测量值影响的临床护理观察》——现代医药卫生。

《腋汗对腋温测试数值影响的实验研究》——护理学杂志。

《腋汗对腋温测试数据影响的临床观察》——中国当代医药。

2．研究者与同事间的交流 研究者与同事间的学术交流与学术探讨的形式多种多样，主要包括：专家的高水平讲座，通过聆听优秀专家的高水平讲座，有助于了解该领域的学术前沿信息，开阔研究思路，形成科研选题；导师指导研究生确定科研课题；资深的研究者指导科研新手；教师指导学生；科研团队定期讨论课题进展；多学科团队成员交流学术问题、合作开发研究课题等。这些学术活动都有助于研究者形成更清楚的研究问题。

3．阅读专业文献 通过阅读专业文献，包括高质量的文献综述，论著类研究论文，有助于了解当前医学、护理科学研究的进展情况，从而开拓思路、激发灵感，挖掘提炼出好的论文主题。

4．研究课题的复制 在一个研究结果和结论的成熟程度尚未被专业人士认可和形成专业共识之前，由多个研究团队或研究者对该研究课题进行复制，以检验研究结果和结论的可靠性是非常必要的。常见的课题复制包括：从已有课题的延伸中选题，通过原有课题的延伸，可以使科研步步深入，取得较大的成果；从改变研究内容组合中选题，有意识地改变原有课题中受试对象、施加因素、观察指标三个要素中任何一个，可以形成新的课题（如原有课题“出院计划模式在慢性阻塞性肺疾病患者中应用的效果评价”，现课题“出院计划模式在青年脑卒中患者连续护理中的应用研究”）；从其他学科移植中选题，将其他学科新技术、新方法移植到护理学领域。

5．理论 科学研究工作是一种实践活动，需要理论的指导。理论对选择研究问题的指导作用可以体现在以下几个方面：①将理论作为研究架构用于指导研究设计，即可以将理论用于指导实践，并进一步验证理论的作用和价值。例如：“Orem 自理理论在社区老年人护理中的应用现状”的课题。②验证某一新理论及其实用价值，将新发展的理论、模型或概念架构，用于开发或复制新的研究课题，以验证其正确性和可应用性。③从理论与实践的矛盾中选题，将理论进行修正、补充或完善，使理论逐步走向成熟。

6．科学基金指南 科学基金是指为了鼓励科学创新与发展而设立的具有一定数量的资金。在我国，根据基金的来源分类，可分为国家级、部委级和地方级科学基金。设有科学基金的国家卫健委、教育部、科技部、卫健局、护理学会、大学、医院等相关部门，都会根据医疗卫生事业发展规划的需要定期发布科学基金指南，如果研究者能够认真读懂科学基金指南的内涵，是能够为确定研究范围和研究方向提供思路的。

四、研究问题的形成

确定初始的研究问题以后，需要将研究问题进一步转化为一个清晰而完整、真正可以进行研究的问题。

1．选择并确定研究问题

（1）选择某个研究问题的领域：最初发现的研究问题往往是粗略的、宽泛的、抽象的、模糊的，需要进一步探究研究问题的实质，确定研究的主题，使研究问题逐渐变得清楚、明确、具体。

例 7－6

选择并确定研究问题举例

针对术后患者，鼓励早期下床活动，但经常会出现伤口敷料松动、脱落，甚至出现伤口渗血、渗液。那么，患者早期下床活动时应如何有效地保护伤口呢？

①最初发现的临床问题：“伤口敷料的松动、脱落现象”。

②研究主题：“伤口敷料的固定方法”。

③研究问题：“对术后早期下床活动患者如何有效地固定伤口敷料”。

④最终形成的研究课题：“术后早期下床活动患者伤口敷料固定方法的研究”。

研究问题的提炼见表7-3。

表7-3　研究问题的提炼

模糊的研究问题	修正后的研究问题
外科敷料的研究	术后早期下床活动患者的外科敷料的固定方法的研究
压疮问题的研究	综合医院院内压疮发生率及其相关因素分析
留置尿管的研究	留置导尿与尿路感染相关因素的探讨

（2）确定研究方向，使研究问题局限化：对于一个临床问题或现象通常会有多种解决问题的思路和切入点，对应着多个研究主题。而一个研究课题通常只是针对研究问题的某一个点，而不是针对某一个面。因此，选择研究课题是要选择和确定一个解决问题的“切入点”或“突破口”，选择和确定一个自己有能力解决的研究方向，使研究问题局限化。

（3）构建完整的研究问题：构建完整的研究问题是指使研究的定义、层次、涉及的范围和相关的影响因素更加清晰、明确和具体，从而形成一个具有完整结构和具体内容的研究问题。可以采用PICO方法构建临床研究问题的逻辑思路和框架。

知识链接 7-4

PICO 方法

P：“研究对象或研究问题”。

I：“干预措施或研究议题（变量）”。

C：“对照或比较”。

O：“结局或预期的结果”。例如：研究采用什么指标进行测量，预期结果或结局是什么？

（来源：胡雁．护理研究[M]. 北京：人民卫生出版社，2012，6.）

（4）充分论证：形成研究问题以后，还要通过深入思考或文献查新或与有经验的研究者、同事等讨论的形式对该研究问题进行充分的论证，从而建立明确、具体的研究目的和目标，肯定该研究的价值和意义。

2．评价研究问题

（1）评价研究问题的重要性：护理研究者必须思考以下几个问题，如果你的研究问题能够支持以下任何一个或一个以上的答案，说明你的研究问题具有一定的重要性。①患者、护士、医疗保健系统或社会是否能从这一研究中直接或间接受益？②研究结果能否在护理工作实践中得以运用？③研究结果是否支持护理理论？④研究结果是否支持未被验证的假设？⑤研究结果是否能够协助改变护理实践或建立相关的政策？

（2）评价研究问题的可研究性：首先，涉及道德和伦理问题是不可以研究的。例如，“心理护理对减轻伽玛刀治疗中恐惧与头痛的影响”，这样就会分为一组给予心理护理，另一组不给予心理护理，而心理护理是整体护理的一部分，接受心理护理是患者的权利，不可能为验证心理护理的效果剥夺了患者的权利，这也是护理道德和伦理所不允许的。其次，如果研究问题概念太大，或者所包含的变量不能被准确定义和测量，势必会影响该研究问题的可研究性。简言之，评价研究问题的可研究性，需要考虑：能不能研究（问题是否明确、概念是否清楚、是否可测量）？需不需要研究（是否为科学问题）？会不会研究（科研能力如何）？

（3）评价研究问题的可行性：①技术上的可行性，是指研究团队是否具备开展研究课题所需要的技术能力。如：研究者是否具备相关的专业知识背景？前期的研究工作基础如何？研究单位是否具备相应的仪器设备和技术能力？能否找到合适的测量工具？②经费上的可行性，是指研究团队是否具备开展研究课题所需要的研究资金。③操作上的可行性，是指研究项目在具体实施阶段的各个环节中所需要的条件是否具备。如：研究对象的可获得性，通过什么途径寻找合适的研究对象？研究团队人员数量和结构是否具备可行性？研究仪器、设备、器材、工具是否合适？研究经费是否充足？研究是否符合道德伦理问题？④进度上的可行性，是指任何一个研究课题都必须在一定期限内完成。因此，选择研究课题时需要考虑：能否在规定期限内完成？收集资料的最佳时间是否有季节性？收集资料的时间点是否方便？

(4) 评价研究者的兴趣：是指研究者对该研究问题是否感兴趣，对此领域的研究是否具备相关知识或经验。

五、研究问题的陈述

研究问题确定后，就需要进行研究问题的陈述。因为清楚地陈述研究问题，可以指导下一步的科研设计过程。研究问题的陈述包括以下几个方面。

1. 研究目的 研究目的是写出进行该研究的理由与目标。研究目的是从立题依据中引申出来的。

2. 研究问题 评价研究问题的是一个简明的疑问句，包含一个或多个变量，而且变量是可以测量和观察的。其陈述方式如：护士的计算机知识、态度和技能之间存在关系吗？健康教育能使糖尿病患者掌握正确的饮食习惯吗？

3. 研究目标 是一些清楚而简明的陈述。研究目标的陈述要根据研究目的和研究问题而确定，并且要阐明变量和研究群体。一个研究目标通常只针对一个或两个变量，并简要说明该变量将被确认或者被描述。其陈述形式是确认变量间的关系，确定组间差异，或进行预测。

例 7-7

研究目标陈述举例

调查重庆市三甲医院护士的人文素质。

比较常规剂量 CT 扫描和低剂量 CT 扫描两种方式诊断肺结节的应用效果。

4. 研究假设 假设是对特定人群中两个或多个变量之间可能存在的（期望的）关系的一种正式的陈述，是一个暂时性的预测或初步推断。研究假设是将研究问题（疑问句）转变成对预期结果的预测（陈述句）。

例 7-8

研究假设陈述举例

研究问题：盐酸氨溴索雾化吸入能促进肺癌胸腔术后患者的有效排痰吗？

研究假设：盐酸氨溴索雾化吸入组的肺癌患者比传统雾化吸入组的患者能更好地排出痰液。

第四节 文献检索

一、文献检索方法

（一）文献检索的概念

文献检索是指将文献按照一定的方式组织和储存起来，并根据用户的需要找出相关文献的过程和技术，包括储存和检索两个过程，又称“信息的储存与检索”。狭义的文献检索仅仅是指该过程的后半部分，即用户根据自己的需求，利用检索工具或检索系统，从检索出来的信息中找出自己需要的文献的过程。

（二）文献检索的类型

文献检索的方式有很多，包括手工检索和计算机检索两大类，其中计算机检索又包括联机检索、光盘检索及网络检索。

1．手工检索 为“传统检索方法”，是指以目录、文摘、索引、题录等书本或卡片式检索工具人工查找和获取文献的检索过程。手工检索具有方便、灵活、查准率高等特点，但由于是人的手工操作，检索速度较慢。

2．计算机检索 为“现代化检索方法”，是指在计算机检索网络或终端使用特定的检索指令、检索词和检索策略，从数据库中检索出所需要文献的过程。按其使用的设备和采用的通信手段，可以分为联机检索、光盘检索及网络检索。该检索方式速度快，且不受地域限制，节省人力和时间，可采用灵活的逻辑运算进行多元检索，但有时根据数据库的不同检索费用可能较高。

（三）文献检索的途径与方法

1．检索途径 检索工具把大量的文献按照一定的规律组织成文献集合，并形成特定的检索语言与检索途径。文献检索时，主要根据文献特征或检索语言作为检索途径，从不同的检索工具中找出所需的文献，主要的检索途径如下。

（1）主题途径：指根据文献的主题索引来检索文献。主题词是一种规范化的检索语言，各种检索工具有各自的主题词表，并通过参照关系进行规范化处理。主题索引是按照主题词的字顺排序的索引，检索时只要知道检索文献的主题词，即可查找相关文献。

（2）分类途径：是指按照文献主题所属的学科分类体系进行分类编排所形成的检索工具，其检索标识主要是分类号或类目名称。分类检索途径主要用于图书馆藏目录的查询系统。例如，根据《中国图书馆分类法》分类，R代表医药、卫生类，其中R47代表护理学。

（3）序号途径：利用文献的各种代码、数字编制的索引查找文献称为序号途径，如专利号、化学物质登记号、科技报告号、国际标准书号（ISBN）、国际标准刊号（ISSN）等，如果知道需要查找文献的号码，利用相对应的号码索引，检索快捷而准确。

（4）书名途径：指根据书、刊、杂志的名称来进行检索的途径，主要用于计算机数据库文献检索。

（5）著者途径：是指根据已知文献著者或团体名称来查找文献的途径，它依据的是著者索引。需要注意的是，用著者途径检索时，有时会出现同名、同姓但实际上并非同一作者的情况，需借助文献主题、期刊名称、著者单位等信息进一步鉴别。

2．检索方法 根据检索目的和要求，有多种检索方法。常用的检索方法包括追溯法、工具法和交替法，大致可归纳如下（图7-2）。

（1）追溯法：又称引文法，就是在已获得所需文献的基础上，再根据文后的“引用参考文献”信息追溯检索相关信息。追溯法是一种扩大信息线索的辅助方法。如果在检索工具不完全或某种检索工具不完整的情况下，借助此方法是比较有效的，因为大多数科技文献的后面都

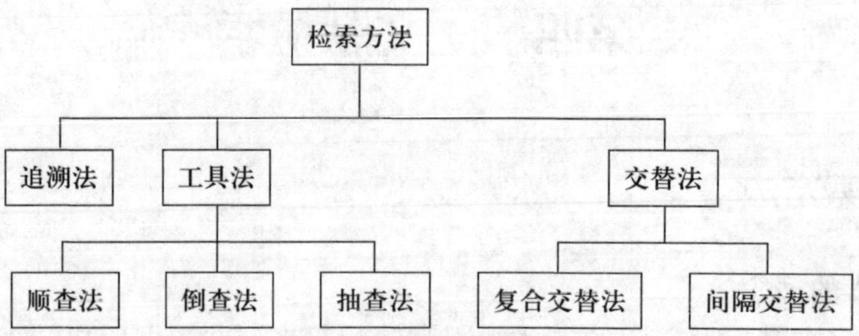

图 7-2　常用检索方法

附有“参考文献”。但是此种方法有其明显的缺陷：一是费时、盲目性大；二是原文所引用的参考文献是很有限的，所以信息查全效果差；三是引用的参考文献多数与所需文献不很切题，其参考价值较小。

（2）工具法：也称常规法，就是直接利用传统检索工具获取所需信息线索，再根据所得线索获取原始文献全文的方法。

1）顺查法：以用户信息需求的起始年代为起点，由远及近按时间顺序进行查找的方法。检索前要明确用户需求的历史背景，从而选择合适的检索工具，从课题的起始年代开始检索，这样一年年或一卷卷由远及近进行检索，直到用户满意为止。顺查法能极大地提高信息查全率，但比较费时，且不易确定课题的起始时间。

2）倒查法：是顺查法的逆过程，就是利用检索工具由近及远按时间逆序检索信息的方法。这种方法在实际应用过程中重点是多使用最新的检索工具，因为它们报道的信息内容较新，能反映最新的科学技术成就和社会动态，所以检索时不必往前一年年地查全所有文献，只要用户满意即可。倒查法比较省时、省力，在检索活动中应用较多。

3）抽查法：这种方法要求对信息用户的课题需求有明确的了解，检索时抓住该课题的发展顺序等特征，抽取一段时间检索其（用户需求内容）发表比较集中的一批相关信息，如果检索效果不佳，还需依次抽取些时间段进行检索，直到用户满意为止。这种检索方法效率较高，而且省时省力。

（3）交替法：又称分段法、综合法或循环法，具体地讲就是既要使用常用检索工具，也要利用“引用参考文献”进行追溯查找，两者结合起来，交替使用。综合法对检索效率的提高大有帮助，所以它比单独使用追溯法或工具法的效率都高，在实践中它又分为间隔交替法和复合交替法。

1）间隔交替法：利用检索工具先检索出一批相关文献，然后再利用这些文献后所附的“参考文献”进行追溯查找。由于参考文献与特定需求主题内容的关系，一般具有“在最近5年的相关重要信息被引用最多”的特点，所以先越过5年左右的时间再用工具法，然后再结合追溯法进行查找，这样间隔交替使用工具法和追溯法可大大提高信息的查准率和查全率，更好地满足用户的信息需求。

2）复合交替法：是指利用检索工具查找出一批相关文献后，再利用这些文献后所附的“参考文献”的指引进行追溯查找，以获得更多的相关信息。简而言之，就是先工具法，后追溯法，两者不断交替使用。同时也可以根据已掌握的参考文献线索，先追溯查找出一批相关信息，再利用检索工具扩大查找信息的线索和范围，简而言之，就是先追溯查找，再常规查找，两者交替使用，直到检索出的全部信息满足用户的需求为止。复合交替法在检索活动中使用较多，而且检索效率也高。

（四）文献检索的步骤

1. 分析检索要求，确定检索主题　分析课题，了解课题的主要内容，明确检索要求，确定检索的名词、范围、文献、年限、语种等。

2．选择检索工具 根据检索课题的要求，分析目前所有的检索工具中有哪些符合检索主题的要求，选用一种或多种适合的检索工具进行检索。

3．选择检索方法和途径 根据检索要求和所选检索工具的特点，确定适合的检索方法。如要研究某种肿瘤和某一环境因素的内在关联，则侧重于与主题相关的主题词和关键词检索途径。

4．正式检索文献 根据上述确定的主题、检索工具，应用选定的检索方法和途径进行检索，获取所需的文献。检索时，再根据检索课题的要求，调整检索方案，扩大或缩小检索范围，直到查到符合要求的文献为止。

5．筛选文献 根据确定的检索方法获取文献，有时并不完全满足检索的要求，因此还需对检索到的文献进行筛选，粗略地浏览获取的文献摘要，将符合检索要求的文献进行汇总。

6．获取文献全文 检索出的文献大部分仅包括题录或摘要，只有少部分网络数据库有获取全文的链接。对于无法检出全文的文献，获取全文的途径有以下几种。

（1）本馆馆藏：通过馆藏目录了解本馆是否收藏有文献线索中相应的期刊，或是否购买了相关的全文数据库。

（2）馆际互借：可通过全国联合目录了解本地区大型图书馆是否收藏该文献，可通过发邮件等方式请对方提供相应的文献全文。

（3）搜索引擎或开放期刊网站：可获取免费文献全文。

（4）文献的通信作者：可向该作者索取文献全文。

二、常用的医学文献检索工具及数据库

（一）常用的中文文献检索工具及数据库

1．中国生物医学文献服务系统

（1）简介：中国生物医学文献服务系统（SinoMed）是由中国医学科学院医学信息研究所开发研制的，图 7-3 所示为 SinoMed 首页。SinoMed 涵盖资源丰富，中西兼有。在全面涵盖中国生物医学文献数据库（CBM）的基础上，新增西文生物医学文献数据库（WBM）、日文生物医学文献数据库、俄文生物医学文献数据库、英文文集汇编文摘数据库、英文会议文摘数据库、北京协和医学院博硕学位论文库、中国医学科普文献数据库 7 种资源。SinoMed 收录 1978 年以来 1 600 多种中国生物医学期刊，以及汇编、会议论文的文献题录，年增长量约 40 万篇，数据总量达 350 余万篇。学科范围涉及基础医学、临床医学、预防医学、药学、口腔医学、中医学及中药学等生物医学的各个领域。

（2）检索方法

1）跨库检索：SinoMed 可以选择一个或一个以上任意数据库同时进行检索，即跨库检索。跨库检索分快速检索、高级检索、主题检索和分类检索四种检索方式。图 7-4 所示为 SinoMed 跨库检索界面。

2）单库检索：SinoMed 含有 8 个数据库，点击其中任意一个数据库即可进入该数据库的检索界面，即单库检索。

（3）检索结果的处理：SinoMed 的检索结果可以选择题录、摘要和详细三种格式显示；同时还可提供年代、作者、期刊和相关度四种方式排序；结果输出包括打印、保存和电子邮件三种方式。

（4）检索举例：课题内容为“唾液酸与艾滋病及恶性肿瘤的关系”，其中“唾液酸”“艾滋病”“肿瘤”有规范化主题词，用主题词检索，“恶性”没有规范化主题词，用自由词检索直接查找。

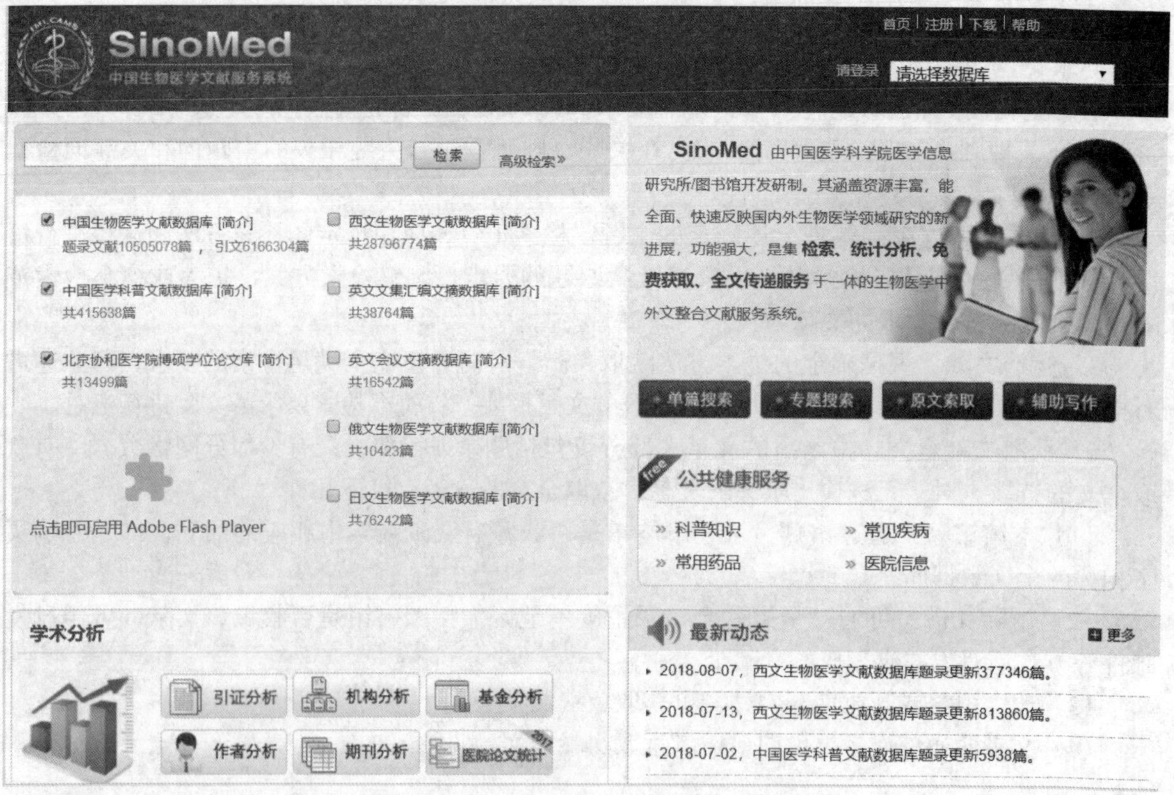

图 7-3 SinoMed 首页

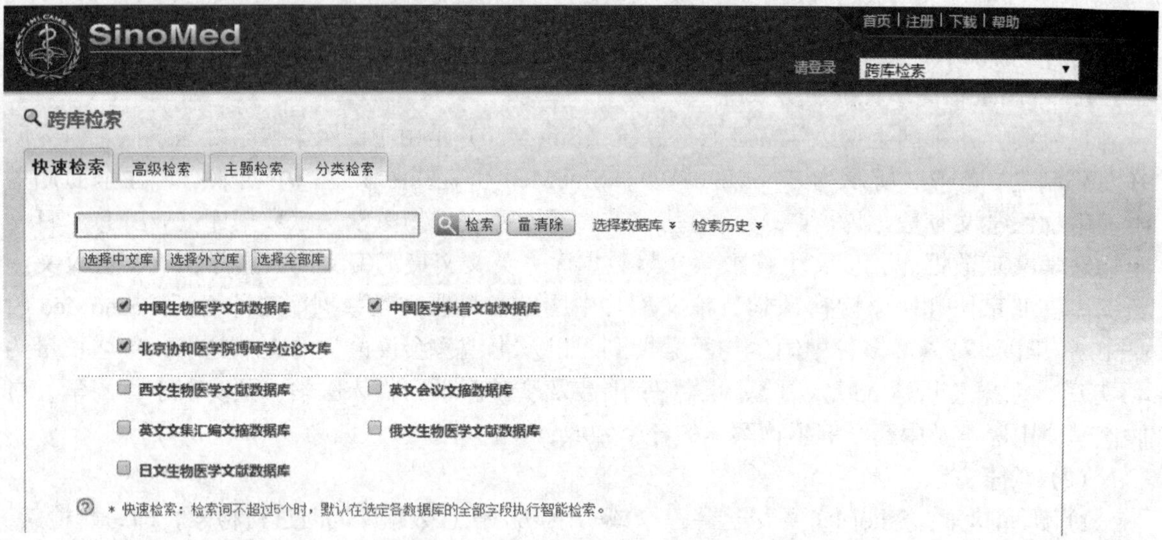

图 7-4 SinoMed 跨库检索界面

2．中国知网数据库

（1）简介：中国知网即中国知识基础设施工程（China National Knowledge Infrastructure，CNKI）是以实现全社会知识资源传播共享与增值利用为目标的信息化建设项目，由清华大学、清华同方发起，始建于 1999 年 6 月。图 7-5 所示为中国知网首页。

中国知网采用自主开发并具有国际领先水平的数字图书馆技术，建成了世界上全文信息量规模最大的“CNKI 数字图书馆”，并正式启动建设中国知识资源总库及 CNKI 网格资源共享平台，通过产业化运作，为全社会知识资源高效共享提供最丰富的知识信息资源和最有效的知识传播与数字化学习平台。中国期刊全文数据库（CJFD）作为 CNKI 的重要组成部分，是目

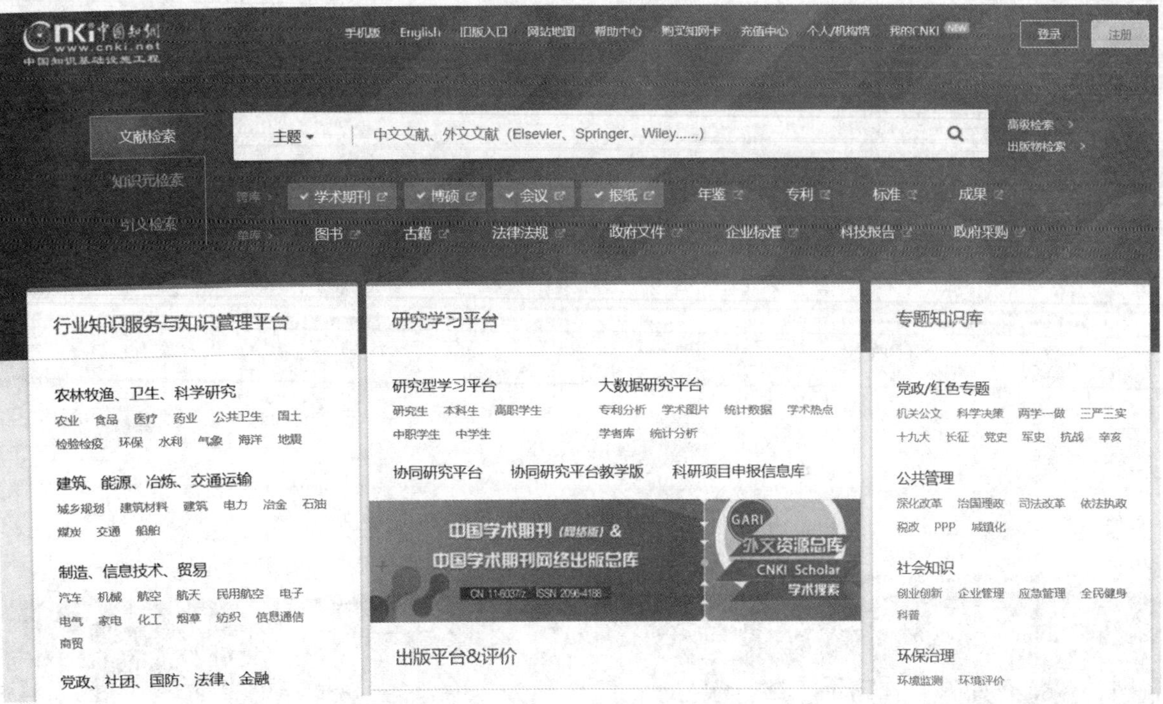

图 7-5 中国知网首页

前世界上最大的连续动态更新的中国期刊全文数据库。

CJFD 收录国内 8 200 多种重要期刊（1994 年至今），内容覆盖自然科学、工程技术、农业、哲学、医学、人文社会科学等各个领域，全文文献总量 2 200 多万篇。

（2）检索方法：中国知网提供了包括初级检索和高级检索在内的 7 种检索方法，其中初级检索和高级检索是最常用的两种检索方式，图 7-6 为中国知网检索界面。

1）初级检索：初级检索能进行快速方便的查询，适用于不熟悉多条件组合查询或 SQL 语句查询的用户，其特点是方便快捷，效率高，但查询结果有很大的冗余。如果在检索结果中进行二次检索或配合高级检索则可以大大提高查全率和查准率。

2）高级检索：利用高级检索能进行快速有效的组合查询，适用于较复杂课题的查询，查询结果冗余少，命中率高。例如检索有关水杨酸治疗结肠炎的文章，可分别选择“关键词”（或“全文”等）检索“水杨酸”和“结肠炎”，词之间的逻辑关系选“并且”，点击“检索”，结果显示后若有需要可再进行二次检索。

（3）检索结果的处理：在 CNKI 主页上可以免费下载专用全文浏览器软件 CAJViewer，浏览 CNKI 数据库全文时，系统自动调用当前计算机上安装的 CAJViewer 程序打开原文。该文件小，速度快，可对图像文件进行在线识别与编辑处理。

中国期刊网还推出了 PDF 下载功能，可使用 Acrobat Reader（PDF）浏览器阅读 PDF 格式原文。

3．维普中文科技期刊数据库 维普中文科技期刊数据库（VIP）由重庆维普资讯有限公司开发研制，包含了 1989 年至今的近 9 000 种期刊刊载的 1 500 余万篇文献，并以每年 250 万篇的速度递增。涵盖社会科学、自然科学、工程技术、农业、医药卫生、经济、教育和图书情报等学科。

按照《中国图书馆分类法》进行分类，所有文献被分为 8 个专辑：社会科学、自然科学、工程技术、农业科学、医药卫生、经济管理、教育科学和图书情报。图 7-7 所示为维普中文科技期刊数据库首页。

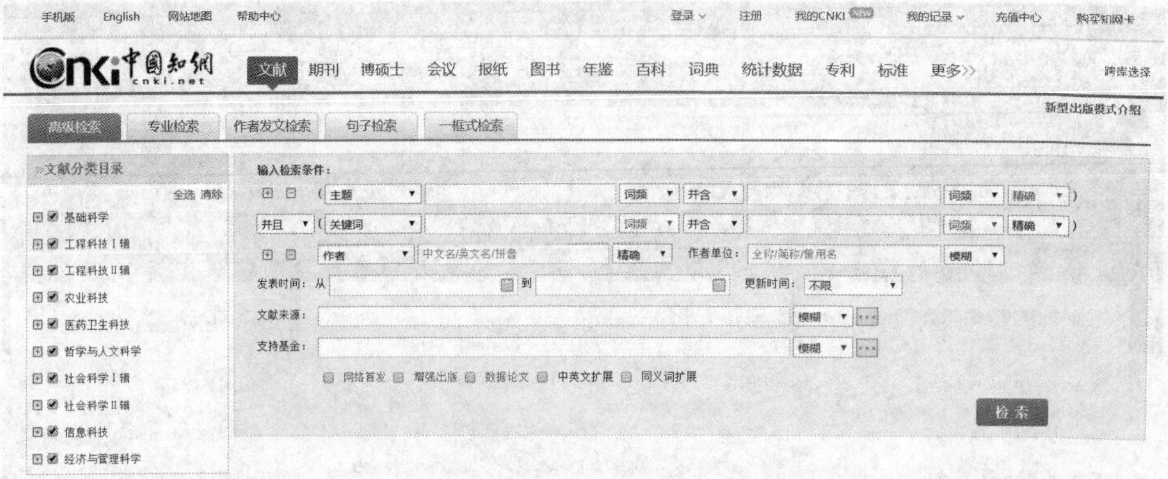

图 7-6　中国知网检索界面

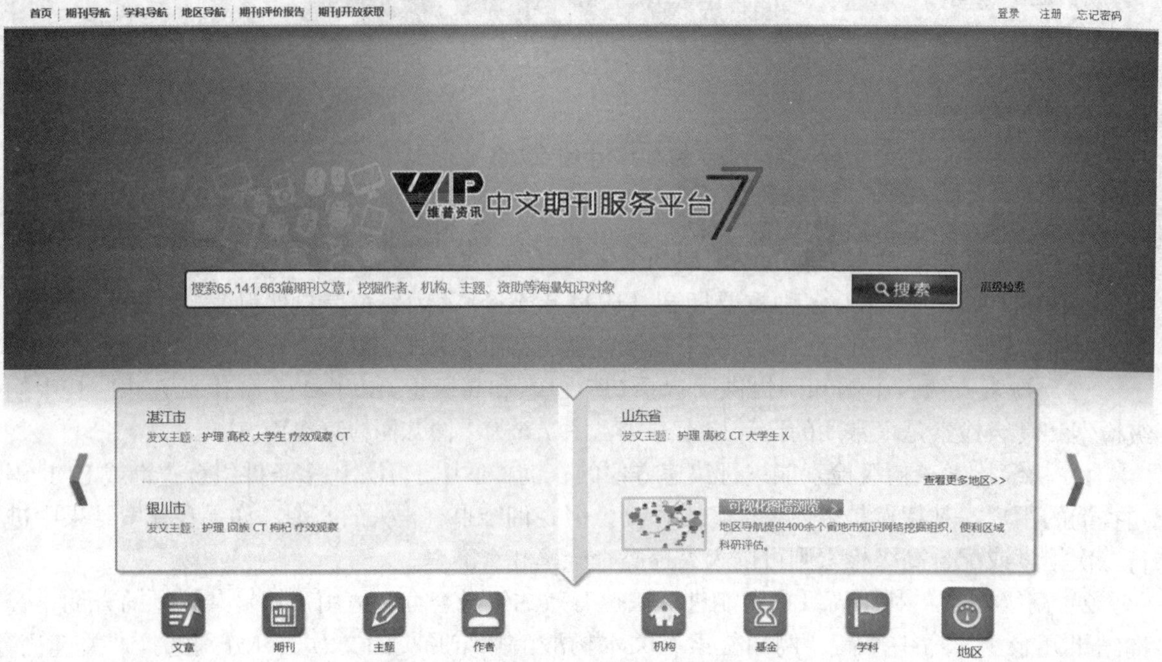

图 7-7　维普中文科技期刊数据库首页

4．万方数据知识服务平台　万方数据知识服务平台（万方数据库）是国内最早的中文信息资源产品与服务提供商之一，万方数据股份有限公司积累了大量的信息资源基础，它依托中国科技信息研究所，提供以科技信息为主，集经济、金融、社会和人文信息为一体的网络化信息服务。数据化期刊全文数据库是万方数据库资源的重要组成部分，其内容涵盖基础科学、医药卫生、农业科学、工业技术、人文社会科学、哲学政法、经济财政和教科文艺 8 大类 94 个类目，收录 5 700 余种国内学术期刊自 1998 年至今的内容，基本包括了自然科学统计源期刊和社会科学类核心期刊的全文资源。提供镜像站服务、光盘、远程网络访问等多种服务形式，目前已经拥有近 800 万篇专业医学期刊全文文献。收录近 6 000 种生物医学期刊，其中包括 4 000 多种外文医学期刊、1 000 多种中文医学期刊，包括 200 多种中华医学会和中华医师协会独家授权数字化出版的期刊。医用类数字化期刊主要通过“万方数据医药信息系统”和 2009 年新出版的“万方医学网”提供服务。图 7-8 所示为万方数据库首页。

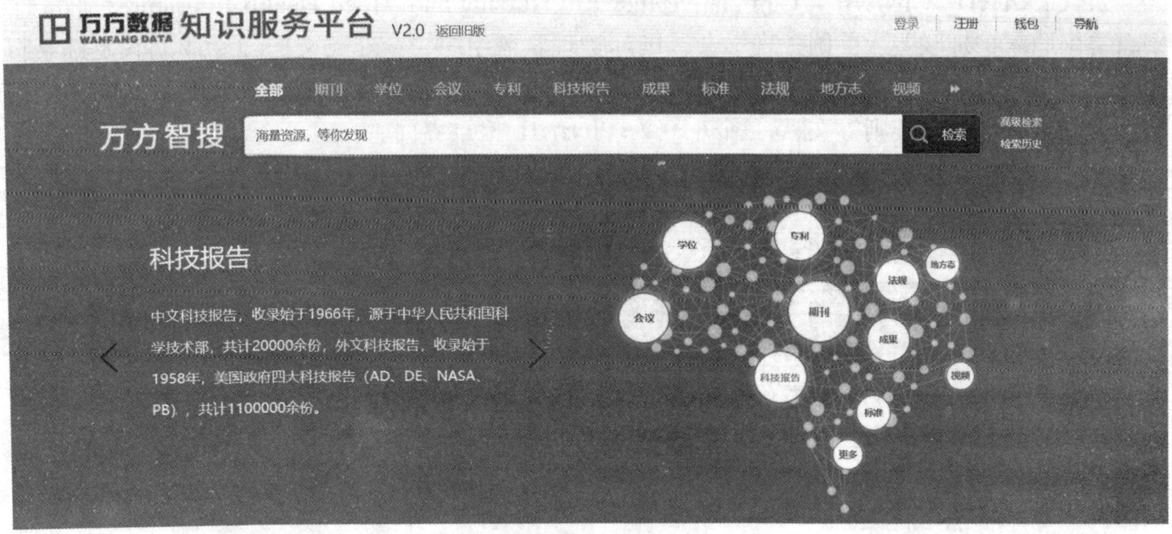

图 7-8 万方数据库首页

（二）常用的外文文献检索工具及数据库

1．Medline 和 PubMed Medline 数据库是由美国国立医学图书馆（National Library of Medicine，NLM）研制开发的、世界上最权威的生物医学书目型文献数据库，收录了 1946 年以来，来自世界各地 39 个语种的文献数据，主要涉及生物医学和卫生保健，包括生命科学、行为科学、化学、保健专业相关的生物工程等各个领域，以及基础研究和临床护理、公共卫生、卫生政策等内容。该数据库的主要特点是文献记录均依据 MeSH 表进行主题标引。

PubMed 是美国国立卫生研究所（National Institutes of Health，NIH）所属的国立生物医学信息中心（NCBI）开发和维护的具有国际权威的生物医学文献书目型数据库因特网检索系统。PubMed 是 NCBI Entrez 所拥有的多个数据库查询系统之一。PubMed 提供免费的 Medline、prePubMed 与其他相关数据库接入服务，其内容包括：DNA 与蛋白质序列、基因图数据、3D 蛋白构象、人类孟德尔遗传在线等。PubMed 可检索 Medline 收录的自 1950 年以来 80 多个国家和地区的近 5 000 种生物医学及相关学科的期刊文献，共 2 000 多万篇文献记录，所涉及的学科范围涵盖了几乎所有医学领域，包括基础医学、药理学、预防医学、口腔医学、护理学、卫生管理、生物学等。PubMed 具有信息资源丰富、信息质量高、更新速度快、检索方式灵活多样、使用免费、连接功能强大等特点，目前已成为世界上使用最为广泛的免费 Medline 检索系统，网址为 https：//www.ncbi.nlm.nih.gov/pubmed，如图 7-9 所示。

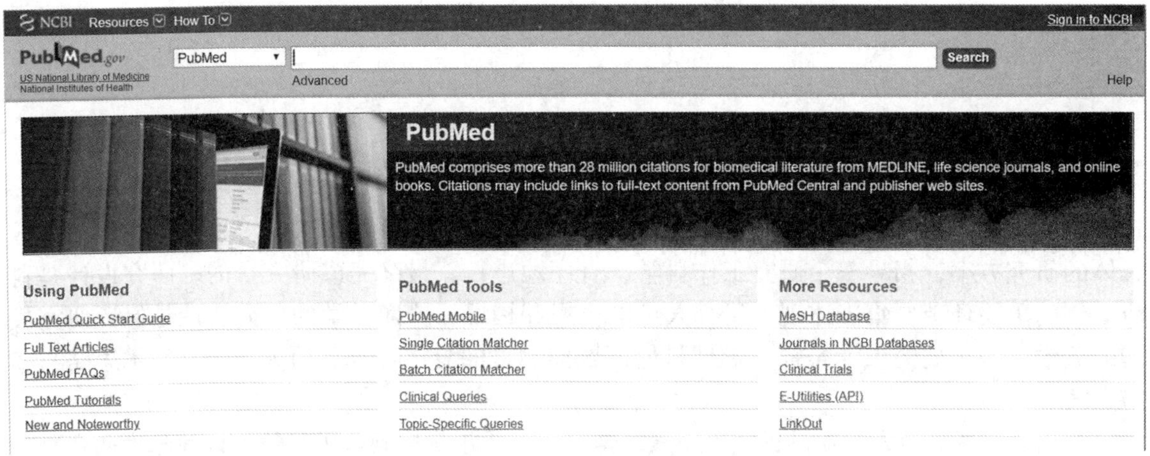

图 7-9 PubMed 的检索主界面

2．CINAHL CINAHL（Cumulative Index to Nursing and Allied Health Literature）收录了来自美国国家护理联盟、美国护理学会、国际护理联盟组织、全球英文护理专业期刊及选录自生物医学 Index Medicus 中的有关护理学、心理学、行为科学等领域的博硕士论文、期刊、书籍、会议记录和医疗准则等文献，图 7-10 为 CINAHL 检索界面。

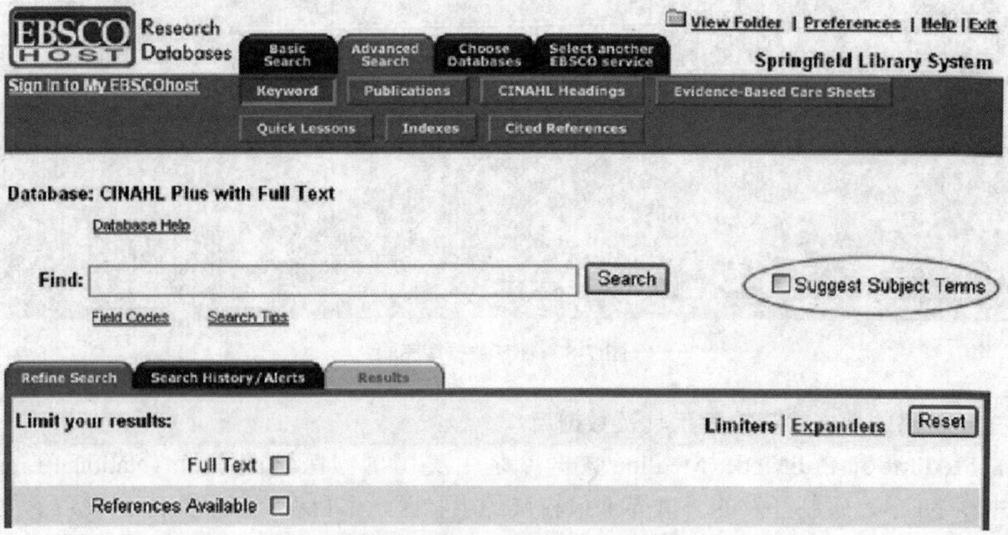

图 7-10 CINAHL 检索界面

3．Nursing Consult Nursing Consult 护理人员专用数据库——由 Elsevier 旗下著名出版品牌 Mosby 和护理专家委员会合作开发，为护理人员提供全面的、可信赖的在线资讯，帮助护理人员为患者提供更好的医护服务，包括：快速找到临床解决方案、正确教育患者、获取第一手护理新知和改善护理质量。图 7-11 所示为 Nursing Consult 检索界面。

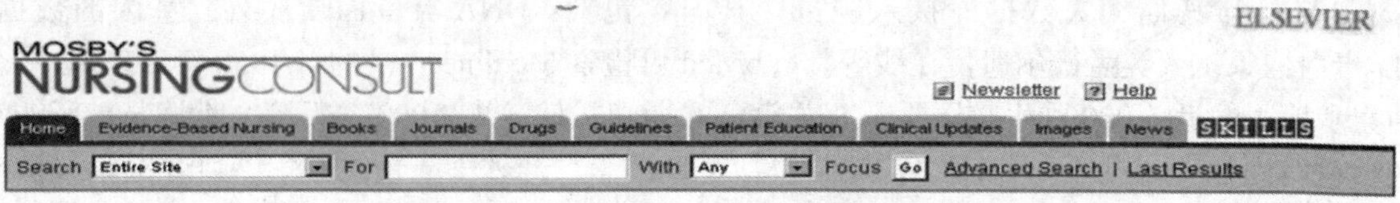

图 7-11 Nursing Consult 检索界面

第五节 研究设计

一、研究设计概述

研究设计是指研究人员通过选择合理的设计方案，使抽象的研究目的具体化，从而形成具体的研究方案，指导整个研究工作科学、有序地进行，最终完成研究目的。研究设计是科研工作的重要环节，集中体现了研究人员的设想和构思，严谨科学的研究设计是保证研究成功的关键。护理研究设计是针对护理科研课题而制订的总体计划、研究方法、技术思路与实施方案。

根据研究者是否人为地设置处理因素，即是否给予干预措施，可将研究设计分为调查研究和实验研究。

1．调查研究　又称观察性研究或非实验性研究，它对研究对象不施加任何干预措施，是在完全“自然状态”下对研究对象的特征进行观察、记录，并对观察结果进行描述和对比分析。在调查研究中，受试对象接收何种因素或同一因素的何种水平都不是随机的。例如，欲了解农村地区的成年人吸烟情况，随机抽取部分成年农民询问吸烟情况，调查对象是否吸烟并不是由研究者确定的，而是根据对象自己的吸烟情况而确定的。

2．实验研究　又称干预性研究，是对研究对象人为给予干预措施的研究，例如，个体化护理对胃癌患者术后康复的影响的研究中，将胃癌患者随机分为干预组和对照组，干预组的胃癌患者术后接受个体化护理，对照组则接受常规护理。观察一段时间后，比较两组患者术后的康复情况。此处，“个体化护理”即干预措施。

二、实验设计

（一）实验设计概述

实验研究又称干预性研究，是研究者根据研究目的人为地对研究对象设置干预措施，按重复、对照、随机化原则控制干预措施以外的影响因素，总结干预措施的效果。干预措施，是指人为加入或去除某种因素，例如，欲验证某一病因假设，可对实验组去除这一因素，对照组保留该因素，随访后观察比较实验组和对照组的结局。若存在差异，则认为该因素可能是病因。例如，研究某种疫苗对某病的预防效果，实验组接种该种疫苗，对照组不进行接种，最后，比较两组发病情况，对该疫苗的预防效果进行评价。

（二）实验设计分类

实验研究根据受试对象分为动物实验、临床试验、社区干预试验。

1．动物实验　很多实验首先在动物身上进行，取得肯定结果后再逐步过渡到人体。动物实验持续的时间一般不长，多在1年以内。

2．临床试验　通常局限在患病人群中，持续的时间可以较长，目的是了解某种治疗措施的疗效。

3．社区干预试验　往往在某个地区的所有人群中进行，持续时间一般较长，目的是通过干扰某些危险因素或施加某些保护措施，然后了解它们在人群中产生的预防效果。

（三）实验设计三原则

在实验设计时，为更好地控制非处理因素对结果的影响，必须遵循对照（control）、随机化（randomization）和重复（replication）的原则。

1．对照原则　在确定接受处理因素的实验组时，应设立对照组。只有设立了对照才能较好地控制非处理因素对实验结果的影响，从而将处理因素的效应充分显露出来，将效应归因于处理因素。不设立对照往往会误将非处理因素造成的偏倚当成处理效应，从而得出错误的结论。例如，研究某药物对上呼吸道感染的疗效，由于上呼吸道感染患者有自愈的倾向，如果没有设立对照，即使该药物没有效果或者疗效甚微，也可能得到疗效较好的结论。

设立对照应遵循均衡性原则，均衡是指在设立对照时除了给予的处理因素不同外，对照组和实验组的其他重要的、可控制的非处理因素应保持一致，在整个实验过程中，对照组和实验组应始终处于同时同地，即应设立同期对照或平行对照，尽量不要用以往研究的资料作为历史对照，也不要借用以往文献或其他研究的资料作为对照。对照的形式有多种，根据研究目的和内容常用以下几种。

（1）安慰剂对照：安慰剂或称伪药物，是一种无药理作用的制剂，不含试验药物的有效成分，但其外观如剂型、大小、颜色、重量、气味及口味等都与试验药物一样，不能为受试对象所识别。安慰剂对照的目的在于克服研究者、受试对象等由心理因素导致的偏倚。安慰剂对照还可消除疾病自然进程的影响，分离出试验药物所引起的真正效应。安慰剂的使用需慎重，应以不损害患者健康为前提，适用于研究的疾病尚无有效药物治疗或使用安慰剂后对该疾病病情、临床过程、预后无影响或不利影响小的情况，一般与盲法结合使用。

（2）空白对照：即对照组不接受任何处理，在动物实验和实验室方法研究中最常用，常用于评价测量方法的准确度，评价实验是否处于正常状态。例如，在实验室中设置空白管并同时测定，以检测本底值。在临床试验中，空白对照虽简单易行，但涉及伦理方面的问题，且实施过程中容易引起试验组与伦理组在心理上的差异，从而影响结果的可靠性，因此较少使用。

（3）实验对照：对照组不施加处理因素，但施加某种与处理因素有关的实验因素。如研究膳食中强化铁预防缺铁性贫血的试验中，干预组儿童食用强化铁酱油烹饪的饭菜，对照组为普通酱油。这里酱油是与处理因素有关的实验因素，两组除是否有强化铁外，其他条件一致，这样才能显示和分析酱油中铁的作用。

（4）标准对照：用现有的标准方法或常规方法作为对照。标准对照在临床试验中用得较多，因为很多情况下不给患者任何治疗是不道德的。另外，在实验室中常用于某种新检验方法是否能代替传统方法的研究。

（5）自身对照：对照与实验在同一受试对象身上进行，如身体对称部位或实验前后两阶段分别接受不同的实验因素，一个为对照，一个为实验，比较其差异。自身对照简单易行，使用广泛。例如，研究不同进针法的静脉穿刺对血管组织的损伤，对大白兔一侧耳缘静脉采用针尖斜面向上进针法，另一侧耳朵的对称部位采用针尖斜面向左进针法；又如，研究某减肥茶的效果，以服用前的体重作为对照。但严格地说，这一设计使用的不是同期对照，若实验前后某些环境因素或自身因素发生了变化，并且可以影响实验结果，这种对照就难以说明问题。

例 7-9

选题：产前焦虑抑郁护理的探讨

采用综合医院焦虑抑郁量表筛选孕34～41周患焦虑抑郁的孕妇100例，随机抽取50例进行心理护理，另外50例做常规护理。结果干预组的焦虑和抑郁评分值干预前后存在显著性差异，干预组的焦虑和抑郁评分值均低于对照组；干预组孕妇对医生选择分娩方式的依从性高于对照组；干预组新生儿阿氏评分高于对照组，产后出血量干预组低于对照组；两组哺乳方式构成差异有显著意义，干预组母乳喂养率高于对照组。

2．随机化原则　随机化是采用随机的方式，使每个受试对象都有同等的机会被抽取或分配到试验组和对照组。随机化使大量难以控制的非处理因素在试验组和对照组中的影响相当，并归于实验误差之中。随机化应贯穿于实验研究全过程，在受试对象的抽样、分组及实验实施过程中均应遵循随机化原则，随机体现在如下三个方面。

（1）随机抽样：每个符合条件的受试对象被抽中的机会相等，即总体中每个个体都有相同的机会被抽到样本中来，它保证了所得样本有代表性。

（2）随机分配：每个受试对象被分配到各组的机会相等。它保证了大量难以控制的非处理因素在对比组间尽可能均衡，以提高组间的可比性。

（3）实验顺序随机：每个受试对象先后接受处理的机会相等，它使实验顺序的影响也达到均衡。

3．重复原则　重复是指在相同条件下进行多次实验或多次观察，以提高实验的可靠性和科学性。重复包括三种情形。

（1）整个实验的重复：它确保实验的重现性，从而提高实验的可靠性。

（2）用多个受试对象进行重复：它避免了把个别情况误认为普遍情况，把偶然或巧合的现象当成必然的现象，将实验结果错误地推广到群体。

（3）同一受试对象的重复观察：它保证了观察结果的精密度。如血压连续测3次，以3次的均数作为最终结果。

（四）实验设计三要素

受试对象、处理因素和实验效应是实验设计的三个基本因素。实验设计的目的就是要阐明某种或某些处理因素对受试对象产生的效应。例如：研究某降血糖药物对2型糖尿病患者的降血糖效果，其中2型糖尿病患者为受试对象，该降血糖药物为处理因素，血糖的变化为实验效应。

1．受试对象　受试对象是处理因素作用的客体，应根据研究目的而确定。

根据受试对象不同，实验可以分为三类：动物实验（其受试对象为动物，也可以是器官、细胞或血清等生物材料）；临床试验（其受试对象通常为患者）；现场试验（其受试对象通常为人群）。医学研究一般需要先进行动物实验，在确定无害的条件下再进行临床试验。选择受试对象应有明确的纳入标准和排除标准以保证受试对象的同质性。受试对象应满足两个基本条件：一是对处理因素敏感；二是反应比较稳定。例如，研究某药物对高血压的治疗效果，常选用轻、中度高血压患者作为受试对象，因为重度高血压患者对药物不够敏感。

2．处理因素　处理因素是根据研究目的而施加的特定的实验措施，又称受试因素。如给予某种降糖药。当处理因素为单个时，称为单因素；处理因素为多个时，称为多因素。每个因素在量或强度上可有不同，这种量或强度的不同就称为水平。

3．实验效应　实验效应是处理因素作用下，受试对象的反应或结局，它通过观察指标来体现。选择观察指标时，应当注意以下几点。

（1）客观性：观察指标有主观指标和客观指标之分，主观指标是指被观察者的主观感受、记忆、陈述或观察者的主观判断结果；而客观指标则是借助测量仪器或实验室检查等手段获得的结果。

（2）精确性：包括准确度和精密度两层含义。准确度指观察值与真值的接近程度，主要受系统误差的影响。精密度指相同条件下对同一对象的同一指标进行重复观察时，观察值与其均数的接近程度，其差值受随机误差的影响。观察指标应当既准确又精密。

（3）灵敏性与特异性：指标的灵敏度反映其检出真阳性的能力，灵敏度高的指标能将处理因素的效应更好地显示出来。例如，研究某药治疗缺铁性贫血的效果，既可选用临床症状、体征，也可选用血红蛋白含量作为观察指标，但这些观察指标只有在缺铁比较明显的情况下才有较大变动，所以不够灵敏；而选用血清铁蛋白作为观察指标，则可灵敏地反映出处理因素的效应。指标的特异度反映其鉴别真阴性的能力，特异度高的指标不易受混杂因素的干扰。

（五）常用的实验设计方案

1．完全随机设计　完全随机设计（completely randomized design）又称简单随机设计（simple randomized design），是最为常见的一种考察单因素两水平或多水平效应的实验设计方法。它是采用完全随机分组的方法将同质的受试对象分配到各处理组，观察其实验效应，图7-12为随机分为两组的示意图。完全随机设计的优点是设计简单，易于实施，出现缺失数据（missing value）时仍可进行统计分析。缺点是小样本时，可能均衡性较差，误差较大；与随机区组设计相比，效率较低。

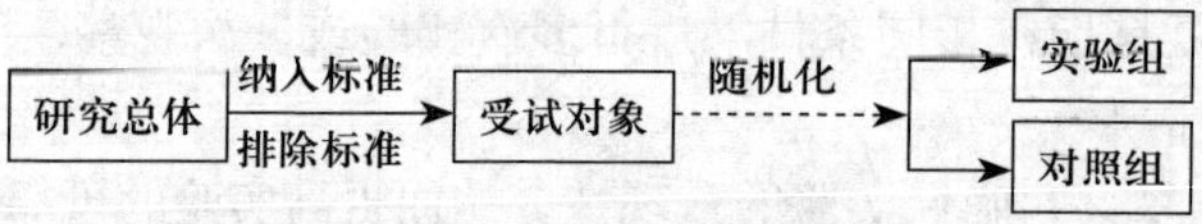

图 7-12　随机分为两组示意图

2．配对设计　是将受试对象按一定条件配成对子，再将每对中的两个受试对象随机分配到不同处理组。据以配对的因素应为可能影响实验结果的主要混杂因素。在动物实验中，常将窝别、性别、体重等作为配对因素；在临床试验中，常将病情、性别、年龄等作为配对因素。配对设计和完全随机设计相比，其优点在于可增强处理组间的均衡性，实验效率较高。其缺点在于配对条件不易严格控制，当配对失败或配对欠佳时，反而会降低效率；配对的过程还可能将实验时间延长。

3．随机区组设计　又称单位组设计、配伍组设计。它实际上是配对设计的扩展，通常是将受试对象按性质（如动物的性别、体重，患者的病情、性别、年龄等非处理因素）相同或相近分为 b 个区组（或称单位组、配伍组），再将每个区组中的 k 个受试对象随机分配到 k 个处理组。设计时应遵循“区组间差别越大越好，区组内差别越小越好”的原则。图 7-13 为随机区组设计的示意图。随机区组设计的优点是每个区组内的 k 个受试对象有较好的同质性，因此处理组之间的均衡性较好；与完全随机设计相比，更容易察觉处理组之间的差别，实验效率较高。

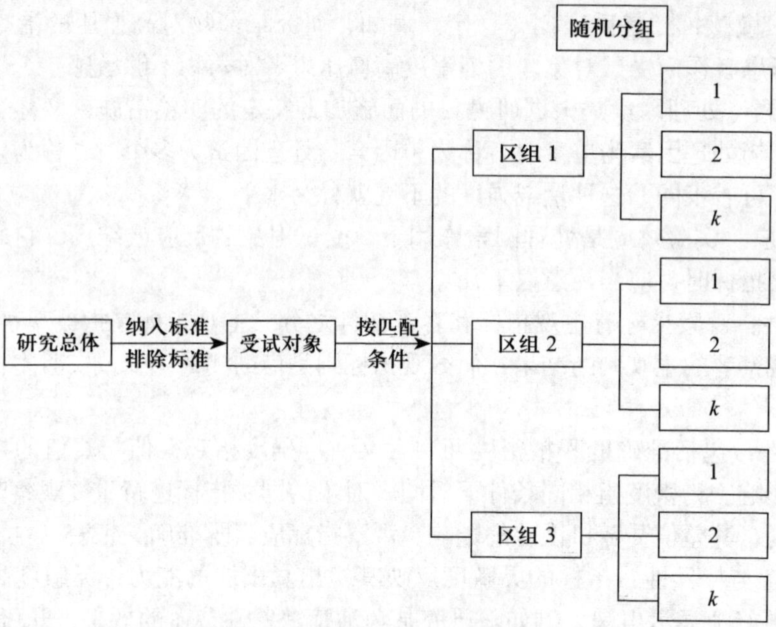

图 7-13　随机区组设计示意图

三、调查设计

（一）调查设计概述

调查研究（survey）属于观察性研究（observational study）。调查研究被广泛用于医学、社会学、教育学等领域，从数千年前古代中国和古埃及以课税和征兵为目的的人口统计调查，到现代的人口普查、生活状况调查、市场调查、民意测验等均是调查研究的具体应用。一般说来，涉及行为目的（如为什么吸毒）、观点、态度、信念（如对婚前同居、未婚先孕的看法）、期望（如健康保险期望）、疾病状况（如高血压的患病现状）、知识程度（如艾滋病知识的知晓程度）等方面的研究比较适合采取调查研究的方法。在医学中，调查研究还常常用于病因探讨。调查研究的特点是不能完全随机地分组及不能人为地施加处理因素，这是与实验研究的根本区别。

知识链接 7-5

John Snow 的霍乱流行调查

1854 年，伦敦宽街暴发霍乱。当时霍乱的病原体尚未被发现，而认为霍乱是由空气传播的“瘴气”学说盛行。英国医师 John Snow 却怀疑疫情与该地区的某个水井被污染有关。于是，他集中精力调查发生疫情的地点和死亡病例，并首创标点地图分析方法，把调查到的死亡病例标点到地图上，发现所有死亡病例发病前都喝过该水井的水，因此认为霍乱的暴发与该水井有密切联系，建议当局封闭了该水井，从而控制了该次疫情。之后，他又对以前的霍乱流行与水源的关系进行了调查，发现霍乱流行与饮用水源的污染有密切联系，饮用可能被下水道污染的水源的人群，其霍乱发病率远远高于其他人群，因此提出“霍乱是通过污染的水传播”的推论，并被后来的科学研究所证实。

（二）调查研究的分类

按照研究性质可分为描述性研究和分析性研究，其中分析性研究包括队列研究和病例对照研究。

1．描述性研究

（1）概念：利用已有的资料或特殊调查的资料，按不同地区、不同时间及不同人群特征分组，把疾病或健康状态和暴露因素的分布情况真实地进行描述。通过比较分析导致疾病或健康状态分布差异的可能原因，提出进一步的研究方向或防治策略的设想。

（2）横断面研究：又称现况调查，是指按照事先设计的要求，在某一特定人群中，应用普查或抽样调查在等方法收集特定时间内某种疾病或健康状况及有关变量的资料，以描述该疾病或健康状况的分布及与疾病分布有关的因素。从时间上说，现况调查是在特定时间内进行的，即在某一时点或在短时间内完成，犹如时间维度的一个断面，故又称之为横断面研究。由于现况调查主要使用患病率指标，所以又称为患病率研究或现患研究，包括普查和抽样调查。

2．分析性研究　分析性研究是寻找某因素与疾病之间的相关关系，检验假设，试图确定影响人群健康状况的决定因素，以及这些因素是如何影响人群健康的。分析性研究的结果可以支持或不支持原来的假设，也可产生新的假设，分析性研究主要有两种方法：队列研究和病例对照研究。

（1）病例对照研究：病例对照研究（case-control study）是一种通过回顾性调查（retrospective survey）实现“从果到因”的研究。先选定病例组和对照组，然后分别回顾两组暴露情况，比较其差异，探索可能导致发病的原因。

（2）队列研究：队列研究（cohort study）是一种通过前瞻性调查（prospective survey）实现“从因到果”的研究。先选定暴露组和对照组，其中，暴露组暴露于某因素之下，对照组则没有受到该因素的影响，其他所有条件两组基本相同。经过一定时间后，如果暴露组和对照组的发病率不同，则该疾病的发生可归因于该暴露因素。

四、常用样本量估算方法

（一）计算法

通过一定数学公式估算出所需样本含量。例如，定量资料可用公式一，定性资料可用公式二。

公式一：$n=4S^2/d^2$ 其中，n 为样本含量，S 为总体标准差的估计值，d 为容许误差。

公式二：$n=400Q/P$ 其中，n 为样本含量，P 为总体率的估计值，$Q=1-P$。

例 7-10

某市拟调查了解该地人群健康素养水平，若用抽样调查，样本含量至少应有多少人？据文献：人群健康素养合格率约为 11.6%。

$n=400Q/P=400\times$（1-11.6%）/11.6%=3 048（人）

（二）经验法

根据前人无数次科研实践经验所积累的一些结果作为大致的标准。例如，在调查研究方面，一般认为肿瘤死亡率调查不能少于 10 万人口，确定正常值范围的研究项目至少需要 100 人以上，估计人口年龄、性别构成的抽样应为总人口数的 1/10 等。

（三）累积法

如果总体标准差 σ 与容许误差 δ 无法估计，也不能做预调查时，可以先选调查病例与对照组 100 例，然后进行统计学处理，视结果再增加样本数。因为从经验出发，1∶1 配比病例对照研究 100 对往往能达到统计学的要求。

第六节 收集和整理资料的方法

一、研究资料的收集

（一）收集资料的方式

根据不同的研究收集资料的方式有统计调查和试验设计。

1．统计调查 主要包括有普查、抽样调查等。

（1）普查：是专门组织的一次性的全面调查，用来调查属于一定时点上的社会经济现象总量，以了解重要的国情国力和资源状况的全面资料，为中央政府制定规划、方针政策提供依据。普查适用于关系到国计民生的重要时点现象的全面资料，如全国人口普查等。

（2）抽样调查：根据概率论的原理，按照随机性原则，从总体中抽取部分单位组成样本进行调查，并根据调查得到的样本指标，对研究对象总体的数量特征做出推断的一种调查方法，即概率调查。抽样调查适用于不可能或不必要进行全面调查的场合及对全面调查资料进行必要验证和修正的场合。

2．试验设计 科学试验是进行科学研究的重要手段，在许多科学中几乎都起着积极的作用。统计中的试验设计是科学试验研究的组成部分之一。试验设计包括五个相互关联的环节，分别是方案设计、方案实施、数据采集、数据分析和优化生产。

（二）收集资料的方法

护理研究资料的收集是指按照分析和研究的目的，通过测量、观察、问卷调查等有计划、有步骤地向被调查者收集其具体表现的过程。

1．测量法　借助相应的仪器设备和技术来测量人体相关医学数据的方法，称为生物医学测量法。可用来测量的指标包括机体指标和实验室指标。①机体指标：通过体检、生理指标的测量直接从生物体测得结果，例如，脉搏、血压的测量，心电图检查，指尖血氧饱和度测定等；②实验室指标：采集标本后进行实验室检验，包括生理学方法、生物化学方法、免疫学方法、组织细胞学法等，例如，血气分析指标的测定、细菌菌落计数、生物活检进行病理检查等。优点：可以获得准确客观的资料，可信度高。缺点：不适用于收集研究对象的社会、心理方面的资料。

2．观察法　是指根据研究目的，运用确定的原理和工具，直接认识或有针对性地了解正在发生、发展和变化的现象或事物，通过仔细观看和认真考查，以获得第一手资料的方法。观察法要求观察活动具有目的性、计划性和系统性，研究人员对所观察到的事实应做出实质性和规律性的解释。观察法按观察结构不同可分为结构式观察法和非结构式观察法两种类型，主要的区别是结构式观察法有现成的、正式的记录格式，而非结构式观察法无正式的记录格式。观察法的优点：①适合于对行为、活动的研究，对于一些不能直接访问或不便访谈的对象，如婴儿、昏迷者、精神病患者等的行为和病情，适合于通过观察法直接或间接获取资料；②能提供深入的资料。缺点：①霍桑效应，即被观察者可能因为知道被观察而有意改变自己的行为，造成结果的偏差；②存在伦理问题；③需要的时间较长；④资料的主观性会带来偏差，因为观察结果受观察者的主观判断能力和分析能力的影响较大，使观察法具有相当的主观性，尤其是非结构式观察法。

3．问卷调查法　问卷调查法又称“问卷法”或“书面调查法”，是用书面形式间接搜集研究材料的一种调查手段，通过向被调查者发出简明扼要的征询单（表），请被调查者填写对有关问题的意见和建议来间接获得材料和信息的一种方法。

问卷法可应用于以人为研究对象的不同研究设计，包括横断面调查、实验性或类实验性研究。由于问卷法自身的特点和局限性，问卷法也有其自身的适用范围。由于问卷法使用的是书面问卷，问卷的答案有赖于调查对象的阅读理解能力和书写能力。它要求被调查者首先要能看懂调查问卷，能理解问题的含义，懂得填写答案的方法。而在现实生活中，并不是所有人都能达到同样的文化程度，因此问卷法的调查对象需要具有一定的文化水平。根据调查对象的不同可选用不同的问卷发放方式，常用的有小组问卷法、个别问卷法、邮寄问卷法、网络问卷法等。

（1）问卷调查法的优点：①省时、省力、省钱。问卷调查法在人力、物力、财力及时间的投入方面相对较少。②有利于调查对象的配合。问卷调查法无须被调查者署名，回答的隐秘性较强，可以充分尊重调查对象的个人隐私，有利于反映调查对象的真实情况。③便于对调查结果进行统计分析。问卷调查所得到的原始资料很容易转换成数字，便于计算机进行处理和定量分析。

（2）问卷的编制：如果有公认的量表或成熟的问卷，则优先使用，如果没有公认的量表，则需自行设计问卷，问卷编制时需要事先考虑以下几个问题：指导与说明、问题的题型、问卷的内容、问卷的用词、问卷答案的设计、问题的排列方式等。

（三）研究工具性能的测定

1．信度　信度（reliability）指调查工具测量结果的可靠性、稳定性和一致性，即精确度（precision）。一般认为信度反映测量误差或观察误差引起的变异程度。评价信度的方法很多，这里介绍常用的几种。

（1）重测信度（test-retest reliability）：用同一调查表在不同时间对同一组调查对象进行重复测量，两次结果间的一致性即重测信度。用两次测量结果的相关分析或差异的假设检验评价重测信度，也可称为稳定性评价。因为它说明了使用同一测量工具重复测量时所得结果的稳定性。重测信度考评中，不同种类的调查其两次测量的间隔期限不尽相同，原则上应在调查的主要内容还未发生变化的期间内进行。

（2）分半信度（split-half reliability）：分半信度是在一次测量后将条目分为相等但独立的两部分，分别计算两部分的得分，并以其相关系数作为信度指标。这实际上考察的是指标的一致性，因测量同一特征的指标间关系密切，故具有一致性则说明结果可信。

（3）内部一致性信度（internal consistent reliability）：是分半信度的推广。它无需将条目分为两个部分，而是以条目之间的联系程度对信度做出估计。内部一致性信度主要通过 Kuder-Richardson 公式和克朗巴赫 α 系数（Cronbach's alpha）进行评价。

2．效度 效度（validity）即调查工具的有效性和正确性，即准确度（accuracy），意指调查表确实测定了研究者所要测定的特征及测定的程度，即测量指标或观察结果在多大程度上反映了所测对象信息的客观真实性。一个调查工具的效度越高，说明调查的结果越能显示其所测对象的真正特征。效度考评可以从以下几方面进行。

（1）内容效度（content validity）：也称内在效度，是指调查工具测量的内容与所要测量的内容之间的符合情况。换言之，调查表是否"看起来"符合调查的目的和要求。内容效度的评价主要通过主观经验判断，如调查表包含了所要测量的内容，则可认为有好的内容效度；否则，内容效度不好。也可以用调查结果分析，如某调查的目的是筛选某病的可疑危险因素，调查后进行的分析没有找到可疑危险因素，说明在调查表设计时遗漏了一些重要的因素，其内容效度不好。

（2）结构效度（construct validity）：也称构思效度或特征效度（trait validity），说明调查表的结构是否符合理论构想和框架，即调查表是否真正测量了所提出的理论构思。因而结构效度是最重要的效度指标之一。结构效度的评价较复杂，通常用多元统计方法中的因子分析来揭示众多条目之间内在的联系，看是否与理论构想一致。

（3）标准关联效度（criterion-related validity）：也称效标效度（criterion validity），是调查表所得数据与某种外部标准（效标）间的关联程度，常用测量数据与效标之间的相关系数表示。外部标准可以是该调查表以外的一些客观指标或从另一种调查表得到的数据。

二、研究资料的整理

（一）资料整理的原则

1．完整性原则 检查资料是否按照要求收集齐全，核实所有问题是否无漏缺，保证资料内容的完整性。

2．标准性原则 要注意调查对象的性质是否一致，所使用的统计口径范围、计算方法、分组要求是否相同，是否按统一的规格和标准收集资料，对于需要相互比较的资料要审查是否具有可比性等。

3．真实性原则 对收集的资料，要根据已有的经验和常识判断及辨别，如有疑问，就要根据事实进行核实，排除其中的虚假成分，保证资料的真实性。

4．准确性原则 通过复核、计算机检查、逻辑检查等手段，对收集到的资料逐个逐项核实，对收集的统计图表进行重新计算、复核，对于历史资料要审查其可靠性。

（二）资料整理的步骤

资料整理的全过程包括对统计资料的审核、分组、汇总、复核和制作统计图表五个环节（图 7-14）。

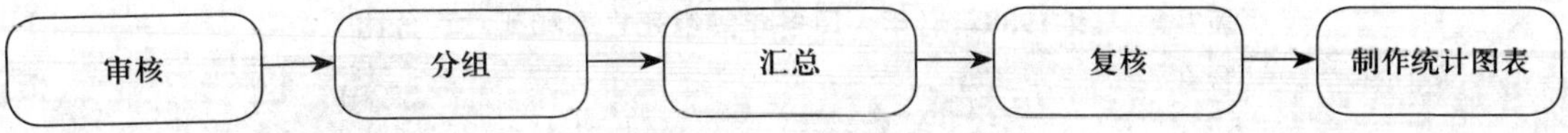

图 7-14　资料整理的步骤

1．审核　对搜集到的资料进行全面审核，是统计整理的第一步，以确保统计资料符合统计研究目的的要求。审核包括以下内容。

（1）审核资料的完整性和及时性。

（2）审核资料的正确性。

（3）在利用历史资料时，应审核资料的可靠程度、指标含义、时间和空间范围等与规定的要求是否一致。

2．分组　统计分组是根据统计研究目的，将总体按照标志区分为不同类型或不同性质的组，使组与组之间有比较明显的差别，而在同一组内的单位具有相对的同质性，即同一组内各单位之间具有某些共同的特征。统计分组是资料整理的重要内容和统计分析的基础，只有正确地分组才能整理出有科学价值的综合指标，并借助这些指标来揭示现象的本质与规律。因此，统计分组必须先对所研究现象的本质做全面、深刻的分析，确定所研究现象类型的属性及其内部差别，而后才能选择反映事物本质的正确的分组标志。分组一般依据穷尽和互斥的原则。

3．汇总　在分组的基础上，将各项资料进行汇总，得出反映各组特征的各种指标。

4．复核　在汇总所有统计数据后，进行再一次的核查，以确保资料的正确性，为统计分析得出科学的结论打下基础。

5．制作统计图表　统计表和统计图是描述资料特征、呈现统计分析结果的重要工具，广泛应用于资料的收集整理及研究结果的对比分析。一份好的统计表能够简明扼要地表达资料特点，代替冗长的文字描述；一张好的统计图能够准确、直观地呈现统计结果，给读者留下深刻的印象。

（1）统计表：把统计资料和结果用表格的形式来表达，目的是简洁、清晰、直观地呈现统计结果，方便对比和阅读。制表原则：重点突出，层次清楚，尽量从简。统计表一般由标题、标目、线条、数字和备注五个部分组成（表 7-4），具体要求如下。

1）标题：位于统计表的上方中央，简明扼要地将统计表的主要内容表达出来，必要时注明资料收集的时间和地点。标题是统计表的总名称，不可缺少。统计表的标题不能过于简单，也不能过于烦琐，更不能与内容不符。

2）标目：用以说明表格内的项目。根据其位置与作用可分为横标目、纵标目和总标目。横标目位于表的左侧，是用来说明右边各横行数字的“主语”，纵标目说明各纵栏数字的含义，相当于“宾语”。

3）线条：统计表内的线条不宜过多，常常仅包括三条基本线，即顶线、底线、纵标目分隔线，故有时把统计表称为“三线表”。表格中如有合计则常用横线隔开。如果在表中有总标目，在总标目与纵标目之间常用短横线隔开。统计表的左右两侧不应有边线，表的左上角不宜有斜线，表内不应有竖线。

4）数字：表内的数字必须准确无误，用阿拉伯数字表示。同一指标的小数位数要一致，上下要对齐，表内不留空格，数字暂缺或未记录用“…”表示，无数字用“—”表示，数字若是“0”，则应填写“0”。

5）备注：一般不列入表内，必要时用“*”号标出，写在表的下面。

表7-4 某地1988年老年人口各年龄组死亡率和死亡百分比

年龄组（岁）	死亡率（‰）	死亡百分比（%）
60～	19.61	16.60
65～	23.64	17.51
70～	50.28	19.44
75～	76.05	20.94
80～	115.45	25.51

（2）统计表的种类

1）简单表：只按一个特征或标志分组的统计表称为简单表（表7-5）。

2）复合表：按两个或两个以上特征结合起来分组的统计表称为复合表（表7-6）。

表7-5 某新药治疗下肢慢性缺血性疾病临床试验的疗效判定结果

治疗药物	显效	改善	无效	合计
试验药	62	47	15	124
阳性对照药	49	53	16	118

表7-6 2008年全国抽样调查地区居民分地区、年龄组慢性病患病率（‰）

年龄组（岁）	城市			农村			
	大	中	小	一类	二类	三类	四类
0～	4.7	3.6	13.4	3.4	6.5	6.7	7.2
5～	7.8	8.1	5.7	8.7	7.9	10.8	7.9
15～	18.7	9.1	15.5	17.9	21.3	23.3	23.6
25～	33.4	25.2	47.8	55.7	52.0	59.7	64.8
35～	113.8	88.4	110.9	118.9	116.8	139.0	137.8
45～	282.7	263.6	266.8	264.3	234.4	269.2	240.7
55～	582.9	491.1	476.5	437.9	337.3	389.1	335.2
65～	975.8	813.4	659.5	632.8	486.2	507.6	386.9
合计	361.8	258.6	215.0	211.2	155.3	179.0	119.6

（3）统计图：是用点的位置、线段的升降、直条的长短、面积的大小等来表达统计数据的一种形式。与统计表相比，统计图能更直观地表达资料的特征，给读者留下深刻的印象，所以在科研论文中常常被采用。常用的统计图有条图、百分条图、圆图、线图、半对数线图、散点图、直方图和统计地图等。绘制统计图的基本要求如下。

1）根据资料的性质和分析目的选择最合适的图形。

2）每一张统计图都要有标题，简明扼要地说明图形要表达的主要内容，必要时应注明资料收集的时间和地点。标题一般位于图的下方。

3）条图、散点图、线图和直方图都有纵、横坐标轴，要标明尺度，纵轴尺度自下而上，横轴尺度自左而右，数量一律由小到大，并等距标明。条图与直方图纵坐标从 0 开始，要标明 0 点位置。纵横坐标长度的比例一般为 5 ∶ 7。

4）比较不同事物时，宜选用不同的线条或颜色表示，并附图例加以说明。图例一般放在图的右上角的空隙处，也可放在图下方的适当位置。

（4）常用统计图的绘制方法及注意事项

1）条图：条图常用等宽直条的长短表示相互独立的各项指标数量的大小。所比较的数值可以是绝对数，也可以是相对数。条图可分为单式条图（图 7-15）和复式条图（图 7-16）两种。

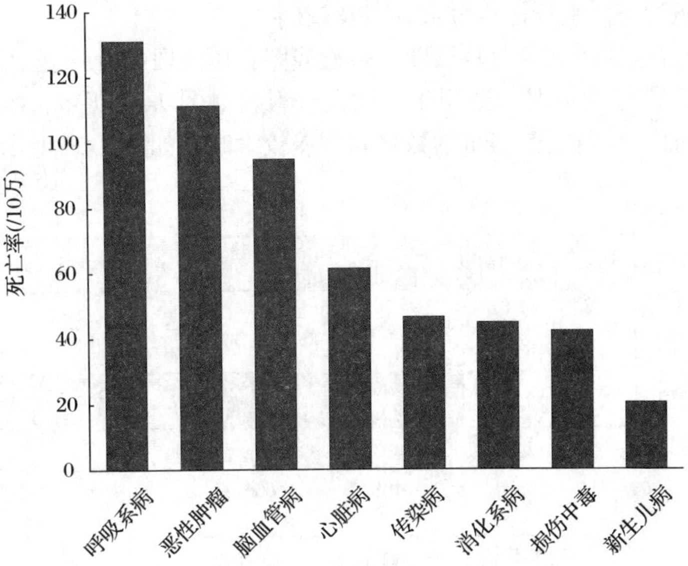

图 7-15　某年某地主要死因的死亡率

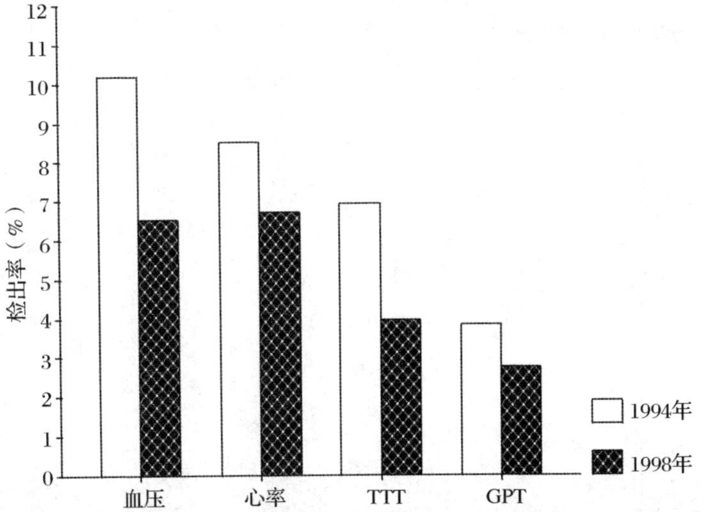

图 7-16　某工厂职工 1994 年和 1998 年四项生理指标异常检出率

2）圆图：以圆的总面积表示事物的全部，将其分割成若干扇面表示事物内部各构成部分所占的比重，如图 7-17 所示。

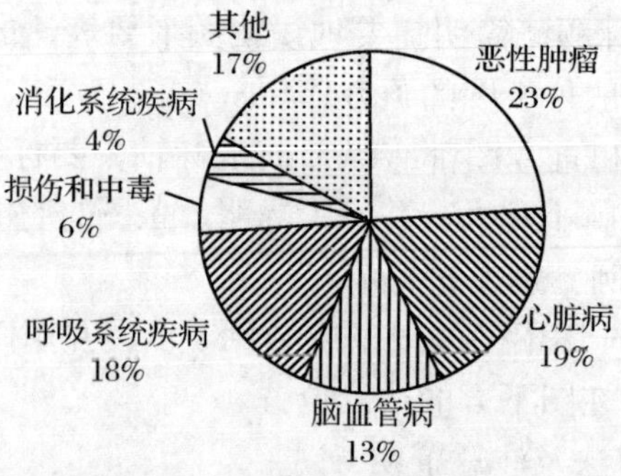

图 7-17　2003 年某省居民主要死因构成情况

3）百分条图：用于表示事物内部各组成部分的构成情况。它以直条的总长度为 100%，如图 7-18 所示。绘制百分条图注意以下几点：绘制一个标尺，尺度分成 10 格，每格代表 10%；绘制直条时，在直条的各段上标出百分数，以及图例。

4）线图：分为普通线图和半对数线图。普通线图：用线段的升降表示某事物的动态变化，或某现象随另一现象变迁的情况，适用于连续性资料，如图 7-19 所示；半对数线图：表示事物的发展速度（相对比），特别是当事物数量间相差较大时，如图 7-20 所示。

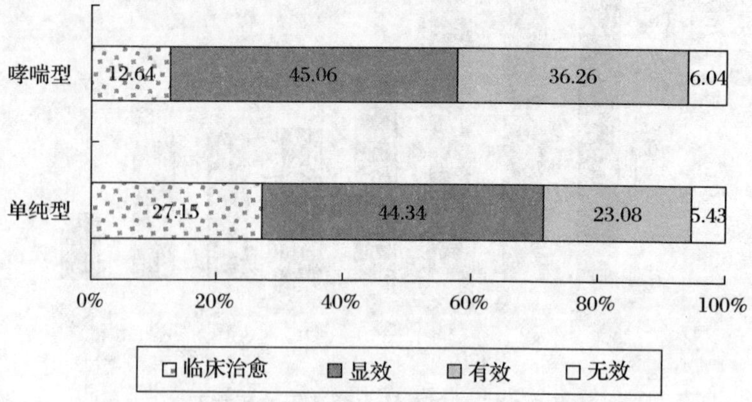

图 7-18　复方猪胆汁胶囊治疗老年性气管炎近期疗效比较

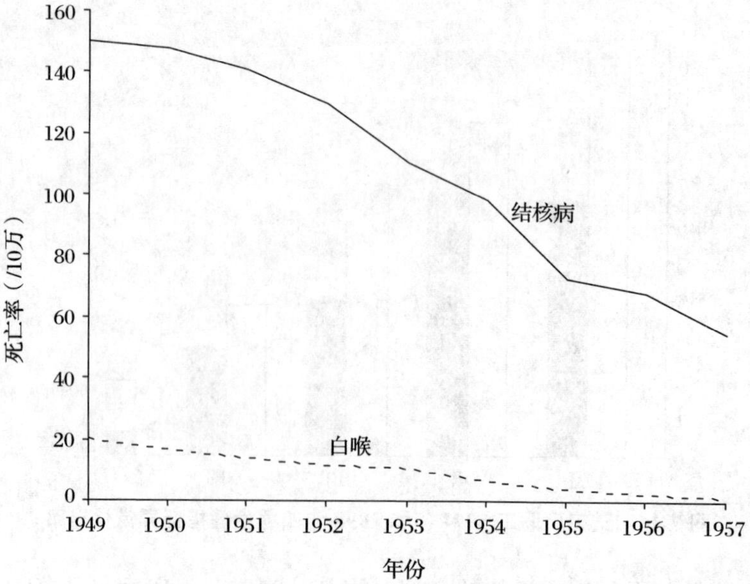

图 7-19　某市 1949—1957 年儿童结核病和白喉死亡率（普通线图）

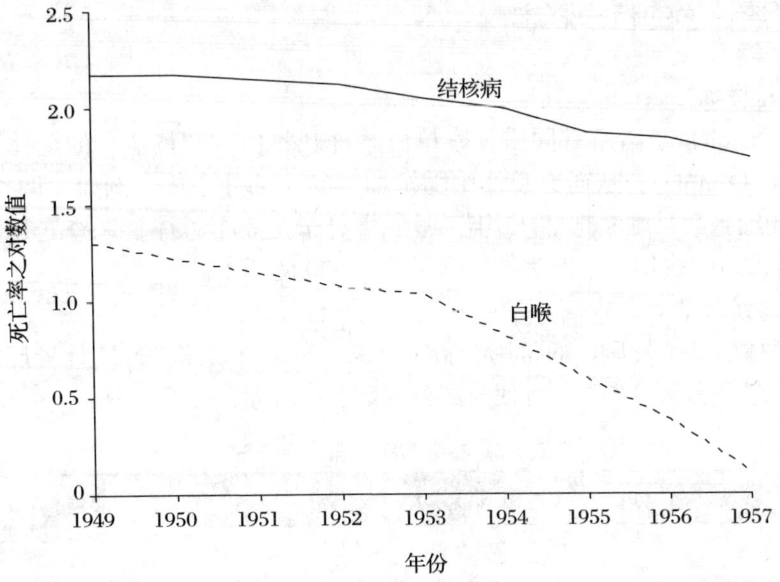

图 7-20 某市 1949—1957 年儿童结核病和白喉死亡率（半对数线图）

5）直方图：以直条的高度描述各组段频数的多少；或用面积描述各组段的频率，面积总和为 1 或 100%。纵轴尺度从 0 开始，各直条间不留空隙，如图 7-21 所示。

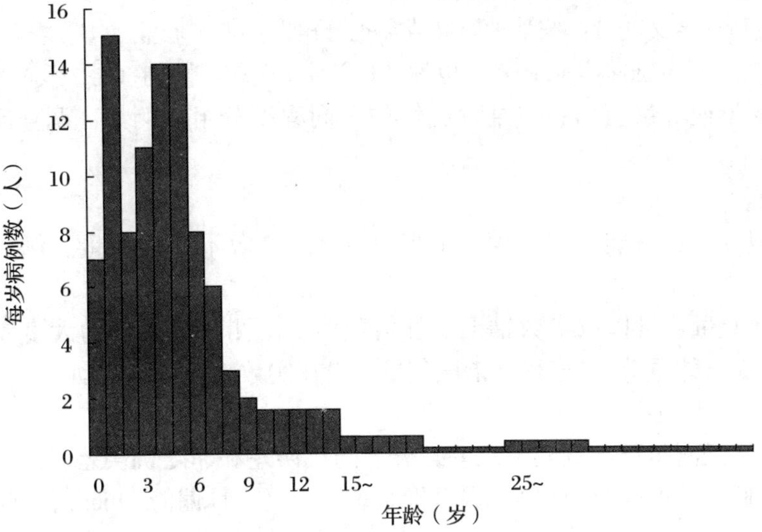

图 7-21 1997 年某地乙型病毒性脑膜炎病例的年龄分布

第七节 分析研究资料

医学统计学是一门关于收集、分析、解释和表达数据的科学，已经广泛应用于护理科研中，结合专业知识正确运用统计方法充分挖掘数据信息，可以写成具有一定学术水平的研究报告或科学论文，提高自身的科研素养。统计学对科研资料的分析可分为两个方面。①统计描述：描述数据的分布规律和特征，如计算均数、标准差、相对比、率等基本指标及绘制统计图表。②统计推断：当从样本数据获取信息推断总体结论时，需要运用到统计学中的统计推断，内容包括参数估计和假设检验，如 t 检验、方差分析、卡方检验等，以及探讨多因素时采用的回归分析等。

一、医学统计学的若干概念

（一）总体与样本

总体（population）是指所有同质观察单位某种观察值（变量值）的全体，即大同小异的对象全体。样本（simple）：从研究总体中随机抽取的一部分个体。例如：调查某地 2012 年正常成年男子的红细胞数，则某地 2012 年正常成年男子是一个总体，调查通过随机抽样的方法抽取了 1 000 名该地的成年男子即为一个含量为 1 000 的样本。

（二）参数与统计量

参数反映总体的某个性质，通常用希腊字母来表示，常常未知。统计量反映样本的某个性质，通常用拉丁字母表示。表 7-7 所列为部分参数和统计量的表示方法。

表7-7　参数与统计量表示方法

	参数（总体）	统计量（样本）		参数（总体）	统计量（样本）
均数	μ	$\overline{X}$	率	π	P
标准差	σ	s	总数	N	n
方差	σ^2	s^2			

（三）变量的类型

1．定性变量　分为分类变量和有序变量。

（1）分类变量或名义变量：按某种属性或类别分组。例如：职业（工、农、商、学、兵）。分类变量中的二分类变量（binary variable），也称 0-1 变量，例如：性别（男、女），结局（生、死）。

（2）有序变量或等级资料：按某种属性的不同程度分组。例如：调查问卷（极不满意、有点满意、中度满意、很满意）。

2．定量变量

（1）离散型变量：只能取整数值。取值是 0、1、2 等不连续的量。例如：手术患者数；新生儿数。

（2）连续型变量：可以取实数轴上的任何数值。由测量而得到的大多属于连续型变量，例如：血压、身高、体重等。“连续”指该变量可以在实数轴上连续变动。

（四）误差

误差（error）是测量值与真实值之差，分为随机误差和非随机误差（系统误差）。随机误差即抽样误差，通常不可避免；非随机误差即系统误差（也称偏倚，bias），例如：仪器未校正、操作不规范等，应尽可能避免。

二、统计描述

（一）定量资料的统计描述

集中趋势和离散趋势是总体分布的两个主要特征，因此，定量地描述资料的集中趋势与离散趋势是统计描述的重要内容。对于连续型定量变量，描述集中趋势的统计指标有：算术均数、几何均数和中位数。描述离散趋势的统计指标有：极差、四分位数间距、方差、标准差、变异系数。

1．描述集中趋势的统计指标

（1）算术均数：简称均数（mean），适合描述对称分布资料的集中位置（平均水平），包括总体均数（μ），样本均数（$\overline{X}$）。均数使用时注意：①适用于单峰对称分布，特别是正态分布或近似正态分布资料；②均数极易受到极端值的影响。计算公式如下：

$$\overline{X}=\frac{X_1+X_2+\cdots X_n}{n}=\frac{\sum X}{n}$$

例 7-11

某年某医院 8 名女性晚期肺癌患者红细胞计数（$\times 10^{12}$/L）分别为 4.20，6.43，2.08，3.45，2.26，4.04，5.42，3.38。试求其算术均数。

$$\overline{X}=\frac{X_1+X_2+\cdots X_n}{n}=\frac{4.20+6.43+\cdots+3.38}{8}=3.91\,(\times 10^{12}/\mathrm{L})$$

（2）几何均数（G）：适用于倍数关系资料和经过对数变换后呈对称分布的资料。计算公式如下：

$$G=\sqrt[n]{X_1X_2\cdots X_n}$$

例 7-12

7 名慢性迁延性肝炎患者的 HBsAg 滴度资料为 1∶16，1∶32，1∶32，1∶64，1∶64，1∶128，1∶512。试计算其平均滴度。

$$G=\sqrt[7]{16\times32\times32\times64\times64\times128\times512}=64$$

（3）中位数（M）：总体中有一半个体的数值低于这个数，一半个体的数值高于这个数。使用时注意：①中位数可用于各种分布。正态分布中，中位数等于均数；对数正态分布中，中位数等于几何均数。②中位数不受极端值的影响，主要用于不对称分布类型的资料、两端无确切值或分布不明确的资料。计算公式如下：

$$M=\begin{cases}X^*_{\frac{n+1}{2}}，n\text{ 为奇数}\\ \frac{1}{2}(X^*_{\frac{n}{2}}+X^*_{\frac{n}{2}+1})，n\text{ 为偶数}\end{cases}$$

例 7-13

某药厂观察 9 只小鼠口服高山红景天醇提取物（RSAE）后在乏氧条件下的生存时间（min）如下：49.1，60.8，63.3，63.6，63.6，65.6，65.8，68.6，69.0。试求其中位数。

$$M=X^*_{\frac{n+1}{2}}=X^*_5=63.6$$

2．描述离散趋势的统计指标

（1）极差（R）：指一组资料中最大值与最小值之差，反映个体的变化范围。极差大说明变异度大；极差小说明变异度小。极差计算简便，但仅利用了两个数据的信息，一般样本量越大极差也往往会越大。极差易受特大、特小值影响，不够稳定。

例 7-14

三组同性别、同年龄儿童的体重（kg）及三组资料的极差分别如下。

A 组：26，28，30，32，34。R=34−26=8。

B 组：24，27，30，33，36。R=36−24=12。

C 组：26，29，30，31，34。R=34−26=8。

（2）四分位数间距（Q）：四分位数间距是总体中数值居中的 50% 个体散布的范围，Q 越大意味着数据间变异越大，四分位数间距常用于偏态分布资料，两端无确切值或分布不明确资料。计算公式如下：

$$Q=P_{75}-P_{25}$$

（3）标准差（方差）：标准差（方差）是反映变量值离散程度的重要指标，标准差（方差）越小，离散程度越小。计算公式如下。

总体方差：

$$\sigma^2=\frac{\sum(X-\mu)^2}{N}$$

总体标准差：

$$\sigma=\sqrt{\frac{\sum(X-\mu)^2}{N}}$$

样本方差：

$$S^2=\frac{\sum(X-\bar{X})^2}{n-1}$$

样本标准差：

$$S=\sqrt{\frac{\sum(X-\bar{X})^2}{n-1}}$$

对于例 7-14 中三组数据求出标准差分别为：S_A=3.16，S_B=4.74，S_C=2.91，$S_B>S_A>S_C$，显示出标准差在描述观察值的变异度方面比极差指标要明确。

（4）变异系数（CV，coefficient of variation）：标准差与均数之比，常用百分数表示。变异系数常应用于：①量纲不同的变量间变异程度的比较；②均数差别较大的变量间变异程度的比较。计算公式如下：

$$CV=\frac{S}{\bar{X}}\times100\%$$

例 7-15

1985 年通过 10 省调查得知，农村刚满周岁的女童体重均数为 8.42 kg，标准差为 0.98 kg；身高均数为 72.4 cm，标准差为 3.0 cm。试求体重与身高的变异系数。

体重的变异系数

$$CV=\frac{S}{\bar{X}}\times100\%=\frac{0.98}{8.42}\times100\%=11.64\%$$

身高的变异系数

$$CV=\frac{S}{\bar{X}}\times100\%=\frac{3.0}{72.4}\times100\%=4.14\%$$

（二）定性资料的统计描述

定性资料的基础数据是绝对数，如某病的出院人数、治愈人数、死亡人数等。描述一组定性资料的数据特征，通常需要计算相对数，如某病的治愈率、病死率等。相对数的性质取决于其分子和分母的意义，不同类型的相对数具有不同的性质。

1．率　近似地反映某一事件出现的机会大小，如患病概率、病死概率等。分子是分母的一部分；无量纲，在 0～1 范围内取值，计算公式如下：

$$频率=\frac{同时期实际发生某现象的观察单位数}{某时期可能发生某现象的观察单位总数}\times K$$

K 是比例基数，取 100%、1 000‰、1 万 /1 万和 10 万 /10 万。

例 7－16

某单位在 2009 年有 3 128 名职工，该单位每年对职工进行体检，在这一年新发生高血压患者 12 例，求高血压的发病率。

$$高血压发病率=\frac{12}{3\ 128}\times 1\ 000‰=3.84‰$$

率使用时需注意：①正确选择分母、分子。②注意患病率和发病率的差别，计算时分母相同，分子不同。发病率的分子为新发病例数；患病率的分子为新＋旧患病例数。③必要时计算分组率。

2．构成比　表示某事物内部各组成部分在整体中所占的比重（部分 / 整体），常以百分数表示。各构成部分的总和等于 100%，各构成部分之间是此消彼长的。计算公式如下：

$$构成比=\frac{该事物内部某一组成部分的观察单位数(例数)}{某事物内部的所有观察单位之和(例数之和)}\times 100\%$$

3．相对比　是 A、B 两个有关联指标值之比，用以描述两者的对比水平，说明 A 是 B 的若干倍或百分之几，通常用倍数或分数表示。这两个指标可以是性质相同，如不同时期的患病人数；也可以是性质不同，如体重与身高的平方之比（体重指数，*BMI*）。特点：①分子、分母彼此分离，互不重叠，互不包含。②性质单位可同可不同。③分子、分母既可以是绝对数也可以是相对数。计算公式如下：

$$相对比=\frac{A}{B}(\times 100\%)$$

三、统计推断

（一）定量资料的统计推断

1．*t* 检验　t 检验是比较两个样本均数差异是否具有统计学意义的重要统计方法，它包括单样本 t 检验、两独立样本的 t 检验、配对设计的 t 检验。t 检验的前提条件：①随机样本；②来自正态分布总体；③均数比较时要求两总体方差相等（方差齐性），若不等（方差不齐时）应计算校正 t 值，进行 t' 检验。

（1）单样本资料的 t 检验：实际上是推断该样本来自的总体均数 μ 与已知的某一总体均数 μ_0 有无差别。零假设为 H_0：$\mu=\mu_0$；对立假设为 H_1：$\mu\neq\mu_0$。

例 7-17

一项大规模调查报告显示，健康男子脉搏平均值为 72 次 / 分，某医生在山区随机抽取 25 名健康男子，测定他们的脉搏，得到样本均数为 75.2 次 / 分，样本标准差为 6.5 次 / 分。山区健康男子脉搏的平均值是否与一般健康男子脉搏的平均值相同？

1）建立检验假设，确定检验水准。

零假设（null hypothesis），又称原假设，记为 H_0。

对立假设（alternative hypothesis），又称备择假设，记为 H_1。

α=0.05。

对于本题来说：

H_0：μ=72（次 / 分）；H_1：$\mu \neq 72$（次 / 分）（双侧）。

α=0.05。

2）计算统计量。

根据资料类型和分析目的选择相应的统计量。对于本题：H_0 成立时，该统计量服从 t 分布，自由度 $\nu=n-1$。

t 检验的统计量：

$$t=\frac{\overline{X}-\mu_0}{S/\sqrt{n}}$$

H_0：μ=72（次 / 分）成立时，将样本数据代入，

$$t=\frac{\overline{X}-\mu_0}{S/\sqrt{n}}=\frac{75.2-72}{6.5/\sqrt{25}}=2.69$$

自由度：$\nu=n-1=25-1=24$。

3）确定 P 值，作出统计推断。

查询 t 界值表可知 $0.01<P<0.02$，按所取检验水准 α=0.05，拒绝 H_0，接受 H_1，认为差异有统计学意义，即尚不能认为山区健康男子脉搏的平均值与一般健康男子脉搏的平均值相同。

（2）配对设计资料的 t 检验：配对数据主要包括以下三种情况。①同一受试对象处理前后的数据；②同一受试对象两个部位的数据或同一样品用两种方法检验的结果；③配对的两个对象分别接受两种处理后的数据。

例 7-18

某项研究评估咖啡因对运动者的心肌血流量的影响，先后测定了 12 名男性志愿者饮用咖啡前后运动状态下的心肌血流量（$ml \cdot min^{-1} \cdot g^{-1}$），数据如表 7-8 所列。饮用咖啡前后运动者的心肌血流量有无差异？

表 7-8　12 名运动者饮用咖啡前后的心肌血流量（$ml \cdot min^{-1} \cdot g^{-1}$）

编号	饮用前	饮用后	差值d	d^2
1	4.8	4.8	0	0
2	5.1	4.9	0.2	0.04
3	6.4	4.5	1.9	3.61
4	5.7	5.4	0.3	0.09
5	5.6	4.7	0.9	0.81
6	5.3	3.8	1.5	2.25
7	5.1	4.1	1.0	1.00
8	4.9	3.2	1.7	2.89
9	4.7	3.0	1.7	2.89
10	3.5	3.2	0.3	0.09
11	5.2	5.3	-0.1	0.01
12	5.3	5.1	0.2	0.04
合计			9.6（$\sum d$）	13.72($\sum d^2$)

1）建立检验假设，确定检验水准。

H_0：$\mu_d=0$，饮用咖啡前后运动者的平均心肌血流量差异为零；

H_1：$\mu_d \neq 0$，饮用咖啡前后运动者的平均心肌血流量差异不为零。

$\alpha=0.05$。

2）计算检验统计量。

$$n=12，S_d=\sqrt{\frac{\sum d^2-\frac{(\sum d)^2}{n}}{n-1}}=\sqrt{\frac{13.72-\frac{(9.6)^2}{12}}{12-1}}=0.741，t=\frac{\bar{d}-0}{S_d/\sqrt{n}}=\frac{0.8}{0.741/\sqrt{12}}=3.738$$

3）根据 P 值，作出推断结论。

查附表，$0.002<P<0.005$，$P<\alpha$，在 $\alpha=0.05$ 的水准上拒绝 H_0，接受 H_1，差别有统计学意义，可以认为饮用咖啡前后运动者的心肌血流量存在差异。

（3）两独立样本的 t 检验：独立样本 t 检验要求被比较的两个样本彼此独立，样本均来自正态总体，而且两总体方差相等。此检验用于推断两个样本各自所属总体的总体均数是否相同。

例 7-19

某项研究评估低氧环境（模拟高原环境）对运动者的心肌血流量的影响，将 17 名男性志愿者随机分成两组，分别在正常含氧环境（正常组）和低氧环境（低氧组）中测定运动后的心肌血流量（$ml \cdot min^{-1} \cdot g^{-1}$），数据如表 7-9 所列。两种环境中运动者的心肌血流量有无差异？

表7-9 17名运动者的心肌血流量（ml · min^{-1} · g^{-1}）

正常组心肌血流量（X_1）	低氧组心肌血流量（X_2）	正常组心肌血流量（X_1）	低氧组心肌血流量（X_2）
3.5	6.4	2.3	4.9
3.1	5.7	2.3	4.7
3.1	5.6	2.2	3.5
2.7	5.3	2.2	
2.5	5.1		

1）建立检验假设，确定检验水准。

H_0：$\mu_1=\mu_2$，两种环境中运动者的心肌血流量的总体均数相同；

H_1：$\mu_1 \neq \mu_2$，两种环境中运动者的心肌血流量的总体均数不同。

$\alpha=0.05$。

2）计算检验统计量。

$$n_1=9,\ \sum X_1=23.9,\ \sum X_1^2=65.27,\ \overline{X}_1=2.656,\ S_c^2=\frac{65.27-\frac{(23.9)^2}{9}+217.26-\frac{(41.2)^2}{8}}{9+8-2}=0.459$$

$$n_1=8,\ \sum X_2=41.2,\ \sum X_2^2=217.26,\ \overline{X}_2=5.150,\quad S_{\overline{X}_1-\overline{X}_2}=\sqrt{0.459\left(\frac{1}{9}+\frac{1}{8}\right)}=0.329$$

$$t=\frac{|2.656-5.150|}{0.329}=7.581$$

3）确定 P 值，作出统计推断。

查 t 界值表，$P<0.05$，按 $\alpha=0.05$ 的水准拒绝 H_0，接受 H_1，差异具有统计学意义。故可认为两种环境中运动者的心肌血流量的总体均数不同。

2．多个样本均数的方差分析

在科研数据的分析时，3 组或 3 组以上样本均数的比较往往采用方差分析。方差分析（ANOVA）的基本思想是把全部观察值之间的变异（总变异），根据方差可加性的特点，按设计和需要分解成两个或多个部分，每一部分变异都反映了研究工作中某种特点的内容（如某个因素的作用，随机误差的作用等），通过对这些变异的比较作相应的统计学判断。方差分析的前提条件：一是各样本是相互独立的随机样本；二是各样本来自正态分布；三是各样本来自的总体方差相等，即方差齐性。

例 7-20

为研究大豆对缺铁性贫血的恢复作用，选取已做成贫血模型的大鼠 36 只，随机等分为 3 组，分别用不同的饲料喂养：不含大豆的普通饲料、含 10% 大豆饲料和含 15% 大豆饲料，喂养 1 周后，测定大鼠红细胞数（$\times 10^{12}$/L），如表 7-10 所列。试分析喂养不同饲料的三组大鼠贫血恢复情况是否不同。

表7-10　喂养不同饲料的大鼠红细胞数（$\times 10^{12}/L$）

	普通饲料	10%大豆饲料	15%大豆饲料	合计
X	4.78	4.65	6.80	
	4.65	6.92	5.91	
	3.98	4.44	7.28	
	4.04	6.16	7.51	
	3.44	5.99	7.51	
	3.77	6.67	7.74	
	3.65	5.29	8.19	
	4.91	4.70	7.15	
	4.79	5.05	8.18	
	5.31	6.01	5.53	
	4.05	5.67	7.79	
	5.16	4.68	8.03	
n_i	12	12	12	36(n)
$\sum X_i$	52.53	66.23	87.62	206.38($\sum X$)
$\bar{X}_i$	4.38	5.52	7.30	5.73($\bar{X}$)
$\sum X_i^2$	234.2783	373.2851	647.7312	1255.2946($\sum X^2$)

1）建立检验假设，确定检验水准。

H_0：$\mu_1=\mu_2=\mu_3$，即喂养不同饲料的三组大鼠红细胞数相同；

H_1：μ_1、μ_2、μ_3 不等或不全相等，即喂养不同饲料的三组大鼠红细胞数不全相同。

$\alpha=0.05$。

2）计算统计量 F 值（表 7-11）。

表7-11　方差分析表

变异来源	SS	v	MS	F
总变异	$\sum X^2-C$	$N-1$		
组间变异	$\sum(\sum X_i)^2/n_i-C$	$k-1$	$SS_{组间}/v_{组间}$	$MS_{组间}/MS_{组内}$
组内变异	$SS_{总}-SS_{组间}$	$N-k$	$SS_{组内}/v_{组内}$	

由题干可计算出：

变异来源	SS	v	MS	F	P
总变异	72.1639	35			
组间变异	52.1258	2	26.0629	42.9231	<0.01
组内变异	20.0381	33	0.6072		

3）确定 P 值并作出推断结论。

本例 $v_1=2$，$v_2=33$。查界值表得 $P<0.01$。按 $\alpha=0.05$ 水准，拒绝 H_0，差异有统计学意义，可以认为喂养不同饲料的三组大鼠红细胞数的总体均数不全相同。

知识链接 7-6

你知道吗?

当随机对照只有两组时，以前是用成组 t 检验，这时能用方差分析吗?

能用，并且统计量 F 与 t 检验所得统计量 t 有如下关系：

$$F=t^2$$

（二）定性资料的卡方检验（χ^2 检验，chi-square test）

χ^2 检验是对定性资料进行假设检验的常用方法，用于两个或多个率的比较和配对资料的比较。

1．独立样本四格表的卡方检验 四格表数据的卡方检验用来比较两个样本率（构成比）之间的差别有无统计学意义。

例 7-21

研究吲达帕胺片对原发性高血压的疗效，将患者随机分为两组，试验组用吲达帕胺片加辅助治疗，对照组用安慰剂加辅助治疗，治疗结果如表 7-12 所列。两种疗法有效率是否不同?

表7-12 两种疗法对原发性高血压的疗效

组别	有效	无效	合计	有效率（%）
对照组	20（25.8）^{a}	24（18.2）^{b}	44（$a+b$）	45.5
试验组	21（15.2）^{c}	5（10.8）^{d}	26（$c+d$）	80.8
合计	41（$a+c$）	29（$b+d$）	70（n）	58.6

1）建立检验假设并确定检验水准。

H_0：两药的有效概率相同，$\pi_1=\pi_2$；

H_1：两药的有效概率不同，$\pi_1\neq\pi_2$。

α=0.05。

2）计算检验统计量。

H_0 成立时，两组有效概率相同，均近似地等于合并估计的有效概率，由此得到四格表中每一格的理论数。

$$T_{11}=n_1\pi_1\approx\frac{n_1m_1}{n}，T_{12}=n_1\pi_2\approx\frac{n_1m_2}{n}$$

$$T_{21}=n_2\pi_1\approx\frac{n_2m_1}{n}，T_{22}=n_2\pi_2\approx\frac{n_2m_2}{n}$$

$$\chi^2=\sum\frac{(A-T)^2}{T}$$

按公式计算 T_{11}，然后利用四格表的各行列的合计数计算 T_{12}、T_{21} 和 T_{22}，即

T_{11}=（44×41）/70=25.77，　　T_{12}=44−25.77=18.23

T_{21}=44−25.77=15.23，　　T_{22}=26−15.23=10.77

按公式计算 χ^2 值：

$$\chi^2=\frac{(20-25.77)^2}{25.77}+\frac{(24-18.23)^2}{18.23}+\frac{(21-15.23)^2}{15.23}+\frac{(5-10.77)^2}{10.77}=8.40$$

3）确定 P 值，作出统计推断。

ν=（行数 −1）（列数 −1）=（2−1）×（2−1）=1

$\chi^2_{0.05,1}=3.84$　　$\because \chi^2>\chi^2_{0.05,1}$　　$\therefore P<0.05$

按 $\alpha=0.05$ 水准，拒绝 H_0，接受 H_1，差异有统计学意义。可以认为两组治疗原发性高血压的总体有效率不同。

四格表卡方检验的适用条件：

（1）当 $n\geqslant 40$ 且 $T\geqslant 5$ 时选择用 Pearson 卡方检验。

（2）当 $n\geqslant 40$ 且 $1\leqslant T<5$ 时需用校正卡方值。

（3）当 $T<1$ 或 $n<40$ 时选择 Fisher 确切概率法。

知识链接 7-7

四格表卡方检验专用公式

$$\chi^2=\frac{(ad-bc)^2n}{(a+b)(c+d)(a+c)(b+d)}$$

2．多个样本率比较的卡方检验　多个样本率（构成比）差别的卡方检验采用的是 R×C 列表的卡方检验。分析思路、统计量、自由度等公式和四格表一样，检验假设略有不同。如果拒绝零假设，还需要进行两两比较。

例 7-22

某医院用 3 种方案治疗急性肝炎 254 例，观察结果如表 7-13 所列。3 种方案治疗急性肝炎的有效率是否不同？

表7-13　3种方案治疗急性肝炎的效果

组别	有效	无效	合计	有效率（%）
西药组	51	49	100	51.00
中药组	35	45	80	43.75
中西药结合组	59	15	74	79.73
合计	145	109	254	57.09

1）建立检验假设并确定检验水准。

H_0：$\pi_1=\pi_2=\pi_3$，即 3 种治疗方案的有效率相等；

H_1：3 种治疗方案的有效率不全相等。

$\alpha=0.05$。

2）计算检验统计量。

$$\chi^2=254\times\left(\frac{51^2}{100\times145}+\frac{49^2}{100\times109}+\frac{35^2}{80\times145}+\frac{45^2}{80\times109}+\frac{59^2}{74\times145}+\frac{15^2}{74\times109}-1\right)$$
$$=254\times(0.1794+0.2203+0.1056+0.2322+0.3244+0.0279-1)$$
$$=22.81$$
$$\nu=(3-1)(2-1)=2$$

3）确定 P 值，作出推断结论。

查界值表得 $P<0.05$，在 $\alpha=0.05$ 的检验水准下，拒绝 H_0，接受 H_1，可以认为三种疗法的效率有差别。需继续做两两比较。

3．配对设计四格表的卡方检验 同一研究对象或样品用两种不同的实验方法得到不同的数据，或者以某个属性配对的不同对象治疗方法不同也能得到相应的数据，这些数据的有效率比较分析可以用配对设计四格表卡方检验。

例 7-23

现有 198 份痰标本，每份标本分别用 A、B 两种培养基培养结核菌（表 7-14）。A、B 两种培养基的阳性培养率是否不等？

表7-14 A、B两种培养基的培养结果

A培养基	B培养基		合计
	+	−	
+	48（a）	24(b)	72
−	20（c）	106(d)	126
合计	68	130	198

1）建立检验假设并确定检验水准。

H_0：$B=C$，即两种培养基的阳性培养率相等；

H_1：$B\neq C$，即两种培养基的阳性培养率不相等。

$\alpha=0.05$。

2）计算检验统计量。

配对设计的卡方检验公式

$$\chi^2=\frac{(b-c)^2}{b+c}$$

本例 $b+c>40$，计算得

$$\chi^2=\frac{(24-20)^2}{24+20}=0.36,\quad \nu=1$$

3）确定 P 值，作出推断结论。

$P>0.05$，不拒绝 H_0，尚不能认为两种培养基的阳性培养率不同。

配对设计四格表的卡方检验适用条件：

（1）$b+c>40$ 时，使用公式 $\chi^2=\frac{(b-c)^2}{b+c}$；

（2）$b+c<40$ 时，使用校正公式 $\chi^2=\frac{(|b-c|-1)^2}{b+c}$。

知识链接 7-8

Fisher 确切概率法（exact probability）

该法是由 R．A．Fisher 提出的，一种直接计算出有利于拒绝零假设的概率的假设检验方法。其理论依据是超几何分布，并非卡方检验的范畴，当资料不符合卡方检验的适用条件时可使用该方法，资料符合独立样本卡方检验条件时也可使用该方法。基本思想：四格表边缘合计固定不变的条件下，直接计算表内四个格子数据各种组合的概率。计算公式如下：

$$P=\frac{(a+b)!\ (c+d)!\ (a+c)!\ (b+d)!}{a!\ b!\ c!\ d!}$$

手工计算非常烦琐，但是在有计算机和统计软件条件下，大样本四格表资料用统计软件进行确切概率计算，速度并不慢，仍然为一种很好的方法。

第八节　护理论文的写作

随着护理学科的进步和发展，开展护理科研、书写护理论文日益成为护理工作的重要组成部分，是护理学科进步和发展的必由之路。护理论文是护理科研工作的书面总结，论文的质量是反映护理科研水平的重要标志。本节主要阐述护理论文的分类、撰写原则及如何撰写论文。

一、护理论文的分类及撰写原则

（一）护理论文的分类

1．按传统护理学科范围分类　可分为基础护理研究论文、临床护理研究论文、护理教育研究论文、护理管理研究论文、其他护理研究论文。

2．按期刊目次分类　可分为专家论坛、论著、专题研究、经验交流、调查研究、综述、护理查房、个案研究、护理文摘、护理科普、会议纪要等。

3．按资料来源分类　可分为原著论文和编著论文。

4．按论文写作目的分类　可分为学位论文和学术论文。

5．按论文体裁分类　可分为护理综述论文、个案护理论文、护理经验论文、护理科研论文。其中个案护理论文与护理经验论文合称为案例报告论文。

（1）护理综述论文：简称综述。即“综”各家所“述”，是护理文献资料的综合评述。通过撰写护理综述论文可以为科研课题做准备，有利于科研工作的开展；可以向读者介绍某个领域的概况和进展。

（2）个案护理论文：针对单个病例或特殊病例的护理工作进行研究和总结。如：1 例碘伏引起皮肤过敏的报道；国内首例播散性毛孢子菌病患者的救治与护理。

（3）护理经验论文：将日常护理工作中的经验进行总结，为深入探讨某一方面的临床护理问题提供参考。但该论文研究设计缺乏实验对照，其结果的科学性不如护理科研论文强，结论具有一定的局限性。

(4) 护理科研论文：也称论著，是研究者经过严密的科研设计后，有目的、有计划、有步骤地完成某项护理研究课题而获得第一手研究资料（数据），并通过资料整理与分析后撰写的学术论文。护理科研论文又分为量性研究论文和质性研究论文。

知识链接 7-9

量性研究与质性研究

量性研究（quantitative study）又称定量研究，是生物医学领域传统的研究设计，强调客观、精确，认为事物是可以寻求规律的，真理具有唯一性，常用统计的方法对数据进行分析，将研究结果量化。

质性研究（qualitative study）又称定性研究，是社会学领域研究常用的研究方法，强调主观体验和情景的多元化，主张用语言进行深描以反映丰富的人类心理过程和社会互动过程。

(二) 撰写护理论文的原则

1．创新性 创新性是论文的灵魂，是决定论文质量高低的主要标准。护理论文的主要内容是解决前人没有解决的护理问题，或在别人研究的基础上，在研究内容或方法上有所创新，有所发现。

2．科学性 是护理论文的核心，是衡量护理论文水平的重要条件。研究者应该以严谨的科学态度，客观真实地记述自已工作情况、经验教训和研究成果。科学性主要体现在周密的设计和思考、观察方法要可靠、记录要客观、资料要完整、分析和论证要符合逻辑，研究结果要经得起重复。

3．实用性 即有一定的实用价值，它包括理论应用和实际应用两个方面。

(1) 在理论应用方面：好的护理论文能开拓人们的思路，启发人们对某一方面的问题有新的见解，为解决某些实际问题提供钥匙。

(2) 在实际应用方面：好的护理论文论述的问题可直接应用到护理实践中并产生良好的社会效益。

4．可读性 要求论文构思完整，内容合乎逻辑，论述清楚简练，专业术语准确一致。

5．规范性 反映了护理论文的表达形式。论文具有固定格式和统一的规范，撰写时应符合规范；使用医学名词、国际计量单位应规范。

二、护理论文写作应遵守的伦理规范

1．未经他人许可，不能私自将他人的初步成果加以研究，更不能将研究成果予以报道、发表。

2．不得虚构和杜撰研究实施过程，编造研究对象和例数，不得任意修改实验数据和伪造实验结果。

3．正确对待科研成果中的署名问题。一般来说，一项科研成果的主要参加者和主要指导者应排列首位，其余以贡献大小排列。

4．在论文中引用他人的观点、成果时要在文中加脚本码，并在文末参考文献中注明出处。

5．对为本研究提供过帮助的人，有责任给予应有的肯定和感谢。

6．不得将集体科研成果完全归为已有，只署个人姓名，公开剽窃他人科研劳动成果。

7．不得将同一研究内容在国内外不同刊物一稿两投或反复发表。

8．不得完全剽窃他人的论文或采用拼凑方式剽窃他人论文并发表。

知识链接 7-10

舍恩事件

2002 年，美国贝尔实验室的德国科学家舍恩，通过伪造数据，用所谓的“分子晶体管”蒙骗了包括权威期刊编辑在内的许多人，过于嚣张的他甚至在不同的学术论文中使用一样的数据。后经调查委员会调查发现舍恩至少有 9 篇论文存在数据问题，在被指控的 24 处中至少存在 16 处学术行为不检。舍恩的学术造假事件震撼了整个科学界，成为了物理学史上最大的丑闻。

三、护理论文的写作步骤

护理论文是护理研究者将理论与实践中获得的相关信息进行收集、整理、分析、加工、处理，形成新知识、新经验，并以书面形式交流的一种成果形式。其写作步骤分为以下四步。

1．资料准备　首先需要检索文献，为论文提供理论依据；其次，收集整理研究观察（调查）所得数据和相关资料；最后，针对研究结果，得出结论，并将数据结果与理论认识结合起来。

2．构思、拟定提纲　构思即总结科研结果，得出论点，思考如何下笔，权衡每一个资料的价值，思索语言表达方式，腹中成稿。拟定提纲是根据具体情况将构思的思维逻辑和材料简明扼要地呈现在草稿上，建立论文的基本框架。提纲的写法有两种：标题提纲和句子提纲。前者是以标题的形式把文章各部分内容概括出来；后者是以能表达完整意思的句子形式把各部分内容概括出来。

3．论文撰写　提纲经过反复修改后，就可以开始撰写论文。只有思路清晰、结构严密、数据无误、判断合理、论点明确、结论得当、文字简洁、表达清晰的论文才能定稿。

4．投稿与回修　定稿确认无误后，就可以选择相关的期刊投稿。如果编辑部认为适合在该杂志刊登发表，便会邀请有关专家对该文进行审阅，并将专家们的意见和要求反馈给投稿者进行回修。此时，投稿者应按照要求认真修改。

四、综述的写作

综述是指就某一时间内，作者针对某一专题，对大量原始研究论文中的数据、资料和主要观点进行归纳整理、分析提炼而写成的论文。撰写综述有助于熟悉文献查阅的方法，为科研选题做准备，能够提高归纳、分析、综合能力，提高写作能力。

综述的特点：①间接性。综述需要对大量已发表的一次文献进行概括整理，而不需要综述者本人进行直接研究。②评价性。综述不是简单地罗列文献，而是对文献有述有评，并发表自己的观点和见解。③系统性。综述是围绕某一问题进行系统、全面的阐述，篇幅较科研论文要长。

综述的类型：简介式，对某些问题无定论时采用简介式；动态型，反映某些问题的条件背景、发展进程；成就型，叙述新方法、新技术、新论点、新成就；争鸣型，将学术观点的分歧按不同意见分别叙述。

（一）综述的写作步骤

1. 选题 结合文献资料情况，从个人实践领域和研究兴趣方面选题。选题应有明确的目的性，题目能够概括全文的中心内容，能反映综述的主要观点和问题。题目不宜太大，因为越具体越容易收集文献。例如：肺癌治疗的研究进展；肺癌手术治疗的研究进展。

选题的来源：工作和科研实际中发现的问题；近几年发展较快的需综合评价的某问题；本学科的新理论、新技术、新动向；与自己研究内容和方向相关的内容。

2. 收集和整理资料 确定选题后，要大量地收集和阅读中、外文献。参考文献量是衡量综述价值的指标之一。阅读文献时必须找到原文阅读，不能间接引用，应先阅读近期的（2~3年），后阅读远期的，一般选择近5年内的文献。对一篇文献应先浏览摘要和结论，根据摘要和结论判断是否符合需求，并进行归类，舍弃意义不大的文献，选出有理论和实践意义的文献，并先进行广泛阅读，然后将有用的部分细读并做好读书笔记，为撰写综述准备资料。

3. 草拟提纲 综述不是大量文献资料的罗列堆积，在作者对获得的文献资料进行整理归类后，还需要草拟提纲。提纲包括前言的主要内容，中心部分的大标题，每个大标题下的小标题，以及小标题下应叙述或讨论的具体问题等，然后根据提纲撰写综述。

例 7-24

草拟提纲举例

题目：产后抑郁的相关因素及护理现状。

前言部分：概述国内外产后抑郁的发病率，指出产妇产后抑郁的危害性，以此确立本综述的目的。

中心部分：

1 临床表现（文献1，2）

2 诊断标准（文献3，4）

3 抑郁的影响因素

3.1 生理因素（文献5，6，7，8，9）

3.2 心理因素（文献4，10，11，12）

3.2.1 心理压力（文献5，6）

3.2.2 家庭冷落（文献7）

3.2.3 婴儿性别（文献7，8，9）

4 护理干预

4.1 改善病房硬件设施（文献3，4，11）

4.2 建立良好医患关系（文献5，7，13）

4.3 家属宣教（文献14，15，16）

5 小结：总结产妇抑郁的影响因素及护理干预的影响，并指出今后护理干预的方向。

（二）综述的写作格式

综述的写作格式包括题目、作者署名和单位、摘要、关键词、正文、参考文献，其中正文部分包括前言、主体和小结。

1. 题目 综述的题目主要由综述对象及说明语构成。如“临床路径研究现状与进展”综述的对象——“临床路径”，说明语——“研究现状与进展”。

2．作者署名和单位　作者署名排列按实际贡献大小排列名次，一般不超过6人，且使用真名不用化名，每位作者姓名之间要空一格，不需加任何标点符号。国内作者外文署名一律用汉语拼音，写全名，不能用缩写，顺序是姓前名后，如Tang Yuhan。另外，大多数杂志要求在题目下方位置或摘要下面写明作者的工作单位、通信地址、邮编、电话和邮箱等联系方式。

3．摘要　综述摘要属于指示性摘要，反映综述论文的主题思想，不涉及具体的数据和结论，一般200字以内。避免摘要与前言混淆，摘要中不必详细介绍选题背景和意义。“摘要”二字顶格写，一般写在署名之下，正文之前，空两格后接摘要内容。

例7-25

“护生护理软技能培养的研究进展”一文的摘要

从护理软技能的定义、特征成分、测评量表、提高护生护理软技能的必要性、培养护生护理软技能的作用、影响护生护理软技能的因素、培养护生护理软技能的主要措施等方面综述了护生护理软技能培养的研究进展，为今后更好地培养护生护理软技能提供依据。

（来源：庄丽娟，梁桂仙．护生护理软技能培养的研究进展[J]．国际护理学杂志，2016，35（15）：2017-2020.）

4．关键词　一篇文章可选3～5个关键词（国标是3～8个），一般从文题、摘要、文中出现最多的词汇中选择。关键词要写原形词，而不用缩写词，一般写在摘要之下，正文之前，“关键词”三个字要顶格写，空两格后依次列出，各词间空一格或用分号隔开，最后一个词末不加标点。

5．前言　前言应简明扼要地介绍有关概念或定义和讨论范围、相关护理问题的现状、存在问题、争论的焦点等，说明综述目的和意义；一般300字左右。

例7-26

“老年住院患者营养风险筛查研究进展”一文的前言

2008年北京医院住院患者中老年人占36.8%（按照WHO标准≥65岁）。老年患者术后并发症的发生率和围术期死亡率明显高于年轻人，与老年患者极易存在营养风险和营养不足密切相关。本文就合理使用筛查工具关注老年患者的营养问题进行综述。

（来源：张徐宁，路潜．老年住院患者营养风险筛查研究进展[J].中国老年学杂志，2013，33：6045-6048.）

6．主体　主体是全文的核心、重点部分，以论据和论证的形式，提出问题、分析问题和解决问题。通过比较各专家学者的论据，结合作者自己的经验和观点，从不同角度来阐明有关问题的历史背景、现状、存在问题或争论焦点及发展方向等。

7．小结　对文章的主要内容进行概括性总结，与前言相呼应。对有关论述的主要问题、今后研究方向作者应提出自己的观点和见解；对有争议的学术观点，用词恰如其分，留有余地。

例 7-27

“护生护理软技能培养的研究进展”一文的小结

虽然一些医学院校及医院已开始在实践教学、临床实习中对护生开展护理软技能培训，但培训涉及的只是部分护理软技能，其中以人际沟通技能的培训居多，且培训形式主要是单纯授课。培训的对象也基本是实习护生和临床护士，针对在校护生的软技能培训的研究较少。所以，对护生护理软技能的培养还需进一步完善。希望通过国家、医院、学校及护生自身的共同努力，构建出更加合理的课程体系，从护生入校就开展形式多样化、涉及面更广、内容更加全面的护理软技能培训，并一直延续到护生进入临床，使护生的护理软技能得到不断提高，为护理事业的发展做出更大的贡献。

（来源：庄丽娟，梁桂仙．护生护理软技能培养的研究进展 [J]. 国际护理学杂志，2016，35（15）：2017-2020.）

8．参考文献 参考文献是综述的重要组成部分，其数量与质量直接关系到综述的质量。一篇综述的参考文献一般 20 篇左右为宜；以近 3～5 年内的最新文献为主。文献须是作者亲自阅读过并已正式发表的期刊性文章，避免引用间接文献。所列参考文献必须采用统一的书写格式和标注方法。引用的参考文献均应在论文正文中，按其出现的先后次序连续排列，将序号注在引用处右上角，外加方括号。

例 7-28

参考文献的书写格式

1．期刊

[序号] 主要作者 . 文献题名 [文献类型标志]. 刊名，出版年份，卷次（期号）：起止页码.

[1] 颜冰，金元哲 . 慢性心力衰竭患者治疗依从性及影响因素分析 [J]. 山西医药杂志，2011，6（40）：567-568.

2．专著书籍

[序号] 著者（主编）. 书名 . 版次（第 1 版略）. 出版地：出版社，出版年：页码.

[2] 赵炳华 . 儿科护理学 . 5 版 . 北京：人民卫生出版社，2006：66.

五、案例报告的写作

案例报告是通过对临床实践中单个或多个具有特殊性或典型代表性病例的护理研究，为探索疾病在医护过程中的个性特征和共性规律而撰写的报告。

（一）案例报告的特点

1．案例的数量 文章中的案例数量不受限定，可以是 1 例典型患者，也可以是具有共性特征的多个患者、家庭或社区。

2．案例的选择 所选案例具有特殊的意义，给读者新的启发和认识。①病例本身特殊：罕见或少见病例、新发现病例、常见病出现特殊表现的病例。如“1 例罕见婴儿克罗恩病手术救治的护理”。②护理措施特殊，如“7 例胰腺癌围术期完全胃肠外营养护理”。

（二）案例报告的写作格式

案例报告格式包括题目、作者署名和单位、摘要、关键词、正文、参考文献，其中正文部分包括前言、案例介绍或临床资料、主体和小结。作者署名和单位、关键词的写作格式与综述中的要求相同。

1．题目　案例报告的题目应涵盖研究例数、研究对象和干预措施。例如：“30 例乳腺癌改良根治术患者的心理干预”。

2．摘要　案例报告摘要属于指示性（非结构式）摘要，一般 100～150 字。主要涉及以下内容：本文报告或总结了一例……的护理，以及病例概要、护理要点、护理效果。

例 7-29

“重症牛奶蛋白过敏婴儿的护理”一文的摘要

报告 1 例重症牛奶蛋白过敏患儿的护理。主要内容包括：腹泻及其并发症的护理，皮肤护理，婴儿的饮食控制、饮食替代的健康教育及心理护理。经过精心的治疗和护理，患儿住院 35 d 治愈出院。跟踪随访半年，未出现食物过敏现象。

（来源：刘立林，徐敏，王慧，等．重症牛奶蛋白过敏婴儿的护理 [J]. 中华护理杂志，2011，46（4）：403-404.）

3．前言　提出研究的临床护理问题和论文写作的目的。内容包括罕见病的概念，某疾病发生率或死亡率，治疗及护理现状或特点。一般 150～250 字。

例 7-30

“重症牛奶蛋白过敏婴儿的护理”一文的前言

牛奶过敏是婴儿期最常见和最早出现的过敏性疾病。1 岁以内出现牛奶蛋白过敏的发病率达 2.0%～7.5%。临床表现可以涉及多器官和多系统，皮肤方面表现为瘙痒、湿疹、荨麻疹；消化系统表现为恶心、呕吐、腹泻、肠胀气等；呼吸系统表现为咳嗽、喘息，甚至过敏性休克，部分患者停止食用特异性食物后症状可缓解或消失。我院于 2010 年 2 月收治 1 例牛奶蛋白过敏的患儿。该患儿正处于添加固体食物的过渡时期。经过了 35 d 精心的治疗、护理，治愈出院。现将护理内容报告如下。

（来源：刘立林，徐敏，王慧，等．重症牛奶蛋白过敏婴儿的护理 [J]. 中华护理杂志，2011，46（4）：403-404.）

4．案例介绍 / 临床资料　1 例称为案例介绍，多例称为临床资料。主要包括以下内容：患者的一般资料；疾病的发生、变化和结局；与护理措施相关的病例资料。要求阐述详略得当，即重点介绍与护理有关的内容，治疗过程应简写。

5．主体　主体部分的写作常见两种格式。

(1) 护理程序格式：按照护理程序的思路组织资料和撰写论文，包括健康评估、护理诊断、护理计划、护理实施、护理效果和评价六部分。

(2) 医学案例报告格式：正文主要由护理措施和讨论组成。

护理措施写作要点：①主要介绍采取的特殊护理措施。②对于新的护理方法，应详细具体地描述，使读者阅读后能够参照实践。③在介绍经验和具体做法时，必须强调“做了什么”“如何做的”，而不是“应该做什么”。④介绍每项护理措施后，必须评价护理效果，如有无并发症，患者是否满意等。⑤所采用的护理措施中，如果综合了以往报道的方法，应标注其出处，以防被投诉侵权。

讨论部分写作要点：主要分析采取护理措施的原因，并阐述护理措施的理论依据。

6．小结 小结应与前言相呼应，总结本案例的护理特点及在护理工作中的体会和感受。

7．参考文献 参考文献除了引用数量少，其余与综述中的要求相同。

六、护理科研论文的写作

护理科研论文是护理研究者对护理领域中的问题进行深入的研究，并以原始的实验、调查数据及临床资料为依据，经过科学的整理、归纳及分析等一系列思维活动后所形成的文字记录和总结。研究者通过撰写护理科研论文阐述自己的研究结果，这对指导护理临床实践、完善护理体系及护理学科的发展起着重要的作用。

护理科研论文的写作格式包括题目、作者署名和单位、摘要、关键词、正文、参考文献，其中正文部分包括前言、对象与方法、结果、讨论、致谢（酌情）。作者署名和单位、关键词的写作格式与综述中的要求相同。

1．题目 又称文题、标题或题名，是读者认识全文的窗口，是论文的主要内容和中心思想的高度概括。题目一般包括2～3个方面的基本内容，即研究对象、结果变量及（或）干预因素。此外，确定题目时还应注意以下几点。

（1）新颖醒目：具有新观点、新认识、新方法，体现创新性和科学性，给人以新鲜感，增加读者的阅读兴趣。

（2）简练规范：①用尽量少的文字高度概括论文的中心内容。一般使用能充分反映论文主题内容的短语，而不使用具有主、谓、宾结构的完整语句，尽量不用标点符号。中文题名一般不超过20个汉字，英文不超过10个实词。数字用阿拉伯数字表示（除作为形容词或名词的数字外）。②用词要规范，尽量避免使用非公知公认的缩略语、字符、代号等。

（3）确切具体：能够准确反映论文的主要内容，避免题目过大、过小或文不符题。题目描述应符合语言逻辑，避免产生歧义，也不能用比喻、修饰、含蓄、夸张的字句，切忌华而不实。

例 7-31

科研论文题目举例

1．沙盘游戏疗法在脑瘫儿童心理康复中的应用。

2．新护士护理软技能影响因素的调查及差异性分析。

2．摘要 也叫文摘，是文章的内容提要，是论文内容高度概括的简短陈述。摘要的目的是使读者了解全文概貌，起到导读的作用。因而，摘要应独立成文、主题突出、简明扼要，文字在200～300字为宜。不用缩略语、不列图或表、不分段落、不引用文献、不使用“我”“我们”等第一人称而使用第三人称。科研论文的摘要书写均采用四段结构式，即目的、方法、结果和结论。①目的（objective）：简要说明研究目的及拟解决的问题；②方法（methods）：简要说明研究课题的设计方法、研究对象、研究内容、资料收集方法、观察指标、研究内容及统计学分析方法等；③结果（results）：简要列出研究结果和数据，有何新发现，说明其价值及局限，叙述要具体、准确，并需给出统计学显著性检验的确切值；④结论（conclusions）：简要说明论证取得的观点及其理论价值或应用价值，以及是否有尚待解决和需要进一步研究的问题。另外，科研论文还应提供英文摘要，其内容要与中文摘要相对应。

例 7-32

“重庆市护士护理软技能现状调查”一文的摘要

目的：了解重庆市护士护理软技能的现状，为提高护理服务质量提供依据。方法：采用自行设计的护理软技能测评量表，随机抽取重庆市 8 家医院护士，加入儿童医院 ICU 专科护士培训班学员 30 名，共 725 名护士进行调查。结果：(1) 不同年龄、受聘形式、工作年限、职称、行政职务和科室的护士的护理软技能存在差异（$P<0.05$）。(2) 在年龄为 31～40 岁组、工作年限为 11～15 年、副主任护师以上职称、行政职务为护理部主任、科室为精神科的护士护理软技能得分最高。(3) 年龄从≤20 岁组到 41～50 岁组，组织管理技能和自我管理技能呈增加趋势，但≥51 岁组却减少；正编护士护理软技能高于合同聘用制护士；组织管理技能和自我管理技能随着工作年限增加、行政职务提升而增加；人际关系、职业情操和认知技能与科室有关。结论：重庆市护士护理软技能在年龄、受聘形式、工作年限、职称、行政职务和科室上存在差异。建议通过培训加强护理软技能。

（来源：付艳芬，郑显兰，李平，等. 重庆市护士护理软技能现状调查 [J]. 重庆医科大学学报，2009，34（8）：1088-1092.）

3．前言　也叫引言、导言或研究背景，是论文的开场白。前言的主要内容包括：简要叙述研究背景，当前国内外关于本课题的研究现状及尚待解决的问题，简要地介绍本文的研究动机和目的、研究范围和方法、起止日期、研究的价值和意义，但不必展开讨论。前言的写作要求：语句简洁、开门见山、切忌空泛；从未开展过的研究要体现创新性描述，前人开展过的研究要说明本研究的区别和创新点；说明研究设计，不涉及本研究数据、结果和结论；不需加小标题，不用插图和列表；文字不宜过长，200～400 字为宜，撰写时不必写“引言”二字，在关键词下一行空两格后书写即可。

例 7-33

“脑性瘫痪儿童运动功能与生存质量之间的相关性分析”一文的前言

脑性瘫痪（脑瘫）是导致儿童残障的主要疾患之一，长期以来运动功能康复是国内外脑瘫康复干预的主要关注领域，近年来国际康复界更为重视脑瘫儿童的整体健康，认为除了提高脑瘫儿童的功能状态以外，改善脑瘫儿童的生存质量才是康复干预的最终目标。WHO 在 1993 年对“生存质量（quality of life，QOL）”的定义是“每个人对自己在社会文化和价值体系中所处位置的感受，与他们的目标、期望、标准以及个人在意的内容相关”，随着研究的发展，生存质量的定义逐渐被明确为“个人对于多个领域的健康感受，包括身体、社会、情感和精神等”，脑瘫儿童由于运动功能受损，可能会导致脑瘫儿童对身体健康部分的感受受到影响，而对社会、心理等方面的影响状况还需要进一步明确。

本文旨在分析脑瘫儿童运动功能与生存质量之间的关系，为临床制定康复目标与计划提供更多依据。

（来源：史惟，王素娟．脑性瘫痪儿童运动功能与生存质量之间的相关性分析 [J]. 中国康复医学杂志，2016，31（1）：35-40.）

4．对象与方法　也称资料与方法，是获得研究结果或论点依据的重要步骤；也是判断论文科学性和先进性的主要依据。其主要内容包括以下几点。

（1）研究对象：应介绍研究对象的来源、抽样方法和样本量、一般资料（性别、年龄、诊断及分型标准等）、纳入标准及剔除标准（尽量使用"金标准"）。如果研究设置对照组，则要交代分组的方法，并进行各组间的基线资料统计学分析，即基线资料均衡性或齐性检验，各组间是否有可比性。

（2）研究方法：研究步骤、干预措施（观察组或干预组的具体做法，干预持续时间等；对照组如何做也应加以描述）、观测指标、研究工具和手段（检测方法和仪器、量表、调查表、工具的信效度）、资料收集方法（调查或研究过程、预试验等，对于描述性研究，该部分应当详细介绍资料收集的具体步骤，如何测量或发放、回收问卷等）、人员培训、伦理原则。

（3）统计分析方法：描述统计软件名称、统计处理方法、差异显著性判断标准（P 值）。

例 7-34

"甘露醇用药时间对脑脊液中抗生素浓度的影响"一文的资料与方法

1　资料与方法

1.1　一般资料　选择 2003 年 9 月至 2004 年 3 月神经外科术后患者 12 例，其中男 4 例、女 8 例，年龄 15～64（37.42±12.27）岁。原发疾病：动脉瘤 2 例，听神经瘤 2 例，脑室内肿瘤 4 例，梗阻性脑积水 4 例。术中脑室内均置管，术后保留脑室外引流管。

1.2　方法

1.2.1　用药方法　12 例患者采用自身对照法。术后第 1 天开始静脉滴注 0.9% 氯化钠注射液或 5% 葡萄糖注射液 250 ml 加抗生素头孢三嗪 2.0 g，每 12 小时 1 次；20% 甘露醇注射液 125 ml，每 6 小时 1 次，15～30 min 滴完。分别采用 5 种组合方法使用该抗生素和甘露醇，即应用抗生素后 60 min 使用甘露醇（1 组）、应用抗生素后 30 min 使用甘露醇（2 组）、同时应用甘露醇和抗生素（3 组）、应用抗生素前 30 min 使用甘露醇（4 组）、应用抗生素前 60 min 使用甘露醇（5 组）。各组均在抗生素使用 60 min 后留取脑脊液标本测量抗生素浓度。

1.2.2　药物浓度测定方法　采用反相离子对高效液相色谱法[4]。测量仪器为 LC-6A 高效液相色谱仪、碳 -18 柱、SPA-6A 紫外线监测器配 GS 3030 色谱工作站。试剂有磷酸二氢钾，柠檬酸钠，柠檬酸，四丁基溴化铵，乙腈（色谱纯），头孢三嗪。预实验中将脑脊液沉淀蛋白离心，选择适宜波长监测，用碳 -18 柱分离紫外线，在 GS 3030 色谱工作站辅助下采用紫外线监测器 SPA-6A 进行紫外线波长监测，可探得波长为 270 nm，浓度与峰面积呈良好线性关系。

1.2.3　统计学方法　应用 SPSS 13.0 统计软件处理数据，采用自身配伍设计的方差分析，组间比较采用 q 检验。

（来源：厉春林，郑慧军，胡娜，等．甘露醇用药时间对脑脊液中抗生素浓度的影响 [J]. 护理学杂志，2007，22（8）：1-2.）

5. 结果　是将实验或临床观察原始数据或资料进行分析归纳和统计学处理而得出的，是论文的核心和结论的客观依据，最能体现研究水平的高低及其科学价值。

(1) 结果的写作要求：实事求是，忠于原始记录；层次清晰，按逻辑顺序描述；结果与材料、方法内容相呼应；一篇论文的结果中图和表不宜太多，最好不超过6个。

(2) 结果常用的表达方式：有文字叙述、表格、图和照片等。其中，常用的图有饼图、直条图/直方图等，常用的表为三线表。

(3) 三线表的设计要求：①表题列于表格顶线的上方；②表的顶线与底线用粗线，两端及表内项目间不用纵线横线分隔；③ 横标目具有主语的含义，纵标目具有谓语和宾语的含义，横标目的内容与纵标目的内容不可颠倒；④一律使用阿拉伯数字，同一指标的小数位数一致，并保持小数点位置对齐，一般精确到小数点后两位数；⑤统计表中不留空格，无数字时用“—”表示，这与“0”是不同的含义；⑥统计表中除标目外，不得使用文字，需要特殊说明的可用“*”标引，具体内容写在统计表的下面。

例 7-35

“甘露醇用药时间对脑脊液中抗生素浓度的影响”一文的结果

2　结果

五组脑脊液中抗生素药物浓度比较，见表1。

表1　五组脑脊液中抗生素药物浓度比较

组别	标本份数	甘露醇用药时间（min）	头孢三嗪浓度（mg/l, $\bar{x}\pm s$）
1组	12	应用抗生素后 60 min	4.10±3.17
2组	12	应用抗生素后 30 min	6.53±4.64
3组	12	两药同时使用	4.55±2.89
4组	12	应用抗生素前 30 min	3.07±2.15
5组	12	应用抗生素前 60 min	1.96±1.35

表1示，不同时间静脉输注甘露醇，其脑脊液中抗生素浓度比较，差异有显著性意义（F=13.50，P<0.01）。进一步对所有样本组脑脊液中头孢三嗪浓度进行比较，经q检验，2组脑脊液中抗生素的浓度显著高于其他组（均P<0.01）。

（来源：厉春林，郑慧军，胡娜，等．甘露醇用药时间对脑脊液中抗生素浓度的影响[J]. 护理学杂志，2007，22（8）：1-2.）

6. 讨论　是对研究结果的进一步的阐述，是论文的精华部分，能够直接反映作者知识的广度和深度及逻辑思维分析能力。讨论的主要内容：指出结果的含义，解释研究结果的机制；将本研究结果与国内外类似研究论文相比较，说明本文的创新与先进之处；本论文尚难以解释和解决的问题；本研究的局限性及未来方向。

7. 致谢　是对他人贡献和责任的肯定。致谢对象：在选题、构思、撰写中给予建议和指导者；在观察、实验、资料收集中做出贡献者；给予技术、信息、物质和经费帮助者；对论文进行重大修改者。致谢部分要简短精练，20～30字为宜。

8. 参考文献　科研论文的参考文献篇数一般在10篇以下，其余与综述要求相同。

本章小结

1. 护理研究是通过科学的方法，系统地研究或评价护理问题，从而揭示护理现象的本质，探索护理活动的规律，解决护理实践中的问题。护理研究对护理事业的发展具有重要意义。无论国内还是国外，护理研究的发展均经历了一个循序渐进的过程。护理研究根据涉及的范围可分为六大类。由于护理研究对象的特殊性，护理研究中须遵循一定的伦理原则。

2. 护理研究的基本过程包括七个方面。其中提出研究问题即选题，是开展科研工作的首要步骤，对整个护理研究具有重要意义。因此，护理研究者应掌握科研选题的步骤、研究问题的来源、研究问题的形成及陈述。撰写护理论文是护理研究的最后步骤，护理研究者应积极遵守伦理规范，严格按照不同类型论文的写作格式要求撰写论文，从而提高护理论文质量。

自测题

一、单选题（在每小题列出的备选项中，选出最佳的答案）

1. 护理研究中最关键的阶段是（　　）
   A. 科研设计　　B. 选题和确立课题的过程
   C. 收集资料　　D. 分析资料
   E. 撰写论文

2. 下列属于护理综述论文正文内容的是（　　）
   A. 题目　　B. 摘要　　C. 关键词
   D. 参考文献　　E. 前言

3. 研究生王某，为了获取更多研究资料，在研究中让研究对象过多地接受创伤性检查或承担增加检查项目的费用，这样做是侵犯了研究对象的（　　）
   A. 知情的权利　　B. 自决的权利
   C. 避免伤害的权利　　D. 保护隐私的权利
   E. 尊重生命的权利

4. 一般撰写案例报告主体部分时其格式主要是按（　　）
   A. 科研论文思路　　B. 护理程序思路　　C. 经验总结思路
   D. 议论文思路　　E. 系统评价思路

二、多选题（在每小题列出的备选项中，选择 2 ~ 5 个符合题目要求的答案）

1. 护理研究问题的来源包括（　　）
   A. 文献　　B. 临床实践　　C. 理论
   D. 科学基金指南　　E. 学术讲座

2. 研究者不可采取下列哪些方式要求人们成为研究对象（　　）
   A. 利诱　　B. 解释　　C. 说服
   D. 威胁　　E. 欺骗

三、简答题

1．简述护理研究应当遵守的伦理原则。
2．简述护理研究的基本过程。
3．简述护理科研中定量资料的统计描述与推断方法。
4．实验研究和调查研究的根本区别是什么？
5．实验研究的三个基本原则是什么？
6．随机化的目的是什么？
7．举例说明不同研究方法的优缺点。

四、综合应用题

结合自身专业知识，尝试写出一份专业相关的调查计划，包括以下几个方面。
（1）确定调查目的和指标。
（2）确定调查对象。
（3）确定调查方法。
（4）确定资料收集方式。
（5）拟定调查项目和调查表。
（6）估计样本含量。

（于圣娟　关　菡）

主要参考文献

[1] 殷翠．护理管理与科研基础．2 版．北京：人民卫生出版社，2011．

[2] 吴欣娟，王艳梅．护理管理学．4 版．北京：人民卫生出版社，2017．

[3] 赵德伟，吴之明．护理管理学．2 版．上海：同济大学出版社，2014．

[4] 李继平．护理管理学．3 版．北京：人民卫生出版社，2013．

[5] 殷翠．护理管理与科研基础．2 版．北京：人民卫生出版社，2011．

[6] 胡雁．护理研究．4 版．北京：人民卫生出版社，2012．

[7] 胡雁，王志稳．护理研究．5 版．北京：人民卫生出版社，2017．

[8] 李峥，刘宇．护理学研究方法．北京：人民卫生出版社，2012．

[9] 马莉．护理研究．2 版．上海：上海科学技术出版社，2017．

[10] 方积乾．卫生统计学．7 版．北京：人民卫生出版社，2013．

[11] 刘华平，李红．护理管理案例精粹（第二册）．北京：人民卫生出版社，2015．

[12] 谢红，赵素梅．护理管理学．5 版．北京：北京大学医学出版社，2016．

[13] 范玲．护理管理学．4 版．北京：人民卫生出版社，2017．

[14] 吴欣娟．护理管理学．4 版．北京：人民卫生出版社，2017．

[15] 胡建平．医院信息系统功能设计指导．北京：人民卫生出版社，2018．

[16] 曹建文．医院管理学．3 版．上海：复旦大学出版社，2010．

[17] 万百五．管理控制论：回顾、展望与评述．控制理论与应用，2012，29（11）：1377–1387．

[18] 万百五．21 世纪控制论的发展态势：纪念控制论创立 70 周年（1948—2018）（评论）．控制理论与应用，2018，35（01）：1–12．

[19] 姚伟江．网络环境下《护理管理学》教学模式的构建与实践．福建医科大学，2008．

[20] 郭红艳，谢红．美国护理质量评价体系对我国护理质量管理的启示．中国护理管理，2014，14（05）：459–462．

[21] 赵庆华，肖明朝，刘捷，等．品管圈在护理质量管理中的应用现状．护理学杂志，2014，29（06）：94–96．

[22] 李海波，吕慧敏，赵雅荣．PDCA 循环管理法在优质护理质量控制中的应用．中国医院管理，2013，33（07）：74–75．

[23] 张爱琴，臧季贤，孙琳，等．标准化管理在护理质量建设中的应用及效果．护理管理杂志，2016，16（09）：638–640．

[24] 张道丽，张丽萍，杨越，等．失效模式和效应分析在护理管理中的应用．中国医院管理，2014，34（08）：79–80．

[25] 李梦婷，李国宏．护理质量评价体系的研究进展．中国护理管理，2015，15（02）：212–214．

[26] 成守珍，汪牡丹，陈利芬，等．ICU 护理安全质量评价指标体系的构建．中华护理杂志，2014，49（03）：270–274．

[27] 王树红．护理安全管理信息系统的应用与效果．护理管理杂志，2015，15（10）：740–742．

[28] 李晓芳．上海市医护人员对患者参与患者安全认知现状的调查研究．第二军医大学，2012.

[29] 张玉侠，张艳红，王慧美．某儿童医院护士对病人安全文化的现状评估．中国护理管理，2013，13（04）：77-81.

[30] 张玉林，谭绍峰．无纸化护理信息管理体系建设实践．国际数字医学会．2017 国际数字医学会数字中医药分会论文集．国际数字医学会：湖南中医药大学期刊杂志社，2017：340-341.

中英文专业名词对照索引

A

安全文化（culture of safety） / 145

B

变异系数（*CV*，coefficient of variation） / 192
标准（standard） / 131
标准关联效度（criterion-related validity） / 184
标准化（standardization） / 131
病例对照研究（case-control study） / 181

C

策略（或战略，strategy） / 20
超越型领导理论（super-leadership theory） / 94
成熟度（maturity） / 92
程序（procedures） / 21
持续性计划（ongoing plan） / 20
处理（action） / 135
创新（innovation） / 104

D

调查研究（survey） / 180
短期计划（short-term plan） / 19
队列研究（cohort study） / 181
对立假设（alternative hypothesis） / 194
对照（control） / 177

e

二分类变量（binary variable） / 190

f

发生率（occurrence，O） / 139
反馈控制（feedback control） / 126
方法（methods） / 208
非权力性影响力（non-authority power） / 84
非正式组织（informal organization） / 36
分半信度（split-half reliability） / 184
风险优先数（risk priority number，RPN） / 139

G

岗位评价（job evaluation） / 66
个案管理（case management） / 62
个案护理（case nursing） / 61
根本原因分析（root cause analysis，RCA） / 139
工作成熟度（job maturity） / 92
公平理论（equity theory） / 103
功能制护理（functional nursing） / 61
共同决策（shared decision making） / 157
观察性研究（observational study） / 180
管理（management） / 1
管理方格理论（managerial grid theory） / 90
管理信息系统（management information system，MIS） / 149
归因理论（attribution theory） / 100
规划（或方案，plan） / 21
规则（rule） / 21
过程型激励理论（motivation theory of process） / 101

H

护理安全（nursing safety） / 144
护理安全管理（nursing safety management） / 144
护理管理（nursing management） / 12
护理人力配置（nursing staffing） / 58
护理人力资源（nursing human resource） / 54
护理研究（nursing research） / 154
患者安全（patient safety） / 144
回顾性调查（retrospective survey） / 181

J

激励（motivation） / 97
激励保健因素理论（motivation hygiene theory） / 98
计划（plan） / 18，135
绩效（performance） / 68
绩效管理（performance management） / 68
检测度（likelihood of detection，D） / 139
检查（check） / 135

交叉职能团队（cross-functional team） / 94
结构效度（construct validity） / 184
结果（results） / 209
结论（conclusions） / 209
近错失事件（near miss） / 140
警讯事件（sentinel event） / 140
局部计划（local plan） / 20
矩阵型组织结构（matrix structure） / 39
均数（mean） / 190

K

卡方检验（χ2 检验，chi-square test） / 198
控制（control） / 125

L

临床路径（clinical pathway） / 62
临床信息系统（clinical information system，CIS） / 149
零假设（null hypothesis） / 194
领导（leadership） / 80
领导成员交换理论（leader-member exchange theory） / 93
领导生命周期理论（life cycle theory of leadership） / 92
领导效能（leadership effectiveness） / 85
领导艺术（art of leadership） / 96
领导者（leader） / 81

M

民主参与型领导方式（democratic leadership） / 88
目标（objectives） / 20
目标管理（management by objectives，MBO） / 29
目的或任务（使命，purpose/mission） / 20

N

内部一致性信度（internal consistent reliability） / 184
内容效度（content validity） / 184
内容型激励理论（content motivation theory） / 97

P

排班（scheduling） / 62
品管圈（quality control circle，QCC） / 137

Q

期望理论（expectancy theory） / 101
前馈控制（feedforward control） / 125
前瞻性调查（prospective survey） / 181
区域医疗信息网络（regional health information network，RHIN） / 149
权变领导理论（contingency theory） / 91
权力性影响力（authority power） / 84
确切概率法（exact probability） / 201

R

人力资源（human resource） / 54
人力资源管理（human resource management） / 54

S

失效模式与效应分析（failure mode and effects analysis，FMEA） / 139
时间管理（time management） / 24
授权（authorization） / 96
双因素理论（two-factor theory） / 98
随机化（randomization） / 177

T

同期控制（concurrent control） / 126
团队（team） / 40

W

完全随机设计（completely randomized design） / 179
委员会（committee） / 39
未酿成伤害的事件（no harm event） / 140
误差 / 190

X

系统（system） / 8
小组制护理（team nursing） / 61
效度（validity） / 184
心理成熟度（psychology maturity） / 92
信度（reliability） / 183
行为改造型激励理论（behavior modification theory） / 99
行为领导理论（behavioral pattern theory） / 88
需要层次理论（hierarchy of needs theory） / 97

Y

严重度（severity，S） / 139
样本（simple） / 190

一次性计划（one-time plan） / 20
医疗不良事件（medical adverse event） / 140
医院信息管理（hospital information management） / 148
预算（budgets） / 21

Z

责任制护理（primary nursing） / 62
战略性计划（strategic plan） / 19
战术性计划（tactical plan） / 19
长期计划（long-term plan） / 19
整体计划（overall plan） / 20
正式组织（formal organization） / 36
政策（policy） / 21
执行（do） / 135
直线型组织结构（linear structure） / 37
直线职能参谋型组织结构（line and staff structure） / 38
职能型组织结构（functional structure） / 38
职业生涯（career） / 71
职业生涯管理（career management） / 71
指导性计划（guidance plans） / 19
指令性计划（mandatory plans） / 19
中期计划（medium-term plan） / 19
重测信度（test-retest reliability） / 184
重复（replication） / 177
自主式管理团队（self-directed team） / 94
综合护理（modular nursing） / 62
总体（population） / 190
组织（organization） / 36
组织工作（organizing） / 40
组织结构（organizational structure） / 37
组织设计（organization design） / 40
作业计划（work plan） / 19